现代国药名典丛书

标准药性大字典

潘杏初 编

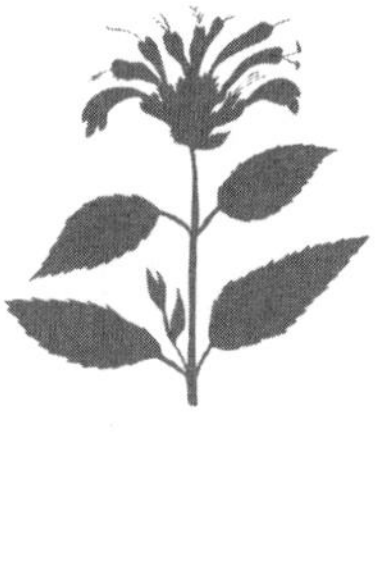

上海交通大学出版社
SHANGHAI JIAO TONG UNIVERSITY PRESS

内容提要

《标准药性大字典》是一部20世纪30年代编纂出版的中等规模的中药辞书，具有较高的学术价值。该书由民国时期国医名家潘杏初主编，费数年苦心，悉心编成。全书词条分植物、动物、矿物、自然、物用五大门类，词条细目设置有别名、产地、分科、形态、品类、成分、性味、功效、医治、作用、处方、单方、用法、用量、禁忌、反药等16项，不少条目后有附录、附注、编者说明等补充内容，附有药物标本图400余幅。收入常用中药1000余品，取舍严谨。可供中医药研究者参考使用。

图书在版编目（CIP）数据

标准药性大字典／潘杏初编．—上海：上海交通大学出版社，2018
ISBN 978-7-313-18781-9

Ⅰ.①标… Ⅱ.①潘… Ⅲ.①药性－字典 Ⅳ.①R285.1-61

中国版本图书馆CIP数据核字（2018）第008067号

标准药性大字典

编　　者：潘杏初
出版发行：上海交通大学出版社　　地　　址：上海市番禺路951号
邮政编码：200030　　电　　话：021-64071208
出 版 人：谈　毅
印　　制：苏州市越洋印刷有限公司　　经　　销：全国新华书店
开　　本：710mm×1000mm　1/16　　印　　张：35.25
字　　数：527千字
版　　次：2018年5月第1版　　印　　次：2018年5月第1次印刷
书　　号：ISBN 978-7-313-18781-9/R
定　　价：350.00元

出版说明

中医药学是中国古代科学的瑰宝，也是打开中华文明宝库的钥匙。中国古代药学著作主要以本草类图书为主，历代都有官府重修本草和民间新撰本草著作出现，内容日趋增多，知识日益丰富，但编修体例变化不大。晚清以来，中国传统药学著作的编写出现重大变化。西方药典编写方法不断影响，中医药科学化思潮不断扩展，中药新研究成果不断涌现，中药新分类体系不断梳理，中药教材和普及读物不断需求，都是传统大型综合本草著作无法承担的。与此同时，中药辞典应运而生，代替综合本草著作，承担起总结中药学知识的任务，中药辞典编纂蔚然成风。

据不完全统计，民国时期编纂出版的中药辞典多达十余种，比较重要的药典有[①]：

书名	编纂者	出版
《中华药典》	卫生部	内政部卫生署 1930 年铅印本
《国药字典》	陈景岐	上海中西书局 1930 年铅印本
《中药大辞典》	卫生报馆	上海卫生报馆 1933 年铅印本
《中国药物新字典》	江忍庵	上海中国医药研究会 1931 年铅印本
《药性字典》	吴克潜	上海大众书局 1933 年铅印本
《中国药学大辞典》	陈存仁	上海世界书局 1934 年铅印本
《中华新药物学大辞典》	吴卫尔	中国新医学研究会 1934 年铅印本
《应用药物辞典》	章巨膺	民友印刷所 1934 年铅印本
《实用药性辞典》	胡安邦	上海中央书店 1935 年铅印本
《标准药性大字典》	潘杏初	上海医药研究学会 1935 年铅印本
《药物辞典》	董坚志	上海文业书局 1937 年铅印本
《药性辞源》	冯伯贤	上海中央书店 1937 年铅印本
《中西药典》	张公让	张公让诊所 1943 年铅印本

民国时期的中药辞典编纂工作虽然处于探索阶段，但大多是参考了古今中外各方面资料基础上编写而成，内容丰富，资料翔实。这些药典的编写体例、内容均较传统本草著作有很大变化，主编者多秉持对中药知识“以科学方法整理”的理念，“采用现代科学实验方法”而产生的新的中药学知识被编写者大量吸收，新式辞典严谨、规范、简明、清晰的编写风格逐渐吸收、融合，随着编纂经验的积累，编排体例亦不断完善，并有合理、便捷的展现。这些药典的主要特点有：① 科学性。内容上既重视对传统本草著作的总结、提炼，又大量吸收了中药科学研究的新成果，尤其重视药物成分、形态、分科、用量的各自清晰表述。② 条理性。通过词目的设置，将传统本草著作中混在一起的性味、归经、功效、主治等叙述内容，进行分门别类，分条纂述，有序排列；对于新科研成果，亦通过药物“有效成分”“生理效应”等新设条目予以系统归纳，科学表述。③ 检索性。通过建立索引系统，或采用笔画顺序等编排体例，使读者便于查找所需内容。④ 便利性。通过系统化梳理，使每一种药物的相关内容集中在同一词条下，可以独立成章，不必前后翻找；对不同药物的知识，通过统一的编排体例与叙述模式，以消除阅读理解的障碍。

这批中药辞书是现代中药研究著作中具有基础性的重要成果。对于这批具有开创性意义的中药学术成果进行收集、整理、出版，既可成为当代中药研究者重要的参考资料，也是“切实把中医药这一祖先留给我们的宝贵财富继承好、发展好、利用好”（习近平语）的一项重要工作。

这批出版于 20 世纪三四十年代的药典，流传至今，已经较难访寻查阅，即便是国内一些重要的图书收藏机构，也没有一家能全部收藏这批药典的。我们希望通过不断努力，把这批中药药典汇成“现代国药名典丛书”影印出版，供专业人士文献参考之用。

《标准药性大字典》，潘杏初[2]编，民国二十四年（1935）上海医药研究学会出版，分纸面洋装和布面精装两种样式发行，全书正文 490 页，每页上下两栏，竖排。词条分植物、矿物、动物、自然、物用五大门类[3]，再按药名首字笔画为序排列，前置目次，便于检索。全书收药以寻常必须之品为主，注重实用，不收编者认为不太合理及污秽、有碍卫生之物，共收药物1000余种，取舍颇为严谨。书前附有药物标本图400余幅。每一种药名下设置有别名、产地、分科、形态、品类、成分、性味、功效、医治、作用、处方、单方、用法、用量、禁忌、反药等16项细目，有些条目后有附录、附注、编者说明等补充内容。“成分”一项按科学化验为准，没有做过化验者从略。“编者说明”是编者个人经验感悟，看似信笔书来，其实颇多独得之见。本书征用资料，上自《本草纲目》《备要》，下至现代中外名家所著《新本草》《新中药》等，大多注明出处，较为规范。潘氏在编写这部辞书过程中，“尽数年之苦心，悉心编辑，分条析缕，而成是书”（陆声序）。

《标准药性大字典》是一部民国时期编纂出版的常用药物辞书，具有较高的学术价值。本书据原本影印，书前有恽铁樵、陆渊雷、秦伯未等名医题词，陆声、刘铁冷及自序，药物图400幅等一并保留。

桑行之

2018年4月

注　释：

① 据《中国中医古籍总目》及焦振廉《民国时期中医药著作概述》、王鼎等《民国时期本草著作的特征初探》、李楠《民国时期中药辞典的编纂及其对中药学发展的影响》统计，民国时期编纂的中医药类辞典达28种，其中中药辞典15种。需要说明的是，这15种中药辞典中，《辞典本草》内容与一般本草著作无异，徒具辞典之名，而程瀚章《新医药辞典》实为西医药学辞典，收录内容与中药无关，这两部书应予剔除。

② 潘杏初：晚清时期青浦朱家角名医赖嵩兰门人，后在上海南市小东门地区行医。还整理出版过日本名医《经验治疗国药秘方》《新增汤头歌诀正续编》等。

③ 编者没有按中药传统宣通、补泄、轻重、滑涩、燥湿药性区分，也没有按健胃、利尿、祛痰、解热、镇痛等效用来分类，认为分植物、动物等五类更为科学、普及。

國醫潘杏初著

標準藥性大字典

居正題

民國廿四年二月出版

標準藥性大字典 全一册

◉精裝布面定價大洋三元
◉洋裝紙面定價二元四角
（外埠酌加郵費匯費）

編著者　潘杏初
校閱者　洪子良
印刷者　醫藥研究學會
出版者　醫藥研究學會

總經售處　上海　法租界白爾路中原書局
英租界棋盤街啓新書局
【全國各埠各大書店均有代售】

標準藥性新字典

普及醫藥知識

潘之俊題

標準藥性大字典

考訂精詳

惲鐵樵

醫學津逮

陸淵雷題

朗若列眉

王仲奇題

酌古準今

姚若琴

醫工利器

孟氏言工欲善其事必先利其器藥物者醫工之利器也本書以科學方法總理編纂搜集東西各國所發明以補不逮於是其器益利而研究所遺者可毋事旁求矣於閱一過弁數四字以彰其美

甲戌十月

上海秦伯未

東來和學西歐風顧吾蹉跎歎
道窮八卦岣嶁渾不察五行炎
帝至今崇岐黃縱是周秦祇草
木還邀尺寸功欲倒狂瀾誰挽
得烏撒心折一皤翁

杏初先生標準藥性大字典行世

民國廿三年十一月 川沙顧明題

杏初先生有道

提綱挈領

開卷了然

王樾亭題

單養和題

標準藥性大字典刊行

相反相成窮藥物之妙用

定性定量予醫士以範疇

劉左同題

杏林增光

費子勛

民國二十三年十二月

闡明玄奧

黃霽青題

杏初先生主編標準藥性大字典行世

振聵發聾

啟東陸聲題

陸序

夫醫道之要，必先明於理，次則辨其證，次則用其藥；理證與藥，條理分明，而後臨床治病，瞭如指掌，處方用藥，百無一失矣！若乎理不明，證於何辨？證不辨，藥於何用？妄投敷衍，草菅民命，輕則變重，重則致死，倖免者自謂己功，錯死者不言己過。在於病家，但知膏肓難挽，罔知藥石殺人，舉世同風，牢不可破，可勝嘆哉！夫天地之所以生此藥石，以救人之疾苦者也！有一病必有一藥，有一藥必治一病，病有變化，藥亦隨之而變化。用之得當，雖以砒霜巴豆，亦可起死回生；用之不當，雖進茯苓甘草，亦能致人於死。故先賢有胆大心細之說，以爲後學者之南針。由此觀之，醫者對於妄投藥石，可不懼乎？潘先生杏初有鑒於斯，以爲自古以來方書輩出，從晉唐宋元直至民國，不啻汗牛充棟，何止數千百種！而於藥學一書，僅有本草綱目備要從新問答藥性賦等諸書，不過寥寥數種；且其論及藥物之功用，性味，固已言之詳矣！惟其對於成分，形態，分科，用量等議，不外乎約略數語，不能發其精詳，盡其底蘊；通明者讀之固可一目瞭然，初學者讀之不能竟窺全豹，良可惜也！因此杏初先生毅然不惜此寶貴光陰，盡數年之苦心，悉心編輯，分條析縷，而成是書。以藥學中之精微奧義，一一闡明；或伸古人所欲言，或補前賢所未備，誠為醫林之指南，救世之玉律也！書成，公之於世，其功豈淺鮮哉！

民國二十四年初春之月

啓東陸聲序

劉序

自日德英美兩派醫術，輸入我國後，中土人士，略知科學者，均崇奉之，知以東西醫學爲長於外科，絀於內科者，實偏見也！我國醫國藥，若再不急起直追，作科學之整理，除去其陰陽色味等無理之配合，一方從生理解剖着手，一方從化學分析着手，終無是處。然事有難言者，分析化學之儀器奇貴，卽有化驗人材，決非私家所能措辦！依日人小泉榮次郞之和漢藥考，所已經分析者，僅五百餘種，其未分析者，極少亦在半數以上，願我國醫維新諸家，合全力以倡導之，盡事半功倍之大勳，爲國藥放一異彩，爲國醫爭一光榮；至傷寒金匱等古籍之重理，猶於次焉者也。蓋科學之根基未固，縱有所整理，懼亦未能盡當！吾知國藥改造後，不獨爲國醫闢一新路，即中外醫家，亦將驚爲奇蹟，造福於世界人類不少；蓋麻黃當歸等藥，爲外人所採用者，已收效於一時，風行於各國也。值標準藥性大字典發刊日，謹貢獻以愚見如右。

古邦劉鐵冷序

國歷念四年元月

自序

中醫學識深邃，藥物繁多，自神農嘗百草，性味發明於東亞，迄今已歷四千餘載，其間經諸先哲苦心研究，將探討所得，著之於書，始能流傳至今，卓然不可泯滅。如梁之陶宏景名醫別錄與藥總訣，劉宋雷斅之雷公炮炙論，北齊徐之才之對藥，魏李當之李氏藥錄，吳晉之吳氏本草，唐之唐新本草，陳藏器之本草拾遺，楊損之之刪繁本草，李含光之本草音義，南唐陳士良之食性本草，蜀之蜀本草，宋之開寶本草，元之經史證類大全本草，金之張元素之潔古珍珠囊，王好古之湯液本草，吳瑞之之日用本草，明之重刊本草，徐彥純之本草發揮，汪機之本草彙編，陳嘉謨之本草蒙荃等，歷代著述，不勝枚舉；要皆各述心得，各證功用，加註補評，煞費心詣，至明神宗萬曆六年，李時珍會參各家名著，精密調查，始得告成蔚然巨觀之本草綱目；列藥凡二千餘種，每種敘述，至爲詳細。惜在當時科學未曾發明，未能經化學方法一一化驗其成分，不無缺憾！因此以致四千餘載之學術，數百餘輩先哲之肝腦結晶，坐視其被西藥之侵略，而將受天演之淘汰，不亦大可惜乎？夫西藥之精製，確勝於中藥；而其治病之效能，則未必盡善；蓋以中西之氣候不同，人類之體質各異，以西藥治西人，雖功效偉大，以西藥治華人，則未必盡能適合也。考西藥之原料，無非取自動植礦諸物質，中藥亦復如是，所不同者，以西藥得科學之協助，用化學方法分析其成分，施諸動物以驗其功用，然後再以機械提煉其精華而精製之；回視中藥之炮製諸法，莫不墨守舊規，因陋就簡，致良好之原料，反爲外人捆載以去，經提煉精製後，復售與我邦，無怪乎中藥日就衰落也！近者有識之士，深痛國藥之將亡，奮起而振興之，於是乃有國藥製造廠之創設，將每種中藥，效法西藥而精製之；如新近出品之『半夏精』『當歸精』等，皆成績卓著，駕乎舶來品之上，苟我國民再聯合醫師作團體之研究，精益求精，我中藥不難復興也。編者有鑒于斯，集各種藥書之精華，參攷科學之名著，輯成標準藥性大字典一書，以供愛國人士之參證。至其內容，則分名稱，別名，產地，分科，形態，品類，成分，性味，作用，功效，單方，處方，用法，用量，禁忌，反藥，附錄，附註，編者說明，各標目。而其查閱手續，則需認定門類，於目錄內註明某藥詳載於某頁，一翻卽得，至爲便利。惟以編者學識淺陋，謬誤在所不免，尙希愛護國藥者，有以校正之！

浙湖潘杏初謹識

標準藥性大字典

凡例

一　本書注重實用，所採多屬尋常必需之品。凡不合理或汚穢有礙衞生之物，或險僻不經見者，概不列入，使醫家易於應用，病者敢於嘗試。

二　本書編製：分植物，動物，礦物，自然，物用五大門，既不以宣通，補瀉，輕重，滑澀，燥濕各藥性爲區分，亦不以健胃，利尿，袪痰，解熱，鎭痛，各效用爲區分；一則使人易於辨認，二則有此科學昌明時代，自以接近科學，爲易普徧。

三　本書分門別類，復按藥名首字，筆劃多寡，以爲次序，俾易檢查，讀者祇需查閱目錄頁碼，一查卽得。

四　本書每一藥名下，首列別名，次列產地，再次列分科，形態，品類，成分，性味，功效，醫治，作用，處方，單方，用法，用量，禁忌，反藥，共十有六目。其成分一項，悉依科學家已經化驗者爲準，否則從略，亦求進步意也。又分科，形態兩項，已化驗者以生物學爲範疇，其未經化驗者，一依農帝本草，不敢擅易。用量，則新者以「克蘭姆」爲單位，每一克蘭姆，合公分一分，爲戰國「新頒度量衡制」所取法，今已通行全國，諒爲識者所深知。舊者稱兩，稱錢，稱分，則一依方書，不加竄易，或有藥名下，所分不足十六目者，亦以依據各書檢查所得爲標準，不敢以私意爲增損，閱者諒之。

五　本書每一藥名後，有附錄附註等目，其採自某書者，悉舉其書名，不敢掠美。最末之編者說明，則爲個人之感想，信筆書來，非矜獨得，亦希亮察。

六　本書遵照本草綱目採集動植礦等藥物標本圖計四百餘幅，加以彩印，俾醫藥專家有所取則，卽病者亦可藉此審其眞贋，非徒爲美觀也。

七　本書可採書籍，上自本草綱目，備要等，下至現代中外名人所著之新本草，新中藥等，均依原文，加以節錄，不敢肌迷，並表而彰之，以誌謝忱。

八　本書訛謬支離，自知不免，倘希海內方家，予以指正。

編者識

藥名檢查須知

本書搜集藥味，計分「植物」「礦物」「動物」「自然」「物用」五大門類。檢查時祗需認定此藥屬何門類，然後再向目錄中找尋。

例如：「丁香」是常綠喬木，只要向植物門中檢查其頁碼為三，一翻即得。

標準藥性大字典目次

第一類　植物門

第二類　礦物門

第三類　動物門

第四類　自然門

第五類　物用門

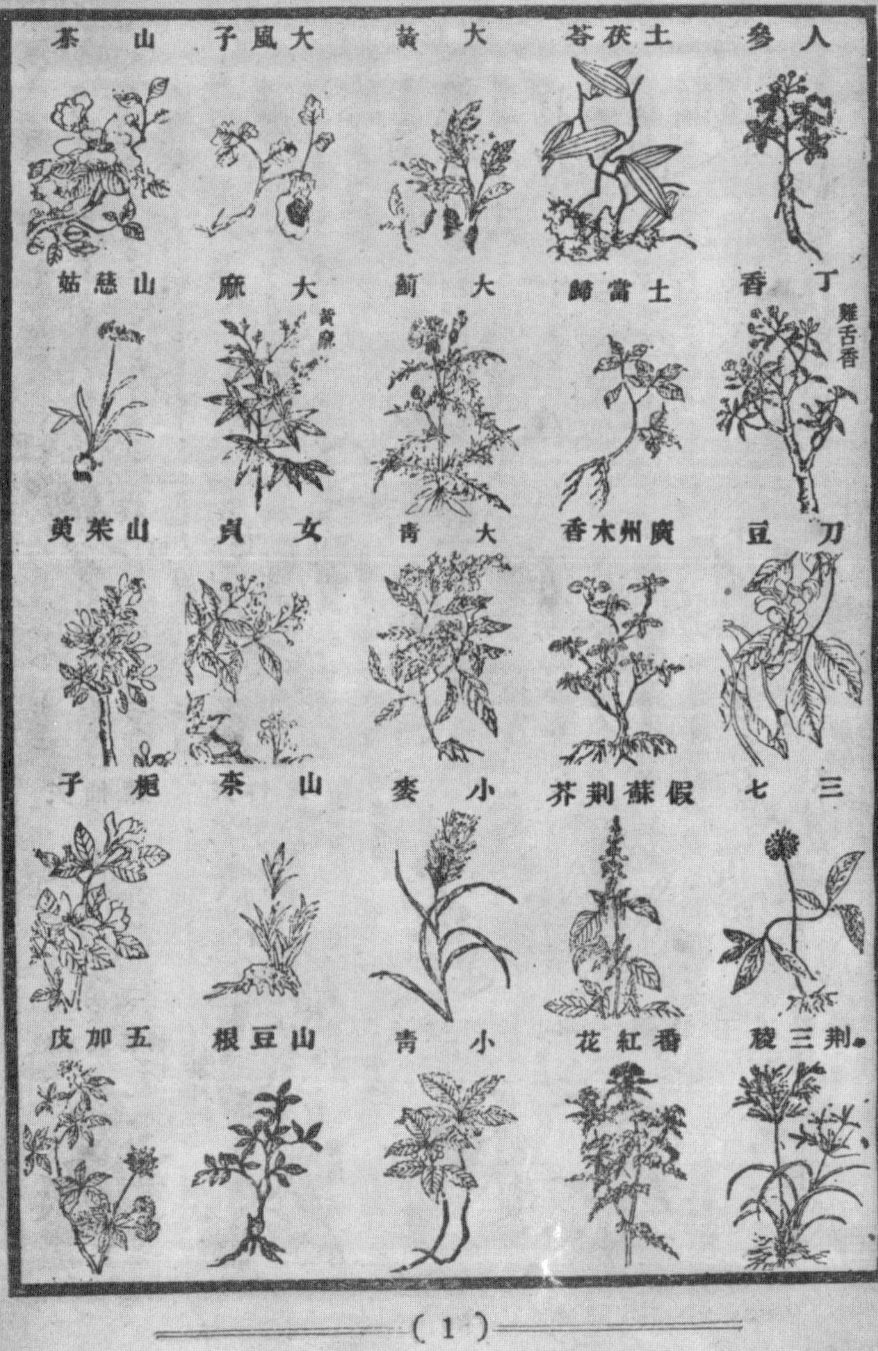
人參
土茯苓
大黃
大風子
山茶
丁香
雞舌香
土當歸
大薊
大麻
黃麻
山慈姑
刀豆
廣州木香
大青
女貞
山茱萸
三七
假蘇荊芥
小麥
山柰
梔子
荊三稜
番紅花
小青
山豆根
五加皮

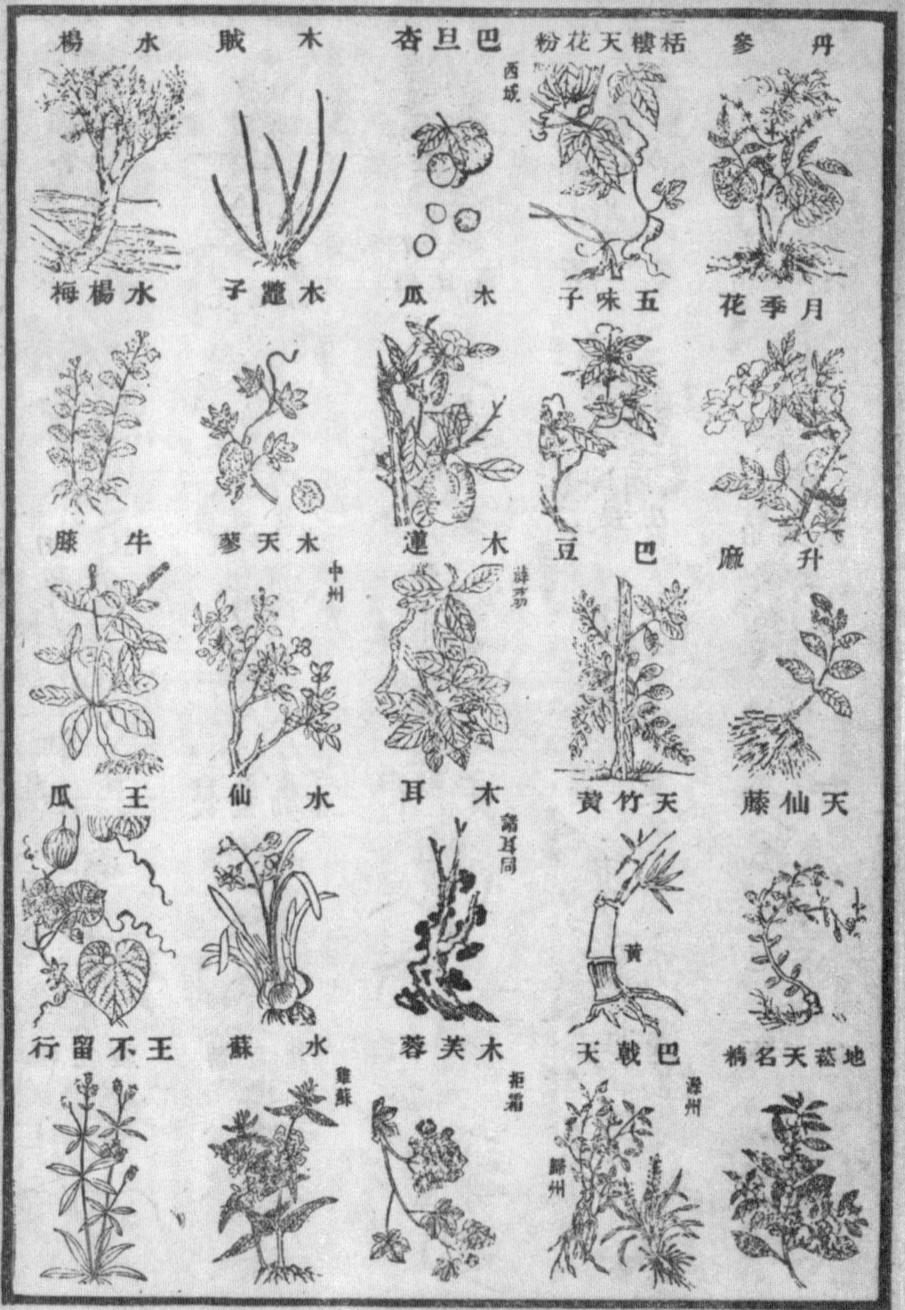
丹參
栝樓天花粉
巴旦杏
西域
木賊
水楊
月季花
五味子
木瓜
木鼈子
水楊梅
升麻
巴豆
木蓮
木天蓼
中州
牛膝
天仙藤
天竹黃
木耳
水仙
王瓜
地菘天名精
巴戟天
木芙蓉
拒霜
水蘇
雞蘇
王不留行
滁州
歸州

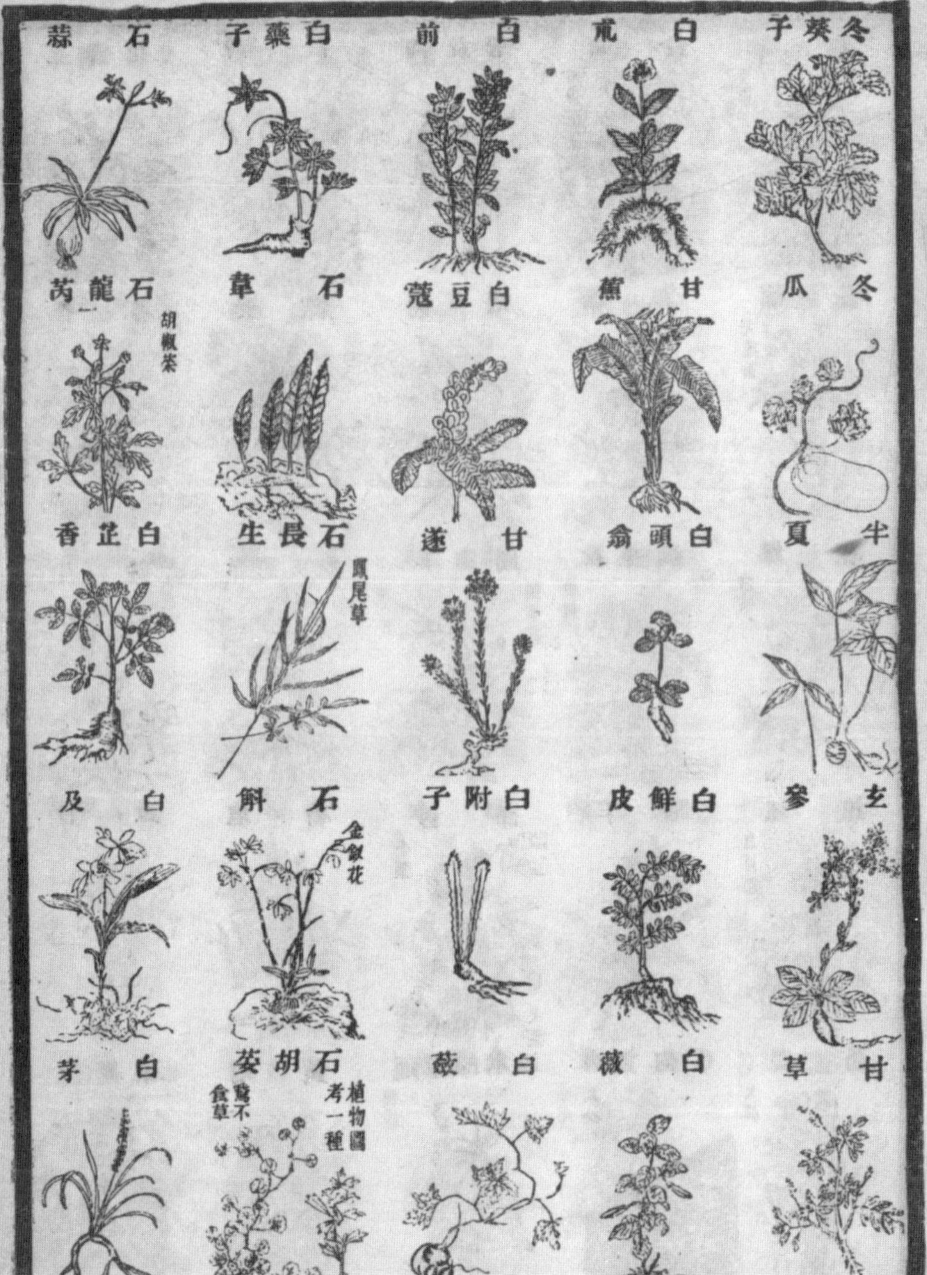
冬葵子
白芫
白前
白藥子
石蒜
冬瓜
甘蕉
白豆蔻
石韋
石龍芮
半夏
白頭翁
甘遂
石長生
白芷香
胡椒菜
玄參
白鮮皮
白附子
石斛
鳳尾草
白及
甘草
白薇
白蘞
石胡荽
金釵花
植物圖考一種
鵝不食草
白茅

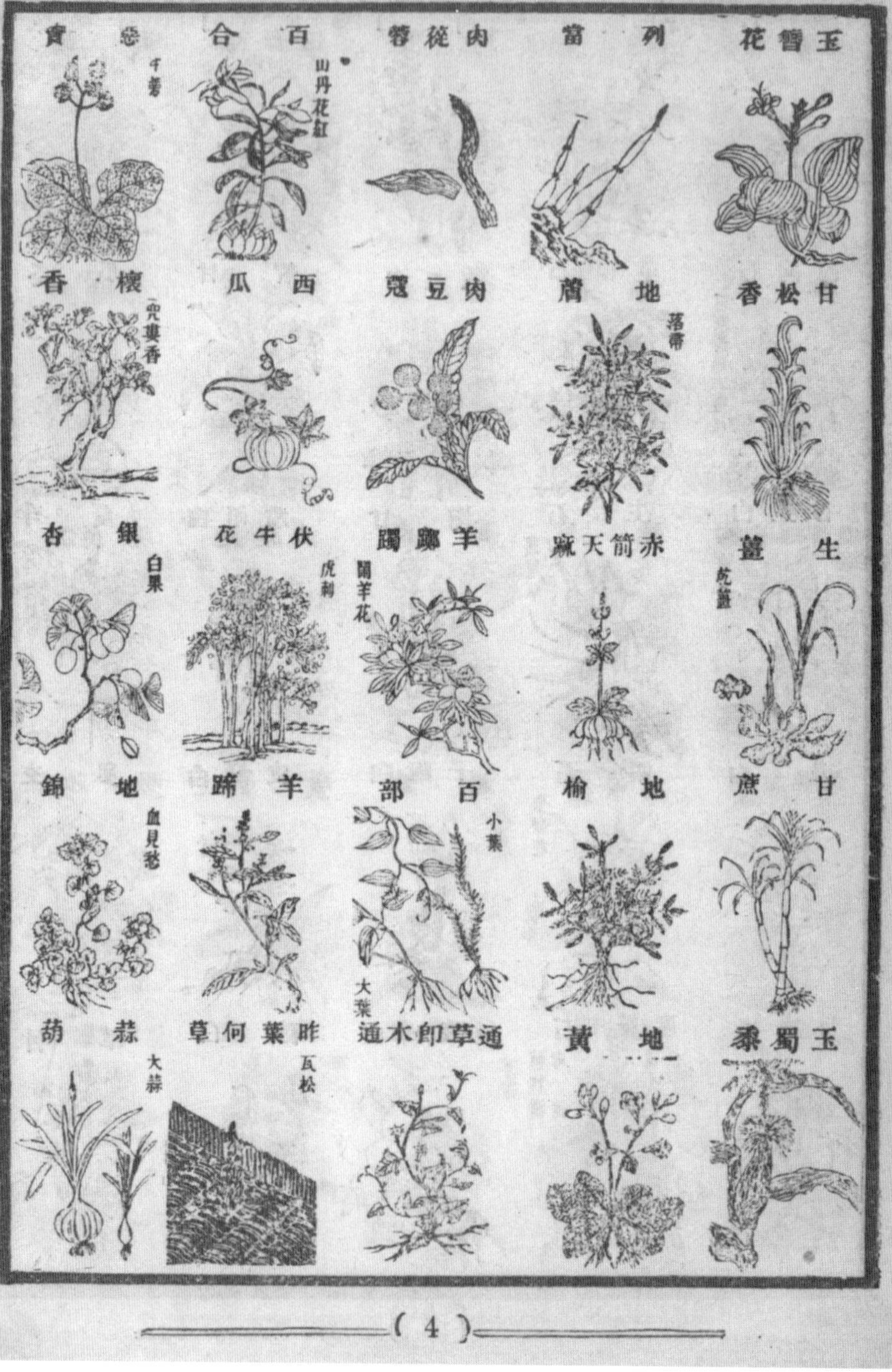
玉簪花
列當
肉蓯蓉
百合
山丹 紅花
惡實
甘松香
地膚
落帚
肉豆蔻
西瓜
櫰香
兜婁香
生薑
乾薑
赤箭天麻
羊躑躅
鬧羊花
伏牛花
虎刺
銀杏
白果
甘蔗
地榆
百部
小葉
大葉
羊蹄
地錦
血見愁
玉蜀黍
地黃
通草即木通
昨葉何草
瓦松
葫蒜
大蒜

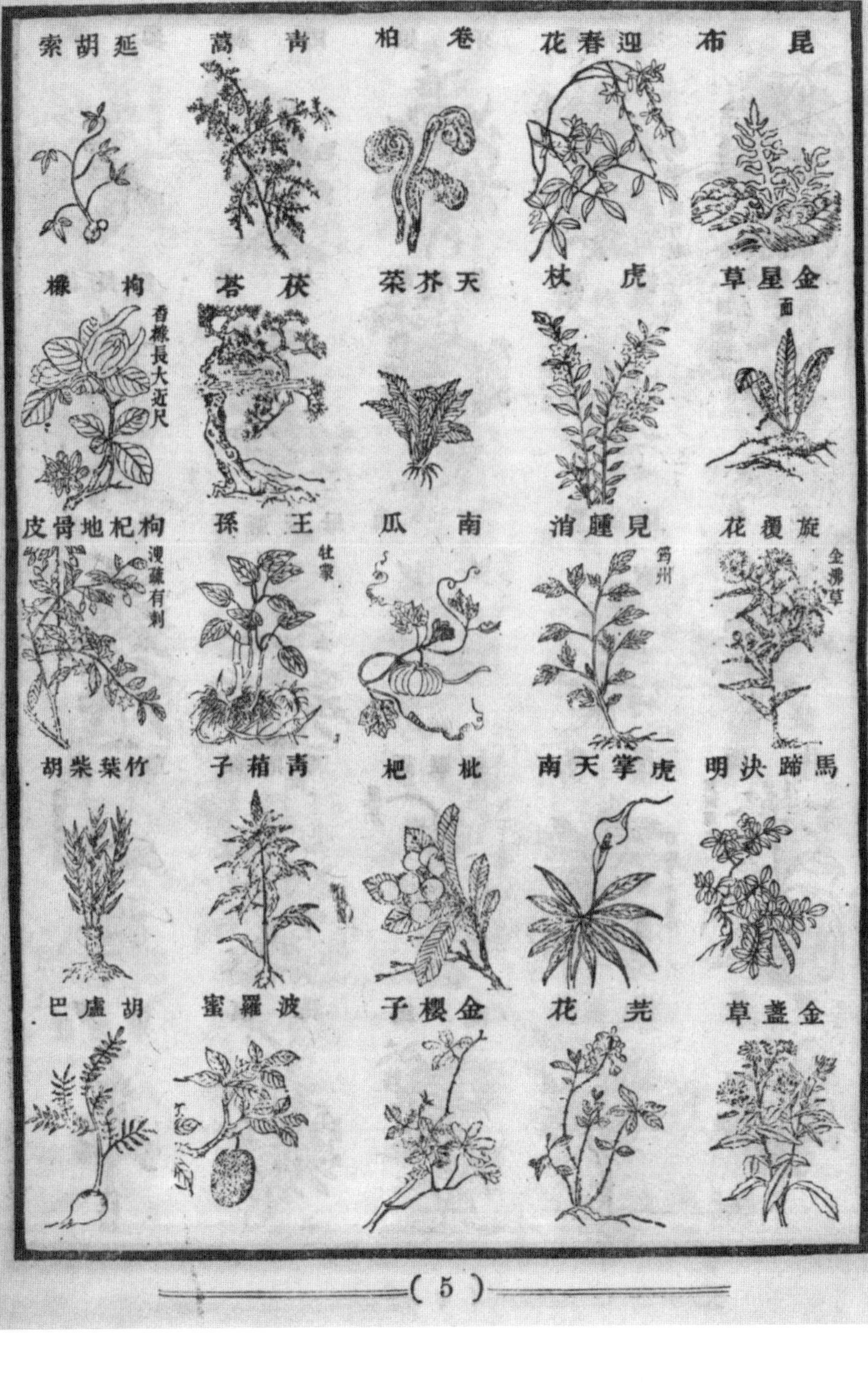
延胡索
青蒿
卷柏
迎春花
昆布
枸櫞
香櫞長大近尺
茯苓
天芥菜
虎杖
金星草
面
枸杞地骨皮
王孫
牡蒙
南瓜
見腫消
筠州
旋覆花
金沸草
竹葉柴胡
青葙子
枇杷
虎掌天南
馬蹄決明
胡盧巴
波羅蜜
金櫻子
芫花
金盞草

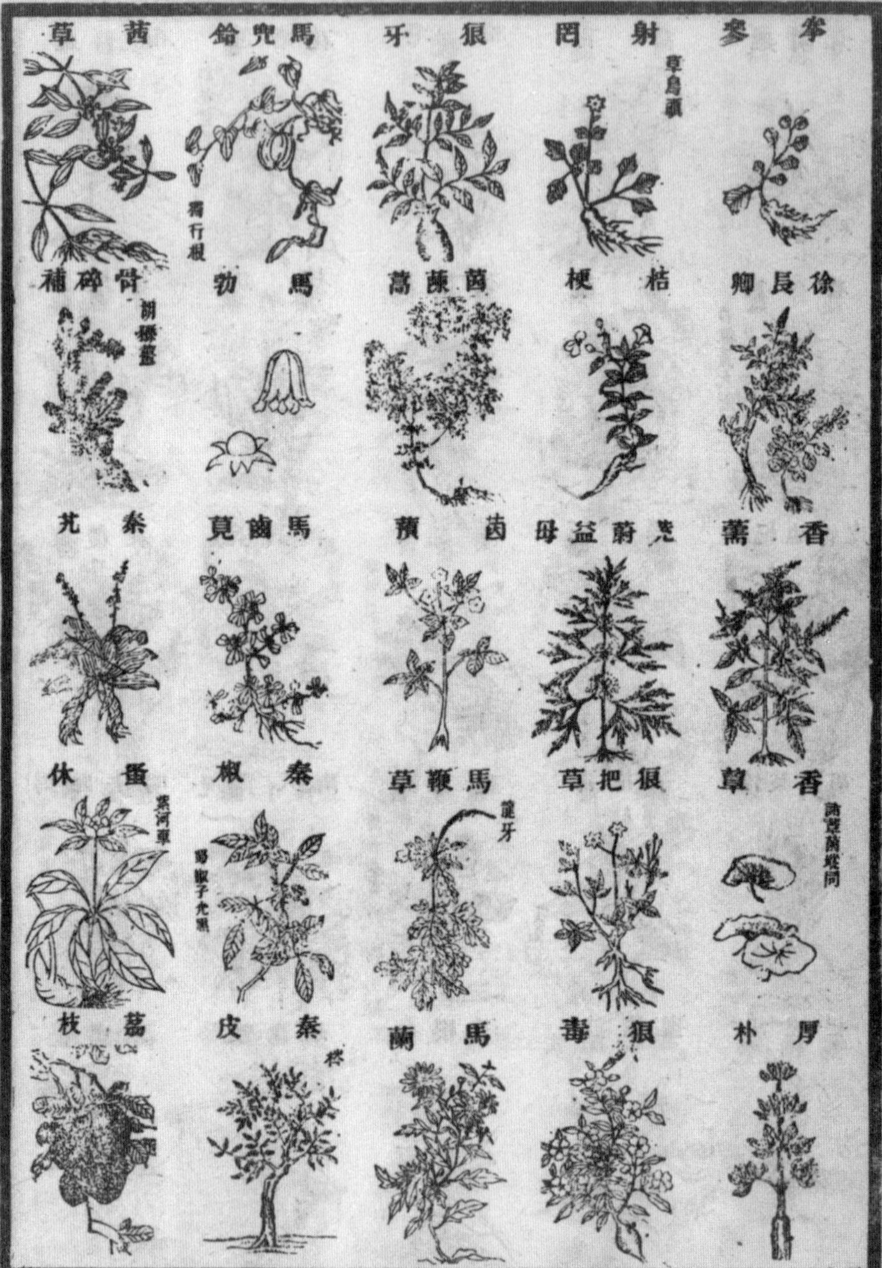
拳參
射罔
草烏頭
狼牙
馬兜鈴
獨行根
茜草
徐長卿
桔梗
茵蔯蒿
馬勃
骨碎補
香薷
茺蔚益母
茵蕷
馬齒莧
秦艽
香蕈
狼把草
馬鞭草
龍牙
秦椒
蚤休
紫河車
厚朴
狼毒
馬藺
秦皮
荔枝

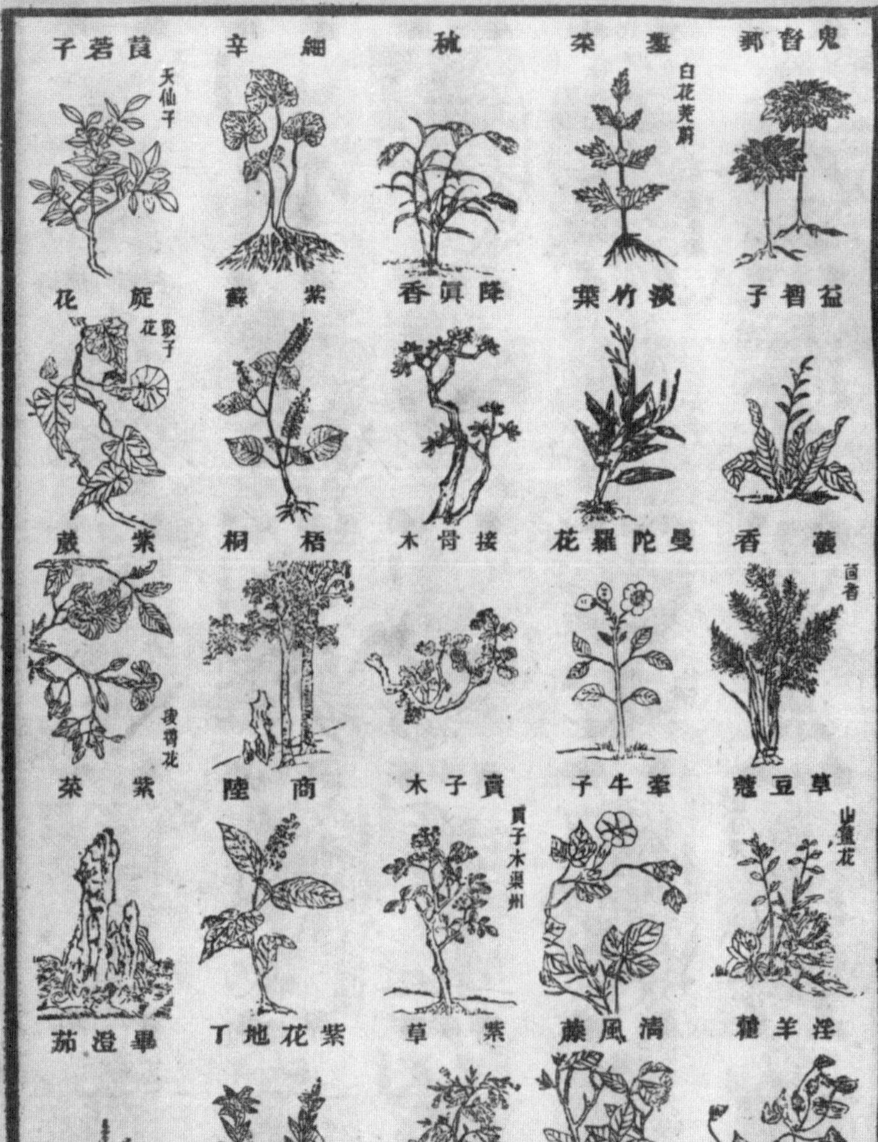
鬼督郵
薹荼
白花茺蔚
秫
細辛
莨菪子
天仙子
益智子
淡竹葉
降眞香
紫蘇
旋花
鼓子花
藿香
茴香
曼陀羅花
接骨木
梧桐
紫葳
凌霄花
草豆蔻
牽牛子
貢子木
商陸
紫菜
淫羊藿
山薑花
清風藤
紫草
貫子木渠州
紫花地丁
畢澄茄

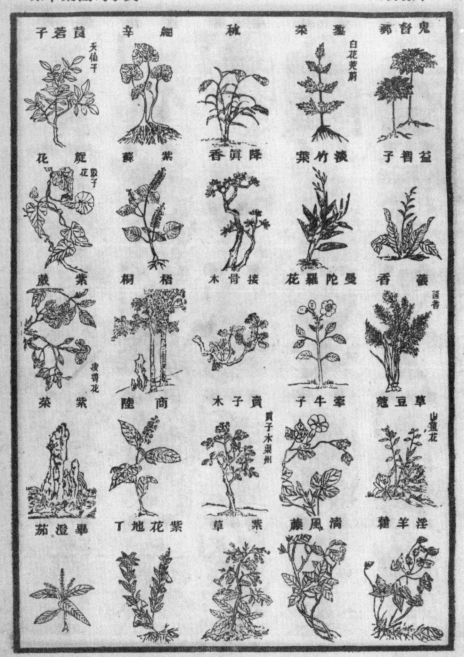

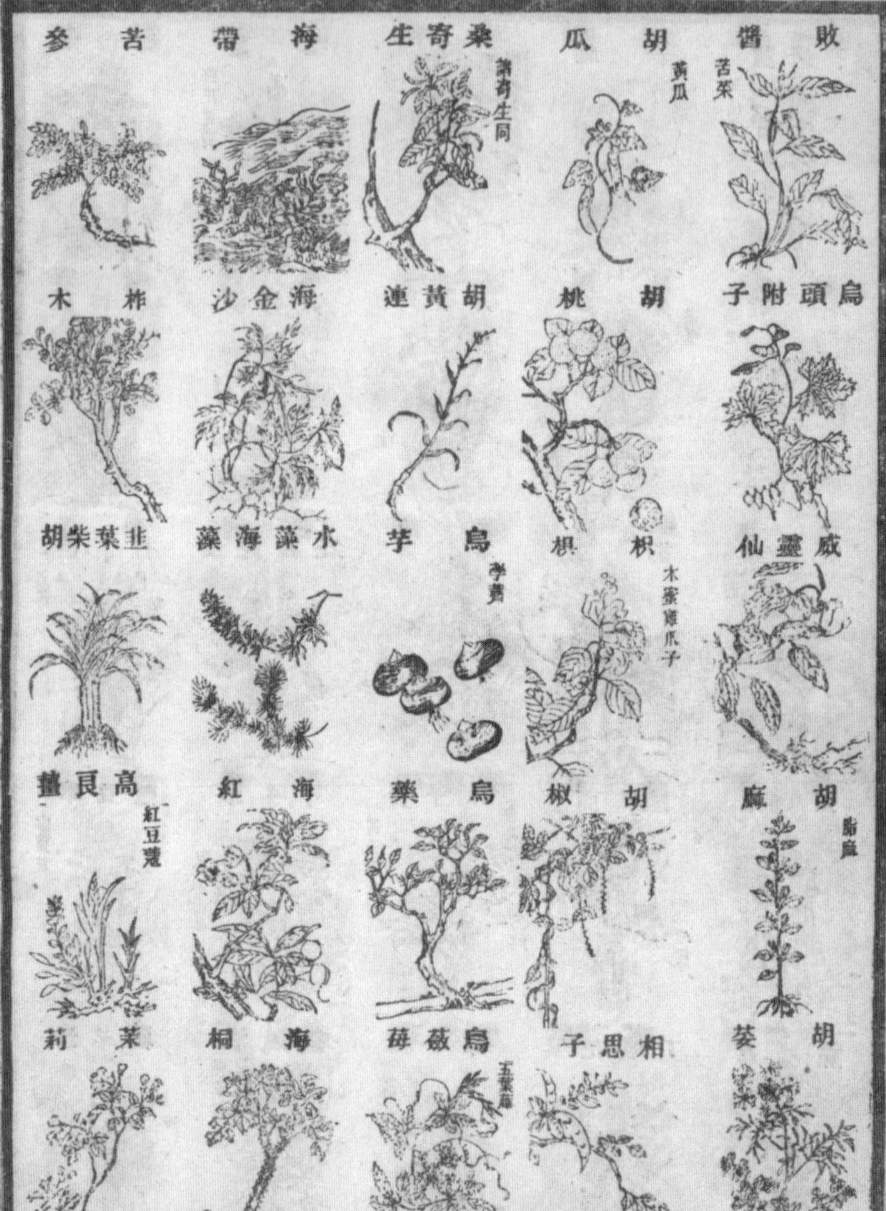
敗醬
苦菜
胡瓜
黃瓜
桑寄生
諸寄生同
海帶
苦參
烏頭附子
胡桃
胡黃連
海金沙
柞木
威靈仙
枳椇
木蜜雞爪子
烏芋
孛薺
水藻海藻
韭葉柴胡
胡麻
脂麻
胡椒
烏藥
海紅
高良薑
紅豆蔻
胡荽
相思子
烏蘞莓
五葉藤
海桐
茉莉

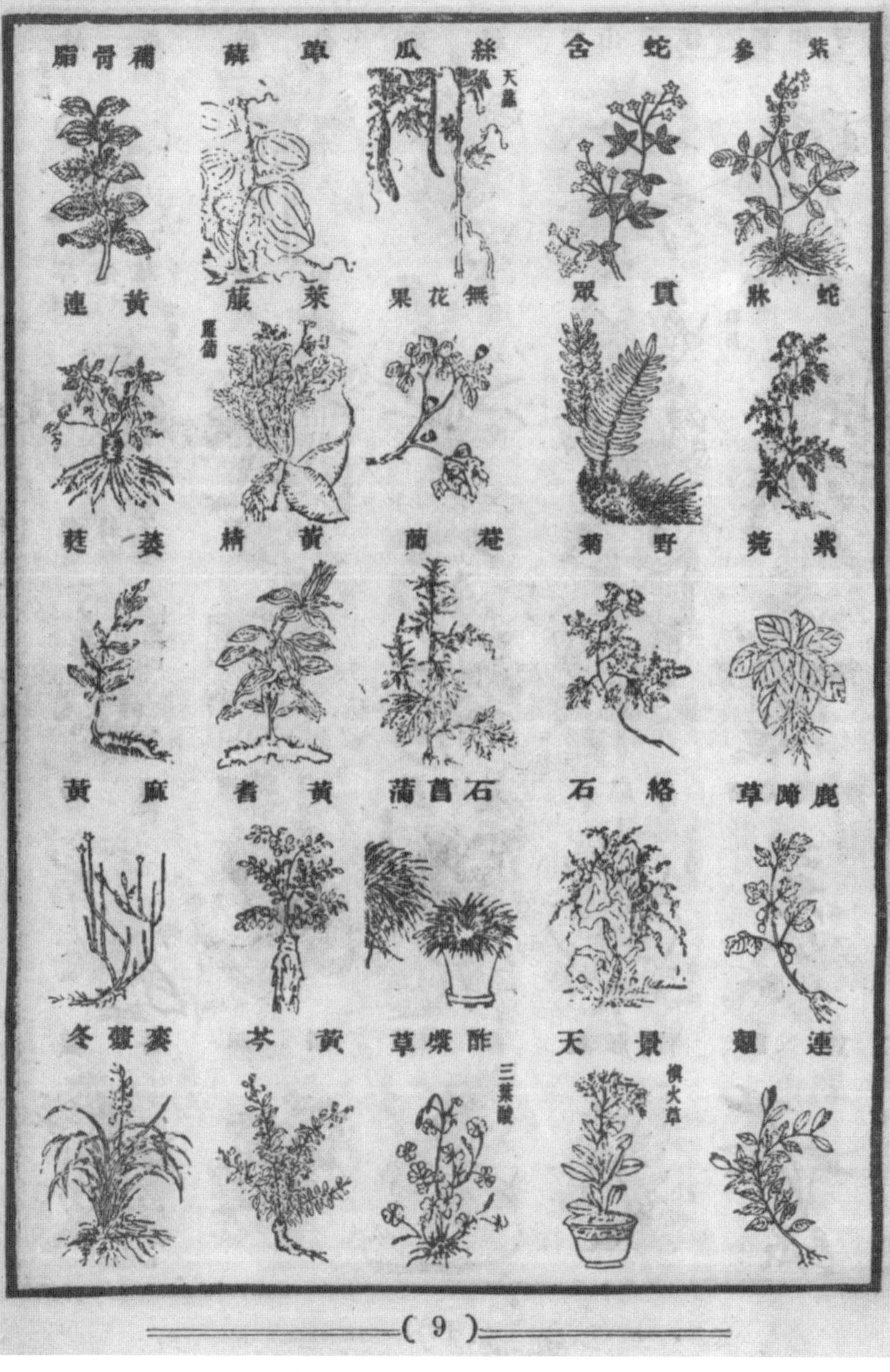
紫參
蛇含
絲瓜
天蘿
萆薢
補骨脂
蛇牀
貫眾
無花果
萊菔
蘿蔔
黃連
紫菀
野菊
菴蕳
黃精
萎蕤
鹿蹄草
絡石
石菖蒲
黃耆
麻黃
連翹
景天
慎火草
酢漿草
三葉酸
黃芩
麥虋冬

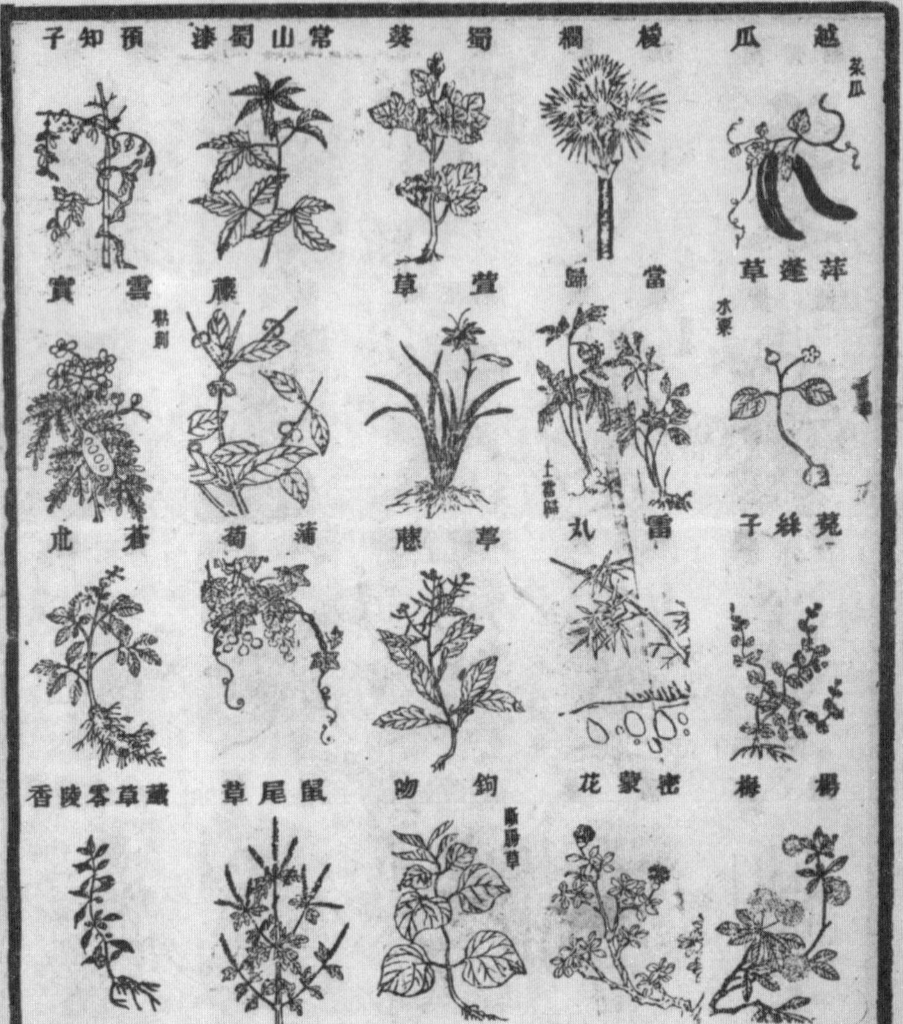
越瓜
椶櫚
蜀葵
常山蜀漆
預知子
菜瓜
萍蓬草
當歸
萱草
藤
雲實
水栗
土當歸
菟絲子
雷丸
葶藶
蒲萄
蒼朮
楊梅
密蒙花
鈎吻
鼠尾草
薰草零陵香
斷腸草
楓香
瑞香
葛根
檀藤子
慈姑

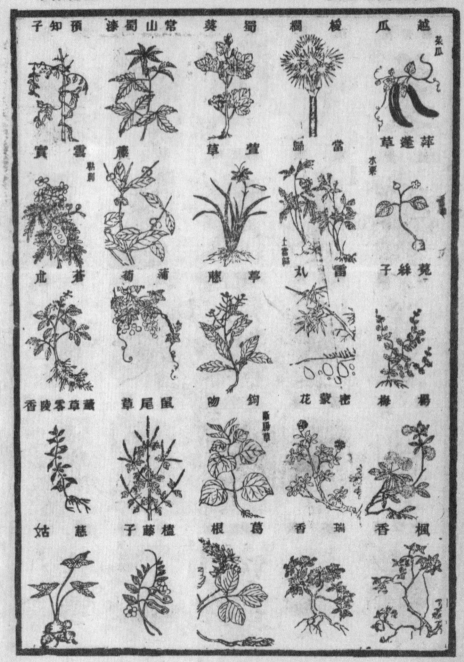

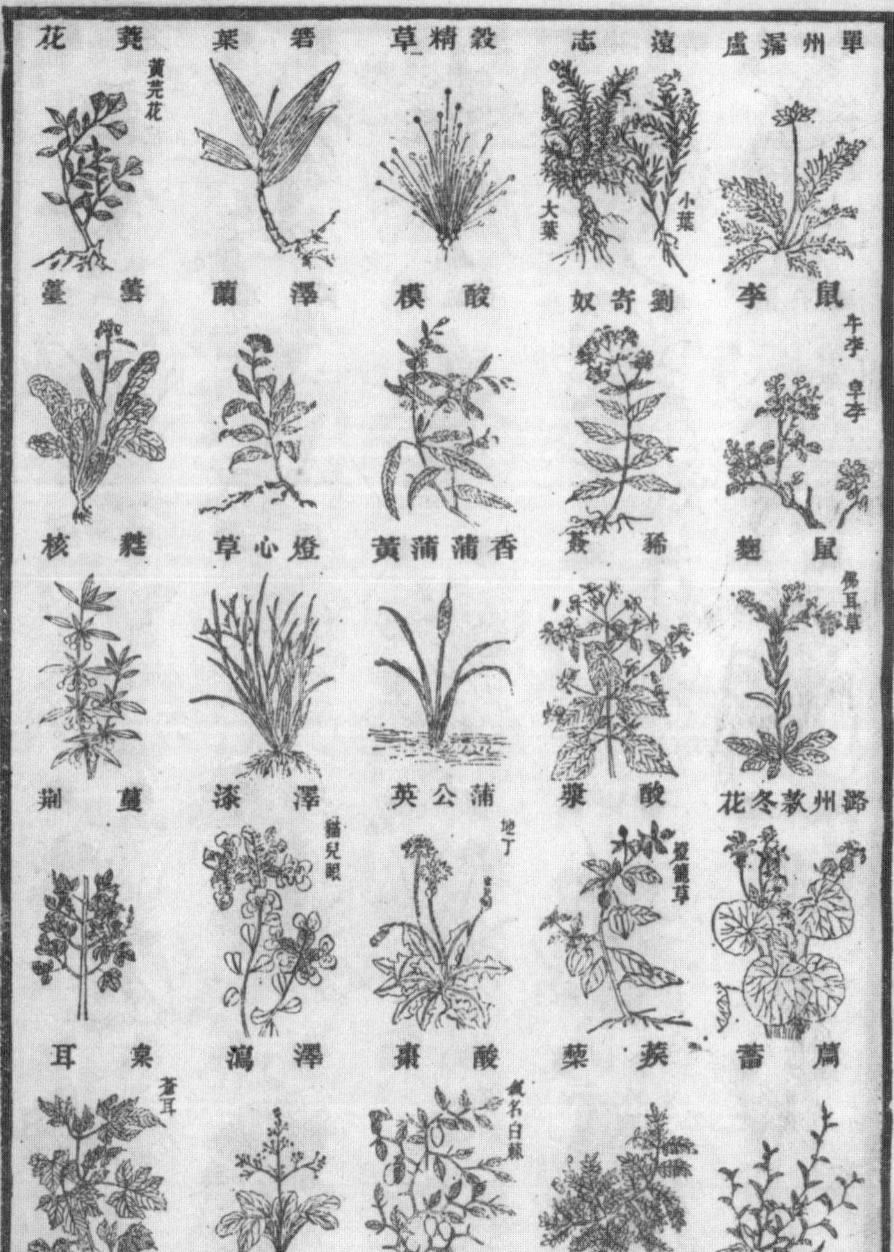
單州漏盧
遠志
大葉
小葉
穀精草
莙菜
蕘花
黃芫花
鼠李
牛李
皂李
劉寄奴
酸模
澤蘭
蕓薹
鼠麴
佛耳草
豨薟
香蒲蒲黃
燈心草
蕤核
路州款冬花
酸漿
燈籠草
蒲公英
地丁
澤漆
貓兒眼
蔓荊
萹蓄
蒺藜
酸棗
一名白棘
澤瀉
枲耳
蒼耳

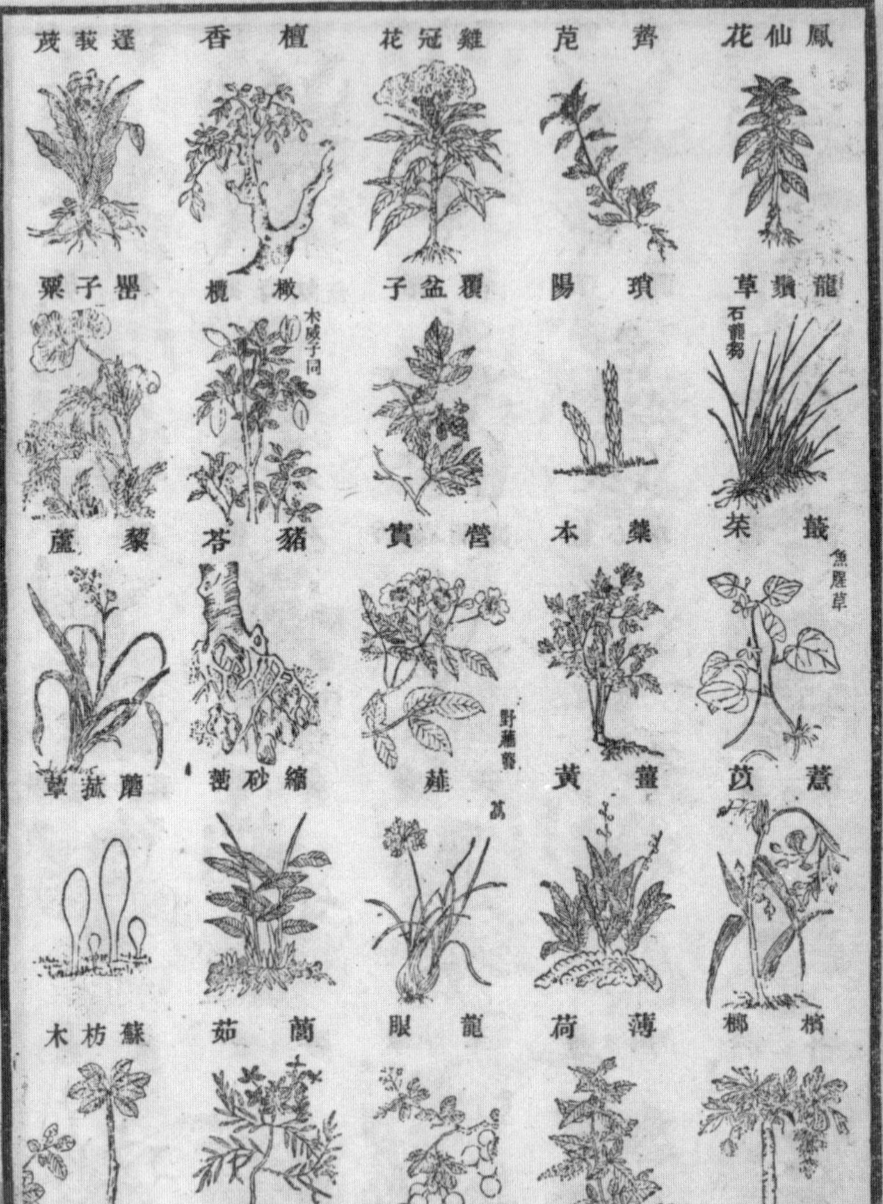
鳳仙花
薺苨
雞冠花
檀香
蓬莪茂
龍鬚草
石龍芻
瑣陽
覆盆子
橄欖
木威子同
罌子粟
蕺菜
魚腥草
藁本
營實
野薔薇
豬苓
藜蘆
薏苡
薑黃
薤
縮砂蔤
蘑菰蕈
檳榔
薄荷
龍眼
蔄茹
蘇枋木

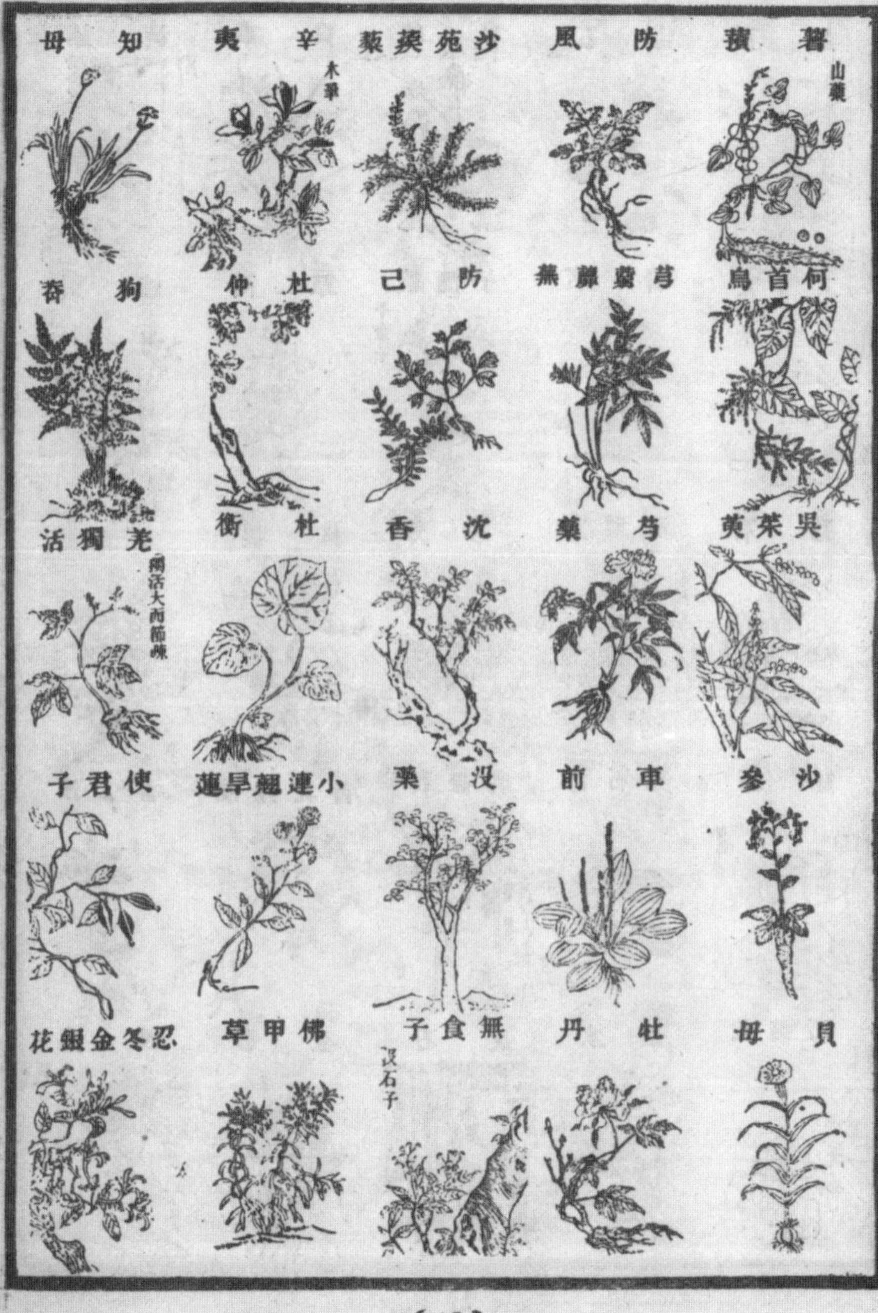
薯蕷
山藥
防風
沙苑蒺藜
辛夷
木筆
知母
何首烏
芎藭蘼蕪
防己
杜仲
狗脊
吳茱萸
芎藭
沉香
杜衡
羌獨活
獨活大而節疎
沙參
車前
沒藥
小連翹旱蓮
使君子
貝母
牡丹
無食子
沒石子
佛甲草
忍冬金銀花

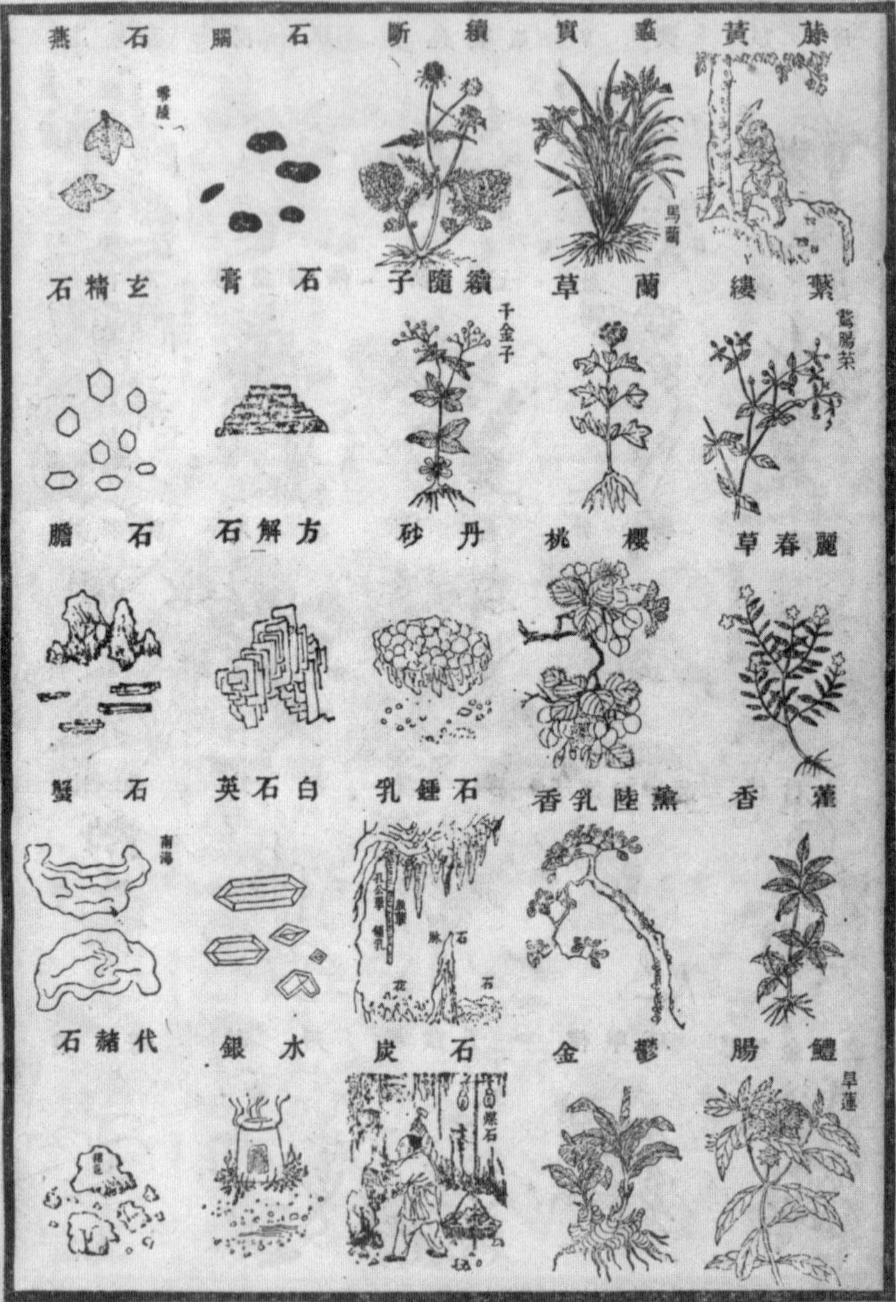
藤黃
蠡實
續斷
石腦
石燕
零陵
馬藺
蘩縷
蘭草
續隨子
千金子
石膏
玄精石
鵝腸菜
麗春草
櫻桃
丹砂
方解石
石膽
藿香
薰陸乳香
石鍾乳
白石英
石蟹
南海
孔公孽
鱧腸
旱蓮
鬱金
石炭
水銀
代赭石

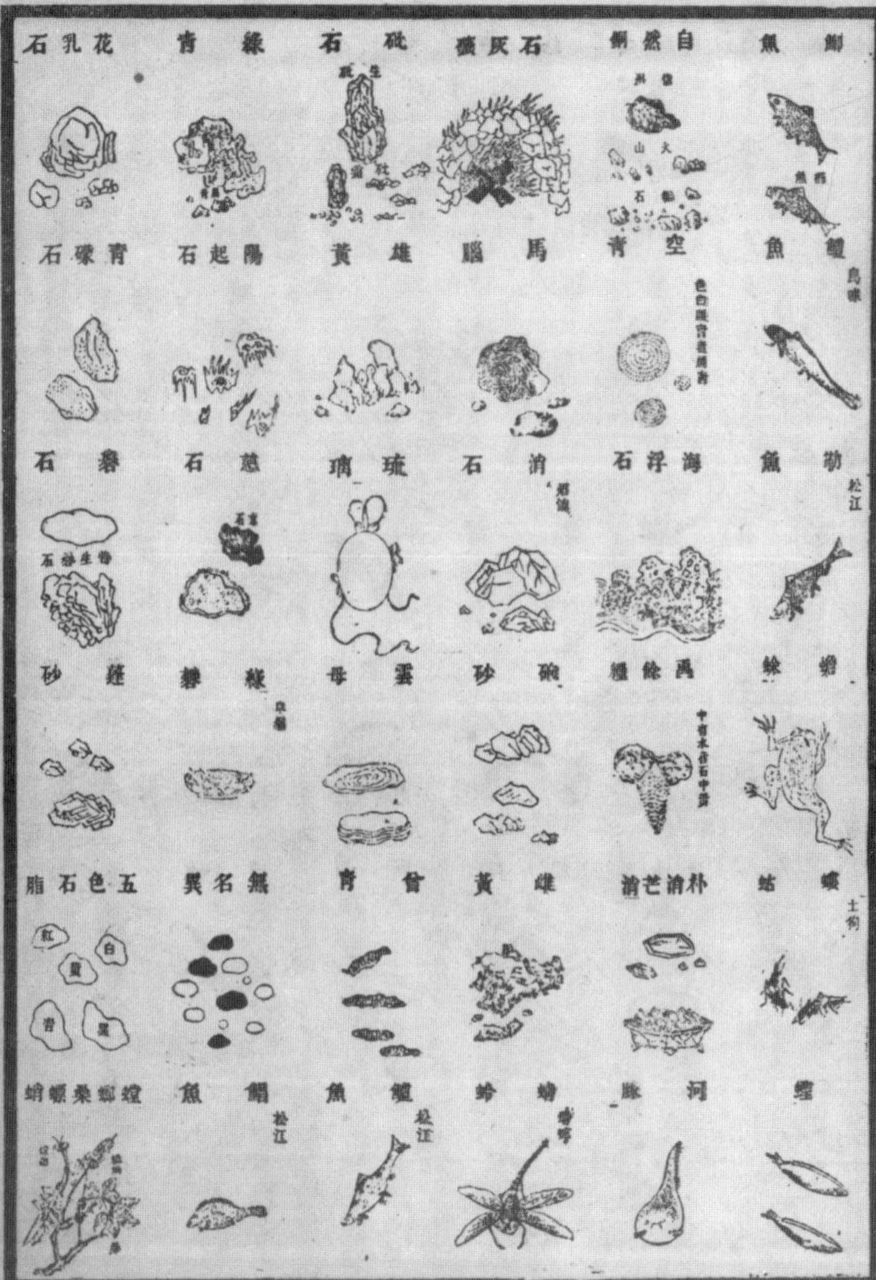
鯽魚
自然銅
石灰礦
砒石
綠青
花乳石
鱧魚
空青
馬腦
雄黃
陽起石
青礞石
勒魚
海浮石
消石
琉璃
慈石
礬石
蟾蜍
禹餘糧
硇砂
雲母
綠礬
蓬砂
螻蛄
朴消芒消
雌黃
曾青
無名異
五色石脂
鱓
河豚
蜻蛉
鱸魚
鯛魚
螳螂桑螵蛸

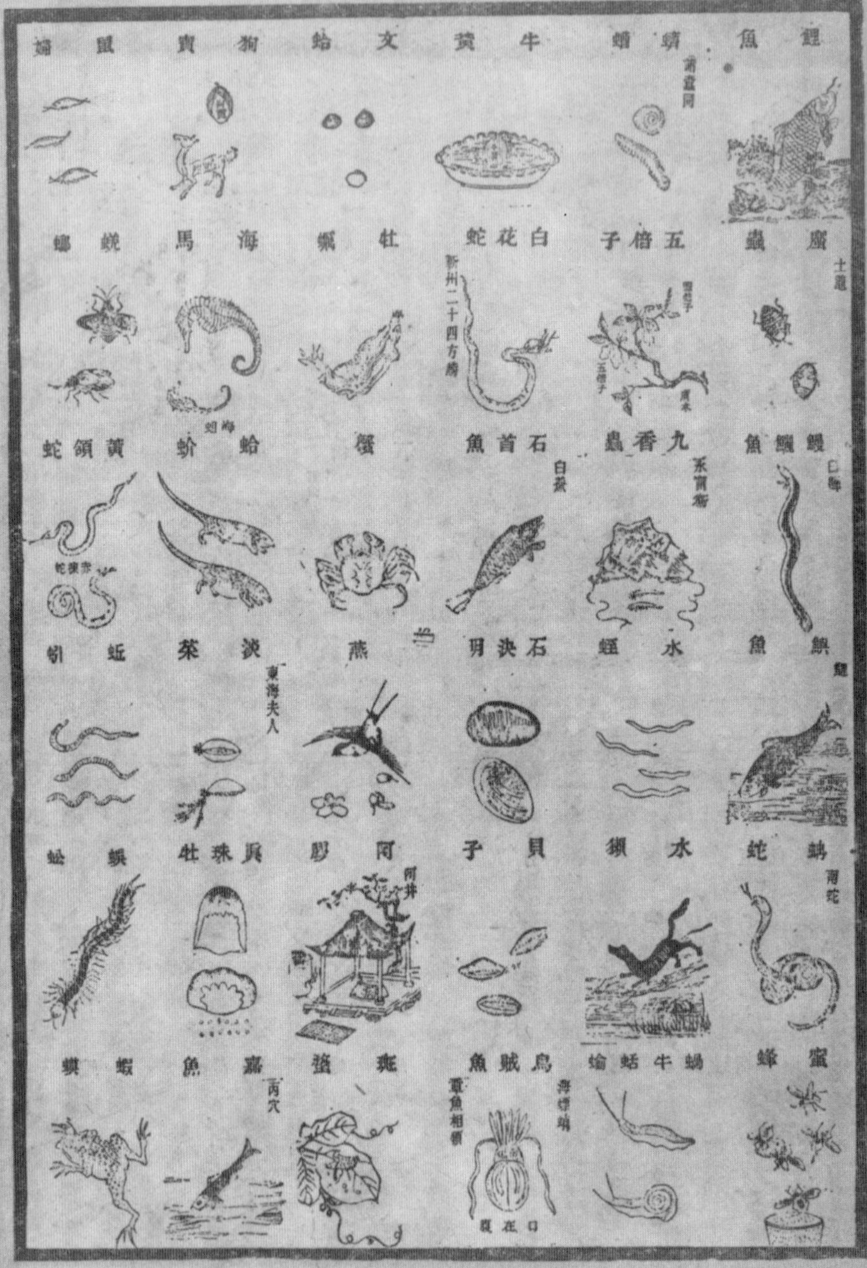
鯉魚
蜻蛉
牛黃
文蛤
狗寶
鼠婦
䗪蟲
五倍子
白花蛇
牡蠣
海馬
蜣螂
鰻鱺魚
九香蟲
石首魚
蟹
蛤蚧
黃頷蛇
鱓魚
水蛭
石決明
燕
淡菜
蚯蚓
蚺蛇
水獺
貝子
阿膠
真珠牡
蜈蚣
蜜蜂
蝸牛蛞蝓
烏賊魚
斑蝥
嘉魚
蝦蟆
東海夫人
阿井
丙穴

標準藥性大字典

第一類　植物門

國醫　潘杏初編

◉人參

【別名】人葠，黃參，血參，人御，鬼蓋，神草，土精，地精，海腴，皺面黃丹。

【產地】我國吉林遼甯產者最良；北美洲與高麗，亦均有出產。

【分科】爲五加科當歸屬植物，多年生草之根。

【形態】形肥厚，似萊菔；有類人形者，亦有類雞腿形者，色白而微褐，與萊菔之色相似。

【品類】採集後，任其乾燥者爲水參，日光乾燥者爲白參，蒸後以日光乾燥者爲紅參，其枝根及細生主根爲參鬚。

【成分】主要成分，大體爲揮發油與沙波甯（卽石鹼素）及含水炭素類。

【性味】呈弱微之酸性反應，味甘苦，微有香氣。

【功效】其主要效能，爲強壯劑。凡肺癆，神經衰弱，陰萎，遺精，貧血與腎臟病，子宮病，及一切體力消耗所起之病症，皆可用。於神經衰弱之頭痛眩暈，尤有特效。但亦有謂久服人參，則呈頭痛頭重，及腦充血之症狀者。

【作用】能助胃部之消化力，一部分與胃酸化合，而含水炭素與類似葡萄糖之糖液質。至小腸，始被吸收而入血液中，能促進血液之進行；助長白血球之暢旺，使精神振作，體力強壯。

【處方】新中藥著：同白朮，茯神，寸冬，甘草，治神經衰弱之消化不良症。

佐歸身，五味，甘草，治心臟衰弱。

新本草教本：以人參末與王瓜末，等量混和，製爲參華粉；用以療治久咳發熱。每食前三十分鐘時，服一．五，至二．○格蘭姆。用砂糖水過下，一日三次。

用人參末，黃連末，吳茱萸末，等分混和，製爲人參丸。凡患疝氣者，每食後一時間，服二十粒至三十粒，開水過下。

用人參粗末一分，以上等燒酒十分浸泡。凡腎虛及其他虛弱症，每食前服一湯匙，至二湯匙。

【用法】切片煎服，或剉末吞服。

【用量】每次一格蘭姆，至四格蘭姆。

【禁忌】白血病，及陰虛火動，痘疹初發，均忌服。

【反藥】乾漆，藜蘆。

【附錄】參條；乃人參之橫生蘆頭上者，其力甚薄，止可用以調理常病，生津止渴，其性橫行，凡指臂無力者，服之甚效。

參蘆；乃人參之蘆頭，性苦溫，能涌吐虛勞痰飲，可代瓜蒂爲探吐良藥，加竹瀝吐頑痰。

參鬚；乃橫生蘆頭而更細者，其性與參條同，而力尤薄。

參葉；乃人參之葉，大苦大寒，損氣敗血，其性與人參相反。

太子參；雖甚細如參條，但短緊結實而有蘆紋，功似人參。

珠兒參；參之產於國中者，味苦微甘，補肺降火，肺熱者宜用之。

土人參；味甘淡香，性微寒，補氣生津，治欬嗽，喘逆，痰壅，火升，久瘧，淋瀝，難產，經閉。瀉痢由於肺熱，反胃噎膈由於燥濕，凡有升無降之症，用之甚效。

【附註】本草從新云：人參，黨參，土人參，西洋參，薺苨，沙參，桔梗，其形相似，不可不辨。沙參；體虛無心而味淡。薺苨；體虛無心而味甘。桔梗；體堅有心而味苦。黨參；體實有心而味甘淡。人參；體實有心而味甘微帶苦，自有餘味。西洋參雖似遼東人參，但氣味不香耳。

【編者說明】嘗思天地精華之氣，聚而種於人，散而佈於物，物之種類甚繁，惟足以培元氣，開心益智，聰耳明目者，莫如大山人參。人參之見重於世者，以遜清爲尤甚。貴人政客，莫不用爲貴重之禮品焉！高麗久被緜擄；近來東北又亡，產地皆爲日人所佔。高麗吉林諸參，咸爲日韓人廣種販運；而其功用與本草所載之野山眞人參，又有別矣！邇來藥肆合丸，關於方中用人參者，大率以黨參代之，功效微薄。若病家苟不愼而誤服參，可以萊菔子煎汁飲之能解。

●丁香

【別名】丁子香，雞舌香，如字香，索瞿香，百里香，瘦香嬌。

【產地】產安南，及我國西藏兩廣。

【分科】屬桃金孃科植物，爲常綠喬木之花蕾。

【形態】萼長三分，闊一分，萼瓣缺裂四個，截片爲三角形質，柔靭似草，有穠褐色脂樣之光澤，實之尖端分二房，中包藏多數之卵子。

【品類】丁香，又名公丁香。雞舌香，又名母丁香，性質相似。

【成分】主要成分，爲丁香油；餘爲單甯酸，樹脂，樹膠等。

【性味】味辛，性溫。

【功效】爲健胃驅風劑，用於吐瀉及寒冷之腹痛。治胃空痛，初期霍亂，疝氣痛。

【作用】能使胃黏膜充血，令人覺餓；幷能促進胃液之加增，使胃之蠕動迅速。更能刺激腸壁神經，使腸之蠕動加增，及被吸收而入血管內，能收血中之氣，增白血球之數。使大腦及主要神經，皆受激動而興奮；心臟之跳動亦同時抗進。與霍亂菌相遇，能停止其運用；而使之呈麻醉狀態，或竟由麻醉而死。

【處方】新中藥著：佐白蔻，藿香，陳皮，厚朴，砂仁，治初期霍亂。合當歸，附子，川楝子，茴香，治疝痛。同半夏，陳皮，白朮，紅豆蔻，治胃空痛。

【用法】煎服，或研末服。

【用量】每服〇·三，至一·〇格蘭姆。

【禁忌】扁桃腺炎，胃出血，腦充血，均忌服。又凡病非屬虛寒而一切有火熱者忌服；呃逆由於熱者大忌之。

【反藥】鬱金。

【附註】呃逆之治有三；寒呃用丁香，柿蒂湯。熱呃用五汁湯。（即梨汁，地栗汁，鮮葦根汁，麥門冬汁，鮮藕汁，或蔗汁。若是單用一二汁，如梨汁，地栗汁，蔗汁，亦可。）至於普通偶然之呃逆，只須清痰理氣，切不可誤認，而妄用丁香也。

【附錄】雞舌香；主風水毒腫，霍亂心痛。治心腹冷氣不和，吹鼻殺腦疳。

【編者說明】呃逆有寒熱之別，丁香爲治寒呃要藥；陰盛格陽之症，及小兒慢驚腹痛呃忒者，用加味理中湯，以丁香爲主腦。至於胃氣上逆，肺失下降，不可妄用丁香也。

●刀豆

【別名】蔿豆，刀鋏豆，皂角豆，挾劍豆。

【產地】處處有之，多栽種於田園。

【分科】屬豆科植物，爲刀豆之種子。

【形態】爲稍扁帶橢圓形扁平之種子，長八九分，如拇指大；成熟者作淡紅色，有光澤。又有一種白刀豆，形狀相同。

【性味】味甘，性平，無毒。

【功效】用爲袪痰滋養劑。主溫中下氣，

補元陽，利腸胃，治病後呃逆，止噦益腎。

【單方】噦不止，用刀豆粉，白湯服下。又爲蚊所螫，揉刀豆葉貼之。

【處方】新本草綱目：白刀豆，米粉，（各十錢）反鼻，（二錢）共成細末，名白龍散，治狂癇。每服一錢，日二夜一，白湯送下；能含而不能咽者，冷水亦得。初發四五十日間狂躁者益佳，服後喜睡者是其驗。

白刀豆，糖霜，（名等分）二味合調，用生薑湯飲下，每服二錢，每日二次，治急喘。

【用法】研粉湯服。

【用量】一錢至三錢。

【附錄】刀豆能治腰痛，久痢，婦女經閉，血痞，腹脅脹痛。（焙末好酒服，加麝香更妙。）療喉癬，（燒灰吹之。）楊梅瘡，（煎濃汁頻服。）刀豆根；治頭風：（用五錢酒煎服。）鼻淵，（焙末酒服。）

【編者說明】李時珍本草從新云：刀豆本草失載，惟近時小書載其溫而補元陽也。苟有病後呃逆不止，聲聞鄰舍，或令取刀豆子，燒存性，白湯調服，二錢卽止。此卽取其下氣歸元，而呃逆自止也。

●三七

【別名】山漆，金不換。

【產地】我國湖廣一帶多產之，山野自生，庭園亦可栽植。

【分科】屬於菊科植物，爲三七之根。

【形態】莖高二三尺，根作團塊。

【性味】味甘，微苦；性溫，無毒。

【效功】散瘀血，定痛要藥。功能散一切惡血，保一切新血，治血瘀成腫成痛。外敷能消腫止血。

【其他】能治金刀箭傷，跌撲杖瘡。血出

不止者，嚼爛塗敷，或為末摻之，血即止。並治吐血，衄血，下血，血痢，血崩，經水不止，產後惡血不下，血暈，血痛，赤目，癰腫，虛咬蛇傷諸症。又無名瘡癤，揉葉敷之，甚效。

【用法】外治，嚼爛或剉末塗敷。內治，切片煎服。

【用量】普通一錢半至三錢，大劑一兩左右。

【禁忌】無

【編者說明】三七為散瘀定痛之要藥，又能生新，止吐下血。昔犯人受杖前服一二錢，血不冲心；杖後敷之，消腫定痛易愈；大抵陽明厥陰血分藥也，故治血症甚效。

●三稜

【別名】荊三稜， 半天丹乙， 削尖都尉。

【產地】生陵澤濕地，我國湖南湖北，俱有出產。

【分科】屬莎草科植物，入藥用根。

【形態】為黃白色之根，狀似小芋，頭端較小，三四塊連合為一，具黝黃色之鬚根，質堅實，且沈重，市人多去其外皮售之。

【品類】有黑三稜，形如烏梅，而不生細根，體輕大小不定，其色黑，去皮即白。

又有石三稜，形如釵股，黃白色，葉綠如蒲，苗高及尺。亦有三稜，四月開花，白色似蓼蕕花。

【性味】味苦，性平，無毒。

【功效】用為鎮痙劑，功同香附子，乃散血，行氣，消積要藥。主治積聚，血結，腹痛，氣脹，飲食不消，經脈不調。入肝經血分，破血中之氣，通肝經聚血。兼入脾經，散一切血瘀，氣結，食停，瘡硬，老塊堅積；消腫，止痛，通經，墮胎。從血藥中則治血，從氣藥中則治氣。

【處方】新本草綱目：三稜，甘草，益智，縮砂，莪朮，青皮，各等分爲末，名爲三稜散。每服一錢，能治氣積腹痛。莪朮，益智，三稜，青皮，（各二兩）白茯苓，（四兩）甘草（一兩）棗（一枚）鹽（少許）水煎服，治食積氣塊，攻刺胸脅，不思飲食，脹滿嘔酸。又去白茯苓，加木香，神麴，名爲木香三稜湯；水煎服，治霍亂腹痛。杏仁，蘿蔔子，（微炒）乾漆（各二兩）硇砂，（一兩）神麴，麥蘖（各三兩）三稜，八兩，（用生細剉，搗爲末，以酒三斤熬成膏）名爲三稜膏。再將三稜膏搜圓如梧子大，名爲三稜煎圓。每十五丸，米飲下，治中脘氣痞，心腹堅脹，喘滿短氣。

三稜，蘿蔔子，蓬莪朮，青皮，烏藥，檳榔，枳實，（各一錢）名爲稜朮湯。水煎服，治食積。

三稜，莪朮，（各五兩）白朮（三兩）木香（半兩）枳實（一兩）名爲賺氣散。以生薑水煎服，用砂糖壓下，治心胸痞悶，腹脅虛脹，兩肋刺痛。

【用法】春秋初冬，採掘其根，煨軟，去鬚根，剉炙用。或去鬚根，以醋煮熟，剉炙用。

【用量】五分至錢半。

【禁忌】藥力至强，不可久服，氣弱胃弱者忌服。又能墮胎，瀉眞氣。

【編者說明】此肝經血分之藥也。攻堅消積，而力頗峻，治積塊瘡硬者，乃堅者削之也。又能治異症，渾身燎炮，如棠梨狀，每個出水，有石一片，如指甲大，而其炮復生，抽盡飢骨肉，即不可治。用荊三稜，蓬莪朮各五錢，爲末，分三服，酒調連進愈。（是危氏得效方）；（參看蓬莪朮姜黃各條）。

●土人參

【產地】山西長子縣，雲南姚安縣，安徽舒城縣，均有出產。

【分科】屬五加科植物，爲土參之根。

【形態】外面黃褐色，內部白色，狀如木質。

【成分】爲沙波甯質。

【性味】味甘，淡香，性微寒。

【功效】爲人參代用品，亦屬强壯劑。此外有健胃，解熱，祛痰之效，用於風邪。

【用法】用爲煎劑，每食前一時服。如加甘草小量，尤易服食。

【用量】一日量三·○，至七·○格蘭姆。

●土茯苓

【別名】奇良，奇糧，岐良，山牛，冷飯，硬糍，山歸來，冷飯塊，地茯苓，過山龍，道河椽，冷飯團，山地栗，山豬糞，山奇糧，木猪苓，硬飯，土萆薢，仙遺根。刺猪苓，過岡龍，榮莫，木猪腰子，草禹餘糧，華禹餘糧。

【產地】產中國之河北山東湖北浙江，諸山谷中皆有之。

【分科】屬百合科植物，爲土茯苓之根。

【形態】蔓生如蓴，莖有細點，其葉不對，狀頗類大竹葉，而質厚滑，如瑞香葉，長五六寸，其根狀如菝葜，而圓，其大若雞鴨卵連綴而生，遠者離尺許、近或數寸，其肉軟，可生啖，有赤白二種，入藥以白者爲良。

【性味】味甘淡，性平，無毒。

【功效】中醫專用治瘡毒。日本弘治正德時，因楊梅瘡盛行，率用輕粉取效，毒留筋骨，潰爛終身；後用此藥，遂爲剋梅毒要劑。

本草綱目：健脾胃，強筋骨，袪風濕，利關節，止泄瀉，治拘攣骨痛，惡瘡癰腫，解汞粉銀硃毒。

【用法】去皮，剉炒用。

【用量】普通三錢，至五錢；大劑數兩。

【禁忌】忌茗醋。

【編者說明】土茯苓治楊梅結毒。李時珍曰：楊梅瘡，古方不載，亦鮮有病者。近時起於嶺表，傳及四方；蓋嶺表風土卑炎，瘴嵐熏蒸，飲啖辛熱，男女淫猥，濕熱之邪，積蓄既深，發爲毒瘡，遂致互相傳染，自南而北，遍及海宇，然皆淫邪之人，病之種類有數種，治之則一也。土茯苓能解輕粉毒，惟多服或致髮禿，亦耗血之明徵也。

●土當歸

【產地】山野多年生草。

【性味】味辛，性溫，無毒。

【功用】主除風和血，酒煎服。治手足閃拗，同荊芥，葱白，煎湯淋洗之。

【用量】普通一二錢。

【編者說明】如以土當歸之根，搗汁沖服，令人沉醉，亦金瘡之聖藥也。(註)金瘡瘡口，破裂出血，或爲刀箭毒所傷，而當發者。

●土木香

【別名】日本名：御藥園木香。

【產地】爲自生山野，或栽植庭園之宿根草。

【分科】屬菊部植物，大車之根。

【形態】莖高五六尺，葉在下部者，作長橢圓形，柄長上部者細小。邊緣俱有粗鋸齒，有毛茸，夏季於莖上分數椏，頂上開黃色頭狀花，後結淡褐色子實，根之經二三年者，秋季採掘之，供藥用。生鮮時，內部作白色，乾後，則作灰褐色。

【成分】含有歇列甯苦味質，伊努甯樹脂，揮發油等。

【性味】氣味芳香而苦，性溫。

【功效】用作肺病藥，及健胃藥。利小便，治風氣痞滯諸症，及疝痛腰痛。療脾病，依剎昆垤兒，通經閉，殺虫。治未發之欬嗽，痰喘等焮衝之胸疾，能刷淨肺粘痰。

【用法】煎服，蒸氣，或浸酒服。

【用量】五分至三錢。

●土荊芥

【別名】鵝脚草。

【產地】生於田野，或為人所栽植。

【分科】屬藜科植物。

【形態】莖高一二尺，葉互生，作披針狀；上部多作卵圓形，末端狹，邊緣有鋸齒，夏月於葉腋簇生綠色小花。

【成分】含揮發油，樹脂，鹽類等。

【性味】氣味芳香如樟腦。

【功效】用作健胃通經藥，及神經強藥。

【單方】毒虫刺傷，揉生葉貼之。

【用量】每次一分至二分。

●土常山

【產地】生於深山崖上。

【分科】屬虎耳草科植物，為土常山之葉。

【形態】落葉灌木，高二三尺，春季生新葉，盛夏茂盛，葉對生，長三四寸，作卵圓形，末端帶紫色，邊緣有鋸齒，夏月每梢生白，碧，紫，紅，諸色花，稍有織形，外側花大，蕚亦大，中心花小。

【成分】爲歐篤蘭精。

【功效】日本文化元年，所刊行飲膳摘要：載有「味甘無毒，多食則塞氣。」

●土紅花

詳紅花科目內。

●大黃

【別名】錦文，黃良，將軍，火參，膚如。

【產地】產陝西，甘肅，四川等省，多年生之宿根草。

【分科】屬蓼科植物，爲大黃之根。

【形態】根黃色帶有赤色之紋。似球狀之正圓體，大三四寸，外表色黃，內爲白色之堅實，有光澤及褐色之髓線附着。

【成分】大黃根之有效成分：(一)爲卡泰爾輕酸。(二)爲一種苦味質。(三)爲大黃鞣酸。(四)爲克利翔數盎酸。此外尚有愛莫參，泛屋來輕等質；草酸鈣等質。

【性味】味大苦，性大寒，無毒。

【功效】用爲緩下劑，利便祕；又爲健胃劑，止瀉藥。主治瀉實熱，蕩積滯，血閉熱結，功能下瘀破癥，蕩滌腸胃，推陳致新，調中化食，治大便燥結，女子紅閉。又使益，助消化不良。

【作用】在胃中，略能助胃液之不足，以促進其消化作用。至腸，能激腸之蠕動，使積糞瀉下。然一次瀉下，因草酸有斂腸之功，故復行便祕。

【處方】新中藥著：同芒硝，枳實，厚朴，治便祕。合龍胆，甘草，柏子仁，白芍，治消化不良症。

【用法】剉末吞，或煎水飲；每於食前三十分鐘服。

【用量】每次一格蘭姆，至六格蘭姆。

【禁忌】凡氣分病，及胃寒血虛，妊娠產後，均忌。

【反藥】生漆。

【編者說明】大黃苦峻下走，爲手足陽明血分之要藥。最重要方劑，有大承氣湯，涼膈散，能除腸中蘊結之邪。陽明津液消亡，宜仿承氣微下之例；承氣者，所以承接未亡之陰氣於一綫也。用以蕩滌腸胃，下燥結而除瘀熱。東垣曰：如定禍亂，以致太平，可以有將軍之名。士材曰：古人用大黃，治虛勞吐衄，意甚深微。蓋濁陰不降，則清陽不升；瘀血不去，則新血不生也。

(木)大蒜

【別名】蒜頭，葷菜，天師葫。

【產地】處處有之，隨地可以播種。

【分科】屬百合科植物，爲大蒜、鱗莖。

【形態】扁圓或圓形，外蒙白膜數層，內藏腰圓形白色之仁四五瓣。

【成分】含揮發油。此油之成分，爲硫亞立耳；此外含蔗糖與澱粉。

【性味】味辛，性溫，有毒。

【功效】用作利尿，祛痰，鎮咳，爲殺虫劑。治霍亂，腹中不安。療癥結，散癰腫，破冷氣，除風濕，通氣血，健脾胃，治吐血肺氣，殺虫毒，伏邪氣。

【作用】在胃中，僅自行分解，不起何等作用。至腸，次第被吸入血中，能助血行增速，幷能激氣管神經，使分泌液透出。

【單方】腹脹大，叩之如鼓鳴者，用大蒜

去根皮，裹綿使溫，放入肛門，冷則易之，如此數次。此外大便不通之病，亦可用此法。衂血不止，用大蒜搗爛如泥，作成厚二分許，大一寸四方，貼於脚底。拔除雞眼，用大蒜搗碎貼局部，每日取換，隔日用灰洗。陰門頻痒，用大蒜煎湯，時時洗之。

【處方】新中藥著：同杏仁，甘草，治肺結核。佐砂仁，木香，白朮，陳皮，豆蔻，桂心，治消化不良。

【用法】用爲蔬菜服食，或搗爛煎服，及搗汁塗敷外部。

【用量】一日量一顆至三顆。亦可用粉末，一次五格蘭姆。

【禁忌】偏頭痛，腦膜炎，腦充血，眼結膜，加答兒。

【編者說明】蒜爲五葷之一，氣味燥烈，多食則口臭昏目。故養生者，不宜常啖。惟通竅之功特大，凡極臭極香物，皆能開竅有餘也。

●大棗

【產地】產山東山西河北等省，他處亦多之。生棗晒乾，即名大棗。

【分科】屬鼠李科植物，爲棗樹之果實。

【性味】味甘，性平，溫，無毒。

【功効】爲緩和藥，用於胃病，聲啞，咽喉痛。又爲袪痰藥，用於有胸痛之咳嗽；亦可外治凍瘡。又爲補中益氣，和解百藥要藥；主養脾，平胃，調榮衞，生津液，潤心肺，治虛損。

【用法】用爲煎劑，每食前三十分鐘服。

【用量】一日量：五格蘭姆，至十五格蘭姆；中量二三錢。

【禁忌】生棗多食，令人熱渴膨脹，動臟腑，損脾元，助濕熱，忌與葱魚同食；若多食致壅氣助濕。凡中滿者，小兒疳病者，齒痛及患痰熱者均忌。

【編者說明】大棗卽黑棗，與紅棗用法有別。紅棗調和營衛而健脾土，黑棗溫運中陽，而納元氣。著各方劑有葶藶大棗瀉肺湯（葶藶，大棗）；及大棗湯（大棗十枚，甘草一尺，生姜二兩，附子一枚，黃耆四兩，麻黃五兩）治痺痛極效。

●大戟

【產地】爲山野或平澤自生之宿根毒草，產浙江等地。

【分科】屬大戟科植物，爲大戟之根。

【形態】春生紅芽，莖高尺許，傷其莖有白汁流出。根外部赤黃，內白色。

【性味】味苦，性寒，有小毒。

【功效】爲泄臟腑水濕要藥。主消水腫，祛痰涎，利大小便，瀉痘毒。

【用法】爲煎劑，每食前一時服。

【用量】普通八分至一錢。

【禁忌】有劇毒，不可與孕婦服；否則有墮胎傷生之虞。

【反藥】甘草。

【編者說明】大戟甘遂，俱爲泄水氣，逐痰涎之要藥。但能耗氣，不宜常服。控涎丹（甘遂，大戟，白芥子等分）。大戟能泄臟腑之水濕，甘遂能行經隧之水濕，白芥子能散皮裏膜外之痰氣，惟善用者能收奇功也。又有十棗湯（芫花，大戟，甘遂，等分，加棗十枚）。又有百祥丸（大戟棗肉）。治嗽而吐青綠水，能瀉其腑，而臟自不實。又治痘瘡紫黑乾焰，不發寒者，急宜下之，不黑者愼不下。

●大薊

【別名】地疔，地丁香，地下草，大居寒，牛溺刺。

【產地】生田野間，處處有之。

【分科】屬菊科植物，爲大薊之地下莖及葉。

【形態】花葉多作針刺狀。

【性味】味甘，性溫，無毒。

【功效】主涼血，消腫。治瘡癰，通乳汁

，療腸癰。（腸癰今名盲腸炎之一）

【用法】煎服，搗根絞汁服。

【用量】每次一錢至二三錢。

【禁忌】不利於脾弱泄瀉，及血虛胃弱，不思飲食之症。

【編者說明】大薊有大小之別，皆能破血。但大薊兼療癰腫，而小薊專主血，不能消腫。小薊力微，可退熱，不如大薊能健養下氣也。

●大青

【產地】各省多有產之，莖葉均可入藥。

【性味】味苦，微鹹，性大寒。

【功效】為解散熱毒要藥。治傷寒時熱狂，陽毒發斑，清心涼胃。

【用量】每次一錢至三錢。

【禁忌】此乃陰寒之藥；止用以除天行熱病，不可施於虛寒脾弱。

【編者說明】犀角大青湯：（大青七錢半，犀角二錢半，梔子十枚，豉二撮。）分二服，每服二盞半；煎八分，溫服。（南陽活人書）：小兒卒然肚皮青黑，乃血氣失養，風寒乘之，危惡之候也。大青為末，吹納口中，以酒送下，奇效。（保幼大全方）

●大蓼

【別名】仙人杖。

【產地】自生山野濕地之多年蔓狀灌木。

【分科】屬毛茛科植物，為大蓼之葉花。

【形態】長達丈餘，葉對生，作羽狀複葉；由卵圓形或心臟形之小葉，三葉至七葉而成。表面深綠色，裏面淡綠色，花為白色四瓣，作聚繖花序排列，後結瘦果。

【成分】含有阿涅蒙油。

【功效】梅毒潰瘍，腐骨疽，用此藥泡製內服，甚效。能消化潰瘍中之水棉狀肉，及穢敗胼胝狀肉。或癌狀潰瘍，及兼有腐骨疽症，搗葉貼之，有排濃刷淨之效。

【用法】花及葉泡劑服，或外敷。

●大麻

【別名】火麻，黃麻，麻。

【產地】我國處處均有。

【分科】爲桑科之大麻屬，嫩葉及花子，均入藥。

【形態】掌狀複葉，邊有鋸齒，花無瓣，雌雄異樣，色綠褐，子如蓮實，表面有黑斑。

【成分】至要素，爲大麻油。

【作用】在胃中不起何等變化，入腸後卽激腸之粘膜，使分泌增多，蠕動加速；同時又能限制腸內固有水分，不使收吸。

【功效】治產後大便祕結。

【處方】新中藥著：合大黃，芍藥，厚朴，紫蘇子，台黨，歸尾，生地，枳殼，檳榔，甘草，治產後大便秘結。

【用法】搗爛煎服。

【用量】每次〇．八格蘭姆，至四格蘭姆。

【反藥】牡蠣，白薇，茯苓。

●大楓子

【別名】大風子。

【產地】廣東南海，及暹羅，交趾，印度諸島。

【分科】屬椅科植物，爲大楓樹之種子。

【形態】形如橙果之球圓形果，外殼硬固，作木質狀，蒙有鬚毛果皮。

【成分】中含有脂油，蛋白。

【性味】味辛，性熱，有毒。

【功效】爲治麻瘋之良劑。治諸疥癬，有殺虫，刼毒之效。

【處方】新中藥著：合川黃連，防風，木瓜，白蚋，桂枝，胡麻，治麻病。同輕粉，阿山藥。赤豆，黃柏，治癩病。

新本草綱目：大楓子(二錢)對末，樟腦(一錢)椰子油(一錢)綿裹微火炙，稍稍薄之，治疥瘡。

大楓子肉(四兩)搗泥無渣爲度。生白礬，枯白礬，(各一錢二分)分別研細。輕粉，水銀，(各一錢，)分別研細。樟腦，(二錢半)分別研細。共一處展勻，和入大楓子泥內，搗極勻，再將臘猪脂油熬清汁六七匙，和入令勻，每晚洗後搽擦疥癬。甚效。老患臁瘡，輕輕塗之，四五晚全愈。

【用法】內服，搗爛煎飲。外用，研碎擦患處。

【用量】普通一錢至三錢。

【禁忌】能傷血，不宜多服。若有胃粘膜炎，胃癌，胃潰瘍，胃出血，胃酸過多之消化不良，腸加答兒，均忌服。

【編者說明】粗工治大風，佐以大風油，殊不知此物性熱有燥痰之功；而傷血，至有病將愈而先失明者。李時珍曰：大風子油，治瘡有殺蟲刼毒之功，惟不可多服；用之外塗，其功不可沒也。

●大腹皮

【別名】腹皮，草東床。

【產地】產南方溫熱之地，皮子共入藥。

【分科】屬棕櫚科植物，爲檳榔類之子皮。

【形態】卽檳榔之一種，其子腹大形扁者，名大腹子。

【性味】味辛，性微溫，無毒。

【功效】爲下氣行水要藥。治脾胃不和，寒熱不調，濕熱鬱結，痰滯中焦。治腳氣霍亂，功同檳榔，其性較緩。

【用法】水煎服。

【用量】每次一錢至三錢。

【禁忌】病涉虛弱者，忌服。

●大豆黃卷

【別名】豆蘗，大豆卷，黃卷皮。

【產地】黑大豆所製成，各處藥舖均有。

【性味】味甘，性平，無毒。

【功效】清胃中積熱，推陳去積要劑。治胃氣結積，濕痺，筋攣，膝痛。

【用量】每次二錢至四錢。

【禁忌】惡海藻，龍胆。

●小青

【產地】多產福建。

【功效】功用與大青相仿，主解蛇蟄毒，治血痢腹痛；生搗汁敷癰腫瘡癤。

●小麥

【產地】處處有之，北方最良。

【分科】屬禾本科植物，爲小麥之種子。

【成分】澱粉，蛋白質，脂肪等。

【性味】味甘，性平，無毒。

【功效】麥粒煎，爲腳氣藥，及滋養藥。麥粒湯，爲利尿發汗藥。主除客熱，養心氣；陳者煎湯飲，止虛汗。

【用法】麥粒煎，以麥粒之連殼者，炒爲粉末和砂糖食之。麥粒湯，以炒焦麥粒，和多量之水，煎至濃厚爲褐色，味稍甘，即可服食；藥劑用，水煎服。

【用量】每次二三錢，藥劑用。

【禁忌】脾虛作脹者，不甚相宜。

【附錄】浮小麥：即麥之性輕入水浮起者。味鹹性寒無毒，主益氣除煩，治盜汗自汗，骨蒸虛熱，婦人勞熱。

麥苗：味辛性寒，主消酒毒，暴熱，酒疸目黃；並擣汁日飲。

【編者說明】李時珍曰：小麥與浮麥同性，而止汗之功，次於浮麥。蓋浮麥無肉。凡人身體疼痛及瘡瘍腫爛沾漬；或小兒暑月出痘瘡，潰爛不能着席，睡臥者並用夾褥，盛麥麵縫合藉臥，性涼而軟，誠妙法也。

●女貞子

【別名】木皮，名爲鼠木皮。

【產地】處處有之。生川谷中，葉隆冬不凋。

【分科】屬木樨科植物，爲女貞樹之子實。

【形態】高六七尺，葉厚草質，類似杜仲，有光澤全綠對生，經冬不凋，夏開白花，實作長橢圓形，熟成紫黑色，狀類鼠矢。

【性味】味苦，性平，無毒。

【功效】實，爲强壯劑。補中，安五臟，養精神，强陰，明目，黑髮，除百病。葉，治諸瘡，除風，散血，消腫，定痛，治口舌生瘡腫脹。

【用量】每次一錢至三錢。

【禁忌】老人當入保脾胃藥劑，否則恐有腹痛作洩之患。

【編者說明】此木經冬青翠，有貞守之操，故以貞女名之。晉有處女，見女貞木而歌者，即此也。實乃上品無毒妙藥，而古方罕知用者，何哉？女貞木乃少陰之精，故嚴寒而不落葉，觀此則其益腎之功，尤可推矣。

●山查

【產地】產北地，他處亦多有之，庭園可以栽植。

【分科】屬薔薇科植物，爲山查之果實。

【形態】作球圓形，色紅兼微黃。

【性味】味酸甘，性溫，無毒。

【功效】果實，是收斂劑，爲治諸種出血之止血藥，魚類中毒之解毒藥，漆瘡之鎮痒藥。破氣，消積，散瘀，化痰，主去腥羶油膩之積。止兒枕作痛，治積塊，痰塊，血塊，健脾開膈。化飲食，消肉積。

【用法】用爲煎劑，每食前三十分鐘服。

【用量】每次錢半至三錢。

【附錄】山查多炒焦入藥，名焦山查。消食積，除腥膩肉積。

【編者說明】山渣大能尅化消食，若胃中有食積，脾虛不能運化者多服之；則反尅伐脾胃生發之氣。昔人煑老雞硬肉，入山渣數顆則易爛，此其消肉積之功，益可推矣。

●山奈

【別名】三奈，三賴，山辣，舌香，三乃子。

【產地】產福建廣東四川諸省。

【分料】屬蘘荷科植物，爲番鬱金之地下莖。

【形態】地下莖如生薑，四五分以上者皆切斷，外色稍紅黃，切斷面之肉部凸出，色白，氣味芳香。

【性味】味辛，性溫，無毒。

【功效】爲香竄性之消化劑；然大半配合香料，用以防衣服之蠹，餘則研爲粉末，與油煉合，製爲膏藥。治心痛冷痛，寒濕脚氣，風虫牙。開鬱理氣，辟瘴癘氣，助消化，止霍亂。

【用法】搗爲細末用之。

【用量】一錢至三錢。

●山藥

【別名】土藷，山薯，山蕷，山諸，正延，王藧，兒草，餘子，薯蕷，薯藥，蕷藥，諸薯，諸糧，諸薁，銀條德里。

【產地】我國南方處處有之。

【分科】屬山藥科植物，爲山藥之根。

【形態】爲山野自生之宿根蔓草，春發新芽，莖細長，纏繞他物而上升，葉爲心臟形，而略長，末端尖，有長葉柄皆對生。

【成分】含多量之澱粉，少量之奇挨斯太才；此外並含微量之沙波甯質。

【性味】味甘，性温。

【功效】其生根爲消化藥及食慾元進藥。乾者，爲強壯藥。

古方藥品考曰：薯蕷調元，補後虛損。本經曰：薯蕷性甘温，主傷中，補虛羸，除寒熱邪氣。補中益氣力，長肌肉。

【處方】新本草綱目：人參，山藥，（各二錢）熟地黃（三錢）甘草（一錢）杜仲（三錢）當歸（二錢）山茱萸（一錢）枸杞（二錢）入水二盞七分，煎沸，名爲大補元煎。食遠温服，治男婦氣血大壞，精神失守，危劇等症。

本方去人參，當歸，杜仲；加茯苓，名左歸飲；治命門陰衰陽勝。本方去人參當歸；加肉桂，附子，名右歸飲；治命門陽衰陰勝。

【用法】生根搗汁服食，乾者切片用爲煎劑，或粉末，每食後三十分鐘服食。

【用量】一日量二十格蘭姆，至三十格蘭姆。

【禁忌】惡甘遂，忌鐵。

【編者說明】東垣曰：山藥入手太陰；張仲景八味丸，用乾山藥，以其涼而能補也。亦治皮膚乾燥，以此潤之。李時珍曰：山藥入手足太陽二經，補其不足，清其虛熱；然肺爲腎之上源，源既有滋，流豈無益，此八味丸所以用其強陰也。

●山豆根

【別名】中藥，解毒，黃結，金鎖匙。

【產地】產我國兩廣一帶，苗蔓如豆，綠葉經冬不凋。

【分科】屬豆科植物，爲山豆之根。

【形態】常綠亞灌木，自生於暖地之深山樹下，莖柔軟，高一二尺，葉互生，爲三片小葉而成之複葉。夏日葉腋開花，色白如蝶，簇生而爲穗狀花序，果實爲莢果，色紫黑，中藏種子一粒。根似黑藥，如拇指大，長尺許，外色暗褐，內白，味極苦。

【性味】味苦，性寒，無毒。

【功效】爲解毒藥；治咽喉腫毒，亦有效。又能清熱，消腫，利咽喉，去肺大腸風熱。若含之嚥汁，治喘滿，熱咳，腹痛，下痢，五痔，諸瘡。傅禿瘡，蛇咬，蜘蛛傷，療人馬急黃。

【用量】五分至錢半。

【禁忌】病人虛寒者勿服。

【編者說明】山豆根能治一切蛇狗蟲咬傷，研汁塗之。喉風急症，咽中發癰，牙關緊閉，水穀不下；山豆根白藥等分，水煎噙之，嚥下二三口卽愈。勢重不能言者，頻以雞翎，掃入喉中，引涎出，就能言語。（永類方）

●山茶花

【產地】產南方諸省。

【形態】灌木類。

【性味】味苦，性溫；或作寒。

【功效】主涼血，治吐血衂血，腸風下血。又湯火傷，用痲油調塗。

【用量】普通一二錢

●山茱萸

【別名】石棗，肉棗，湯主，鼠矢，雞足，蜀酸棗，實棗兒樹。

【產地】山東，河南，等省；樹實入藥。

【分科】屬山茱萸科植物，爲山茱萸之果實。

【形態】果實生綠熟紅，爲長橢圓形之石果，中有種子二枚。

【成分】含多量糖分，與有機酸。

【性味】味甘酸，性平；或作溫。

【功效】常爲強壯劑，用爲陰痿與衰老者，滋陰，助陽，養血，濇精。主逐寒濕痹，安五臟，通九竅，煖腰膝，添精髓，治陽痿遺精血弱。

【用法】成熟者，酒煮熟，去核用；每於食前服食。

【用量】七分至二錢。

【禁忌】命門火躁，強陽不痿者；膀胱熱結，小便不利者均忌。

【編者說明】山茱萸爲補腎濇精之藥，補劑中多用之；六味地黃丸其一例也。益元陽，補元氣，固元精，壯元神，乃延年續嗣之要藥也。（山茱萸酒浸，取肉一斤，破故紙酒浸焙乾半斤，當歸四兩，麝香一錢，共爲末，煉蜜丸如梧子大。每服八十一丸，名曰草還丹，臨臥鹽湯下。）（吳旻扶壽方）

●山慈姑

【別名】朱姑，慈菰，山茨菰，團慈姑。

【產地】處處有之，爲原自生之多年草本，名甘菜。

【分科】屬百合科之甘菜，其地下之鱗莖。

【形態】細長似水仙花，花軸抽於鱗莖之中央，莖數重包裹，頗似山蒜。

【性味】味甘，微辛，性平，有小毒。

【功效】爲治腫瘍要藥。功能清熱，散結，解毒，喉科亦多用之。主治癰腫，瘡瘻瘰癧，結核等，用醋磨敷之。亦能剝入面皮，除皯黯。

【用量】普通一錢至三錢。

【編者說明】山慈姑爲萬病解毒丸中要藥；（一名太乙紫金錠，一名玉樞丹，）；解諸毒，療諸瘡，利關節，治百病，起死回生，不可盡述。凡居家遠出，行兵動衆，不可無此。夜塗日洗，喉症內服。

●山紫蘇

【分科】屬唇科植物，爲紫蘇之莖葉。

【成分】主爲揮發油；油之主要成分，爲知母爾，及喜梅恩。

【功效】知母爾，有驅除蛔虫，防止腸胃異常醱酵之作用。

【用法】以其莖葉投於熱湯中，經十五分至二十分鐘，供飲。

【用量】一次量；五格蘭姆至八格蘭姆。

【編者說明】山紫蘇莖葉與子之功用，各有異處。據時珍曰：同橘皮砂仁，則行氣安胎；和藿香烏藥，則溫中止痛；與香附麻黃，則發汗解肌；合川芎當歸，則和血散血；同木瓜厚朴，則散濕解暑，治霍亂脚氣；和桔梗枳殼，則利膈寬胸；與杏仁菔子，則消痰定喘。食蟹中毒蛇虺傷人，紫蘇煮汁飲二升，傷痕搗爛敷之。（千金方）

●山梔子

【別名】木丹，支子，芝子，枝子，梔子，鮮子，猪桃，越桃，越桐，山枝仁，綠梔子，紅梔子，黃梔子，黃香影子。

【產地】生於暖山中之常綠灌木，庭園中亦常種之。

【分科】屬茜草科植物，其果實卽爲山梔子。

【形態】其果實色黃，其形長橢圓，大者作染料，小者入藥；有七稜，或九稜者，藥力尤强。

【成分】爲魯比格魯爾酸。

【性味】有芳香氣，味苦，性寒。

【功效】用爲血症藥。本經曰：梔子味苦寒，主五內邪氣，胃中熱氣；酒皰，皶鼻。別錄曰：大寒，療眼目熱赤腫痛，胸心及大小腸大熱，心中煩悶。

【處方】新本草綱目．梔子（一錢二分。）黃蘗（一錢二分。）甘草（六分。）入水一盞六分；煎取六分服，名爲梔子蘗皮湯。治身黃，發熱及心煩者。

【用法】剖去果實兩端，及稜，剉用；或炒，或酒製，或薑汁製。

【用量】一錢至三錢。

【編者說明】山梔子輕飄而形似肺，色赤而似火，故能瀉肺中之火。其用有四：心經客熱一也，解煩除躁二也；去上焦虛熱三也，治風四也。震言曰：梔子瀉三焦之火，及痞塊中火邪，最清胃脘之血，其性屈曲下行，能降火，從小便中泄去；凡心痛稍久，不宜溫散，反助火邪。故古方多用梔子，以導熱藥；則邪易伏而病易退。好古曰：本草不言梔子能吐，仲景生用，乃爲吐藥，爲邪氣在上拒而不納食，則邪因以出；所謂其高者，因而越之也。著名方劑，有梔子豉湯：（梔子香豉），開暢胸膈，治肺而清肅下行。梔子厚朴湯：（梔子厚朴枳實），治濕溫未化，脘腹痞滿，胸悶嘔噁。梔子柏皮湯：（梔子黃柏）治濕滯身熱，發黃色明。古今名醫，治發黃皆用梔子茵陳甘草等，其方極多，而不能悉載。

●山扁豆

【產地】常自生於田畔路旁。

【分科】屬豆科植物，爲山扁豆之葉莖。

【形態】莖高一二尺，葉互生，由多數小葉，而成偶數之羽狀複葉。夏秋之季，葉腋有梗，開黃色五瓣之假蝶形花，果實爲莢果，長寸許，形扁平，中藏多數褐色之種子。

【功效】有利尿之效。單方多用以治脚氣，脹滿，水腫，及消化不良。

【用法】採葉蒸烘焙如茶用。

【用量】藥五錢，入水二合，煎至一格，一日分兩三次服。

【編者說明】扁豆其性溫平，得乎中和，脾之穀也。入太陰氣分，通利三焦，能化清降濁；故專治中宮之病，消暑除濕而能解毒。其軟殼及黑鵲色者，其性微涼，但可供食，亦調脾胃。古方金豆丸，用白扁豆浸去皮為末，以天花粉汁同蜜和丸，梧子大，金箔為衣；每日二服，二錢一服，為消渴良方，忌酒色炙煿，次服滋腎丸尤佳。（仁存堂方）。

●子芩

即黃芩之新根，參看黃芩條。

●川芎

【別名】芎藭，杜芎，胡藭，香果，藥芹，九元蠶，山鞠藭，蛇休草，蛇避草，闍莫伽。

【產地】產四川陝西，江南各地亦有之，為多年草本；或自生，或種植，根為塊狀入藥， 葉芽可作蔬菜。

【分科】屬繖形科植物，為川芎之根。

【形態】為結節塊狀之根，徑約一二寸，外面頗不均勻，粗糙而現暗褐色；內部多孔，帶黃色。

【成分】含有揮發油，及蔗粉等。

【性味】味辛，性溫，無毒。

【功效】為順血及清血藥，用於風邪之頭痛眩暈，及婦人經血之病。功能行氣開鬱，入肝理血，上行頭目，下行血海。主治頭痛，及婦女一切氣鬱，血鬱，心腹痛，腰腳軟。破宿血，養新血，補肝，散風。

【處方】新本草綱目；川芎，柴胡，（各一兩）半夏，甘草，菊花，細辛，人參，前胡，防風，（各五錢）生姜，（三片）薄荷，（少許）水煎服，名為川芎散。治風盛，鼻塞清涕，熱氣攻眼，流淚多眵，齒間緊急，作偏頭痛。

川芎，大黃，皂莢，(各等分)煎膏，名爲川芎圓。生姜湯下，治膈上有痰。

川芎，(二兩)當歸，(三分)羌活，旋覆花，細辛，蔓荊子，石膏，藁本，荊介，半夏，防風，地黃，甘草，(各五錢)薑(五片)水煎服，名爲芎羌散。治婦人頭風；發必暈眩，如在車上；蓋因血虛，肝有風邪襲之。

【用法】 剉末成丸，或水煎服。

【用量】 七分至二錢。

【禁忌】 不宜久服，反能傷肝，畏黃連，伏雌黃。

(附錄) 蘼蕪：卽川芎之苗，味辛性溫；主治欬逆，定驚風，辟邪惡，除蠱毒鬼疰。別錄主身中老風，頭中久風，風眩，蘇頌，作飲止泄瀉，時疹。蘼蕪花，入面脂用。

【編者說明】川芎上行頭目，下行血海，能散肝經之風，治少陽厥陰經頭痛，及血虛頭痛之聖藥。其用有四：爲少陽引經一也，諸經頭痛二也；助清陽之氣三也，去濕氣在頭四也。東垣曰：頭痛必用川芎；如不愈，加各引經藥，太陽羌活，陽明白芷，少陽柴胡，太陰蒼朮，厥陰吳茱萸，少陰細辛是也。此皆醫學妙旨，圓機之士始可語之。著名方劑有四物湯：越鞠丸：血中調氣，亦以川芎爲要藥。生化湯：佛手散：治交骨不開，卽以當歸爲君，川芎爲臣。川芎茶調散：亦以川芎爲主藥，正偏頭風用之奇效！特補述於此，以闡明川芎之用耳。

●川骨

【別名】 水粟，蘷葵，骨蓬，萍蓬草。

【產地】 自生於池沼河流之水淺處，亦有栽於池中，供玩賞者。

【分科】屬睡蓮科植物，爲川骨之根。

【形態】似里芋葉而長，質稍厚；在水中之葉，大而柔軟，色亦較淡，大小不同，大者可尺許，小者二三寸。夏秋之時，水面自抽花梗，開五瓣之黃花，大寸許，形似梅花。其根入藥，根長多節，頗似腐骨，外面粗糙，色帶褐，處處有黑斑，內部帶白色，質輕如粉。

【功效】用爲清血藥。破瘀血，導新血，治跌打損傷，黴毒，癥結，產後瘀血等症。

【用法】去粗皮，細剉用。

【用量】七分至二錢。

【編者說明】川骨卽今水栗也，其子如栗如蓮子。昔楚王渡江，得萍實大如斗，赤如日，食之甜如蜜者，蓋此類也。若水萍安得有實耶？其葉如荇而大，其花佈葉數種，當夏晝開花，夜縮入水，晝復出也。

●川槿皮

【產地】產四川。他省出者，名土槿皮，不及川產。

【品類】土槿皮，皮薄而氣劣，效力亦遜。

【功效】主殺虫治癬，爲外用藥。生剝其皮，置蟻其上卽死。能治癬瘡，煎湯用皂莢浸擦之。

【單方】多年頑癬：同輕粉，斑蝥，大楓子，以河井水各半，煎露一夜，以筆蘸塗之。荷葉癬：同海桐皮，檳榔，輕粉，紅娘子，浸水中，用鵝翎掃上；如痒，卽以竹片刮破搽之。粉刺：同硫黃，杏仁，輕粉，樟腦，麝香，爲末，雞子清調搽。

【用量】普通少內服，外用無定量。

●川石斛

參看石斛條。

●皮葉 參看石龍芮條，

●月季花

【產地】處處有之，多種植庭園，爲玩賞品。

【形態】與薔薇同類。

【品類】開紅花者，又名月月紅；開白花者，名喚白月季。

【性味】味甘酸；性溫，無毒。

【功效】主活血，消腫，敷毒。婦人方中，亦用以治月經不調。

●丹皮

【別名】牡丹皮，花王，花相，血櫃，鹿韭，鼠姑。

【產地】處處皆有，庭園多種之。

【分科】屬毛茛科植物，爲牡丹之根皮。

【形態】作鵝管狀，長三四寸，外面爲暗褐色，有皺紋，內面呈淡紅色。

【成分】爲配屋諾爾，作針狀結晶。

【性味】芳香，味辛，苦，性微寒；或作性溫，無毒。

【功效】爲理血要藥，功能清伏火，涼血熱，通月經，排瘀血。主治胎前產後，冷熱氣血之病。此外痔疾，腰痛，關節炎亦用之；又有用爲強壯劑者。

【處方】新本草綱目：烏頭，(泡)牡丹皮，(各四兩)桂心，桃仁，(炒合五兩，分別研末)用蜜成丸如梧子大。每五十圓，男，溫酒下；〃，醋湯下。名爲牡丹圓；治寒疝，心腹痛，休作無時，及婦人月病，血刺疼痛。牡丹皮，桂心，當歸，延胡索，(各一兩)莪朮，牛膝，赤芍藥，(各二兩)荆三稜，(一兩半)共研末，每服三錢，水一錢，酒半錢，煎七分溫服。

名爲牡丹散：治婦人虛弱羸瘦，血塊走動，不思飲食。牡丹皮，當歸，(各一錢半)芍藥，生地黃，陳皮，白朮，香附子，(各一錢)柴胡，黃芩，(各七分)甘草，(四分，)水煎溫服。名牡丹皮湯；治婦女經閉，咳嗽發熱。

【用法】剉炙用或剉末用，水煎服。

【用量】五分至一錢五分。

【禁忌】凡女子血崩，及經行過期不盡，均忌與行血藥同用。忌蒜及芫荽，鐵氣。

【編者說明】牡丹皮和血涼血而生血，血涼則生，血熱則枯，然瀉多於補，用者所宜察辨。元素曰：丹皮治無汗之骨蒸，瀉陰中之伏火，犀角地黃湯用之，故仲景腎氣丸亦用之治神志不足也。後人乃專以黃蘗治相火，不知丹皮之功更廣焉！此乃千載秘奧，人所鮮知，今爲拈出，宜分別之。

●丹參

【別名】赤參，山參，郗蟬草，木羊乳，逐馬，奔牛草。

【產地】產陝西一帶，今各處俱有之。

【分科】屬脣形科植物，爲丹參之根。

【形態】爲分岐根；其岐根長一寸三分許，外皮黃赤色，內部紫褐色。

【成分】主要素司克特林。

【性味】味甘而苦，性微寒；或作微溫，無毒。

【作用】入胃時，微有與胃酸起作用，而助消化。至腸後，始次第分解而被腸收吸；入血後，能促進血液之循環，使赤血球產生極盛。細胞之新陳代謝力，亦同時增加。

【功效】用作通經強壯劑。醫治痿黃病，臟躁症。破宿血，生新血，生胎養血，墮死胎，調經脈，除煩熱，兼四物，爲女科要藥。

【處方】新中藥著：佐寸冬，沙參，五味，青蒿，花粉，甘草，治臟躁症、合冬朮，生地，當歸，白芍，熟地，山藥，陳皮，茯苓，治痿黃病。

【用法】水煎服。

【用量】普通二錢，至四錢；大劑一兩。

【禁忌】胃加答兒，胃出血。

【反藥】醋，藜蘆，鹹水。

【編者說明】古人曰：一味丹參散，功兼四物湯！（四物湯治婦人病，不問產前產後，經水多少，皆可通用；惟一味丹參散主治，與之相同。）可見丹參更爲婦科調奇經，養八脈之良藥。時珍曰：五參五色，配合五臟，丹參入心，曰赤參。天王補心丹其用之；以其能降陰中之陽，入手少陰厥陰之經，心與包絡血分也。

●五茄皮

【別名】木骨，五佳，五花，金鹽，追風，豺節，豺膝，文章草，白刺顛，五葉木，羽化魁，金鹽母，追風使。

【產地】產陝西江浙湖南等省，山野自生之落葉灌木。

【分科】屬五茄科植物，爲五茄之樹皮。

【形態】落葉灌木，枝與幹多有刺，根皮須冬日採掘，頗似荊之根皮，外面黃黑，內色白。

【成分】與人參相似。

【性味】味辛，性溫，無毒。

【功效】爲強壯藥；又治風氣，治疝氣，腹痛等。又用爲強壯藥；祛風濕，逐皮膚瘀血，療筋骨拘攣，小兒行遲，陰痒囊濕。

【處方】新本草綱目：五茄皮，牡丹皮，赤芍藥，當歸，（各一兩）爲末，每服一錢，治婦人血風發熱，喘滿多汗，口乾舌澁。五茄皮，地骨皮，大腹皮，生薑皮，茯苓皮，（各等分）水煎熱服，每服五錢，名爲五皮散。治濕熱積於脾經，面目四趾浮腫。

【用法】細剉浸酒，或煎服。

【用量】五分至錢半。

【禁忌】下部無寒濕邪而有火，及肝腎虛而有火，均忌。

【反藥】惡玄參，蛇皮。

【編者說明】五茄皮治風濕相搏，其性純而有效。內經謂風寒濕三氣雜至，合而爲痺；痺者四肢攣急不仁，腰脊疼楚，風勝爲行痺，濕勝爲着痺，寒勝爲痛痺。世人用五茄皮浸酒，風濕不遂者飲之輒愈，流傳遂廣焉。

●五味子

【別名】壯味，玄及，會及，喇神，莖豬，六亭劑，金鈴子，紅內消，紅內籐。

【產地】產山東陝西一帶，江浙間亦有之，山野自生。

【品類】有南五味，北五味，黑五味諸種，就中以北五味爲最良。

【分科】屬木蘭科植物，爲五味子之果實。

【形態】爲木質常綠蔓性植物，葉互生，爲倒卵圓形，色綠，葉端尖銳，邊緣有鋸齒，花朵頗小，色帶白，有細花梗，綴赤色之漿果，綴爲穗狀下垂，子赤黑色，入藥。

【性味】味酸，皮甘，肉酸，核辛苦，都具鹹味，五味俱備；性溫，無毒。

【功效】爲強壯藥，及鎮咳祛痰藥，用於喘息與氣管枝炎。生津止渴，斂汗，退熱，治勞傷，補不足。

【處方】新本草綱目：五味子，黃芪，人參，麥門冬，（各錢半）甘草（五分）水煎服，名爲五味子湯，治口燥舌乾。五味子，白朮，紫蘇子，附子，桂枝，桔梗，（各一兩）訶子，（一兩半）半夏，木香，（各五錢）倉米，（半匙）生姜，（半分）大棗，（五枚）水煎服，名爲五味子散。治肺虛勞損腸鳴，切痛，胸脅逆滿，氣喘。

【用法】酒浸，晒乾，炒用，或蜜浸至黃熱，乾用，或生用。（止嗽多生用）

【用量】五分至二錢。

【禁忌】惡萎蕤，又忌鐵，故剉劈，須用銅刀。肝家有動氣，肺氣有實熱，痧疹初發，均忌服。

【編者說明】五味子酸鹹入肝而補腎，辛苦入心補肺，甘入中宮益脾胃；痰飲內踞，喘急不得臥，則宜與干姜同治之。小青龍湯：（干姜，麻黄，肉桂，白芍，甘艸，細辛，半夏，五味子）其一例也。夏月炎暑正盛，小兒與老人氣少肝多口渴，有生脈散：（人參，五味子，細辛）是也。但有外邪者，不可驟服，恐閉其邪氣，故必先發散而後用之乃良。

●升麻

【別名】收靡，周麻，雉麻，雉腳，既濟公，黑蛇根。

【產地】產四川陝西淮南，溪間陰地皆有之。

【分科】屬虎茸草科植物，採其地下莖入藥。

【形態】根紫黑色體輕入目。

【品類】升麻之堪入藥者，有小升麻，細葉升麻，鬼臉升麻，大葉升麻，蓮花升麻。

【性味】味甘苦，性平，無毒。

【功效】治一切之熱毒，及咽口痛，口瘡，諸症。爲升陽散毒之要藥。功能升清氣，散濁邪，治斑疹，瘡毒，時氣寒熱，陽明胃經風邪。

【處方】新本草綱目：升麻，(三兩)茯神，人參，防風，羚羊角，犀角，羌活(各一兩)官桂，(五錢)生姜，(一片)竹瀝，(少許)水煎服，名爲升麻湯。治熱痺，肌肉熱極，體上如鼠走，唇口反縱色變。

升麻，芍藥，人參，桔梗，乾葛，(各一兩)甘草，(五錢)生姜，(五片)水煎服；治上焦壅毒，口舌生瘡，咽喉腫痛。

【用法】剉用，水煎服。

【用量】八分至一錢。

【禁忌】凡吐衄欬多痰，陰虛火動，氣逆嘔吐，驚悸怔忡，癲狂等病，均忌。

【編者說明】元素曰：補脾胃藥，非此爲引用，不能取效；脾痺非此不能除。其用有四；手足陽明引經一也，升陽氣於至陰之下，二也；去至高之上及皮膚風邪三也，治陽明頭痛四也。升麻發散陽明風邪，升胃中清氣，又引甘溫之藥上升，以補衛氣之散，而實其表。故元氣不足者，用此於陰中升陽，胃虛傷冷，鬱遏陽氣，於脾土者，宜升麻葛根湯，以升散其火鬱。

●元參

即玄參，參看玄參條。

●天麻

【別名】石箭，神草，鄆芝，龍皮，離母，離草，分離草，赤箭芝，定風草，鬼督郵，獨搖草，都羅木。

【產地】產四川及各地，寄生於山野林中之陰地。

【分科】屬蘭科植物，爲天麻之根莖。

【形態】爲淡褐色之塊根，長三五寸，徑寸許，上圓，下不尖銳，有皺紋，透明，如馬鈴薯。

【品類】其根曝乾，肉色堅白如羊角者，俗呼羊角天麻。蒸過黃皺，如乾瓜者，俗呼醬瓜天麻，皆可用；惟形尖而空薄如玄參者，不堪用。

【性味】味辛，性平；或作溫，無毒。

【功效】用爲退熱，鎮痙，鎮痛等藥。功能治諸風，頭痛，頭眩，風濕痹。益氣，強陰，通血脈，壯筋力，消痰氣。

【處方】新本草綱目：天麻，全蠍，（各四錢）地黃，川芎，木瓜，沒藥，乳香，穿山甲，牛膝，（各三錢）烏頭，（二錢）爲末，空心溫酒調服，名爲大麻散。治風濕，痠痛，黃腫。

天麻，半夏，（各一錢）橘皮，柴胡，（各七分）黃芩，甘草，茯苓，前胡，（各五錢）黃連，（三分）生薑水煎服，名天麻半夏湯。治風痰內作，胸膈不利，頭旋眼黑，兀兀欲吐，上熱下寒，不得安睡。

【用法】剉焙用，水煎服。

【用量】五分至錢半。

【禁忌】凡病人覺津液少，口乾燥，咽乾痛，大便澀；及火炎頭暈，血虛頭痛，似中風症，均忌服。

【編者說明】天麻乃肝經氣分之藥。素問云：諸風掉眩，皆屬於肝，故天麻入厥陰之經，而風虛內作，非此不能治；故天麻爲治風神藥。其用有四；療大人風熱頭痛一也，小兒風癇驚悸二也；諸風麻痺不仁三也，風邪言語不遂四也。

●天雄

即烏頭，詳烏頭。

●天仙籐

【產地】產我國江浙一帶，根與籐，皆入藥。

【性味】味苦，性溫，無毒。

【功效】主活血，虛氣，消腫；治風勞，

心腹痛，疝氣痛。

【處方】蘇頌：主解瘋勞。同麻黃，治傷寒，發汗。

【用法】煎服。

【用量】普通一錢至三錢。

【禁忌】同大黃用，能墮胎。

【編者說明】天仙籐治胎前水腫。其始也？腫自下起，漸至喘悶不能平枕，宜天仙籐散主之。（天仙籐，香附子，陳皮，甘草，烏藥等分，）每服三錢，一日三服，小便利，氣脉通，腫漸消，不須多服；此乃淮南名醫，陳景初之秘方也。（得於李伯時家，陳自明婦人良方）。

●天名精

【產地】產平原川澤，處處有之。

【性味】味甘苦，性平，無毒。

【功效】主治瘀血，血瘕，諸毒。疔腫，破血，生氣，殺虫，內外可用。

【用量】普通一二錢。

【編者說明】天名精卽地松，皆言其爲苗葉也。子名鶴蝨，根名土牛膝；能愈喉咽腫塞，纏喉風腫。朱端章集驗方云：余被檄淮西幕府時，牙痛大作，以草藥一捻，湯泡少時，以手蘸湯，挹痛處卽定，因求其方用之，治人多效；乃皺面地松也。諸骨哽咽，以地松一握去根，馬鞭草一握，白梅肉一個，白礬一錢，搗作彈丸，綿裹含嚥，其骨自軟而下矣。（普濟方）

●天竹黃

【別名】竹黃，竹膏，天竺黃，空個玄。

【產地】產雲南四川等省，生於大竹之內。

【分科】屬禾本科植物之苦竹，淡竹，其節中化生有如石之塊。

【形態】此塊片頗似砂礫，色白灰，黑灰不等；間或略帶光澤，作牙色。質堅，水難溶解，但稍透映。

【品類】牙色者爲上品，黑色爲下品。

【成分】含珪酸百分之七十，鈣，鉀，有機物，水分等凡三十分。

【性味】味甘，性寒，無毒。

【功效】用以治驚風，中風，神經痛。能除熱，豁痰，定驚，涼心經，去風熱，利竅，鎮肝，明目；功同竹瀝而性和緩，無寒滑之患。

【處方】新本草綱目：天竹黃二分，輕粉，青黛，（各一分）黑牽牛，（頭末半兩生用）研細勻，煉蜜丸梧子大。一歲兒一丸，三歲兒兩丸，五歲兒三丸，薄荷煎湯，食後下；名利驚丸，治急驚風。

【用量】二分至五分。

【禁忌】小兒慢脾驚風，虛痰上升者忌。能寒中，不宜久服。

●天花粉

【別名】瑞香。

【產地】產陝西省者良；他處亦有之，為山野自生蔓草。

【分科】屬葫蘆科植物之多年蔓草，為栝樓之根所製成。

【形態】白色之粉末。

【成分】主要素為花粉；餘為澱粉，樹膠，糖等質。

【性味】呈弱酸性反應，味略甘，微帶苦。

【作用】在胃不起變化；至腸被吸入至血中，能使血液流動增速，促進肺臟之呼吸迅速，令痰容易驅出。

【功效】治煩滿大熱，消渴，通乳，消腫；醫治毛細枝氣管炎。

【用法】呑服，或煎服。

【用量】每次三格蘭姆，至九格蘭姆。

【禁忌】慢性消化不良症忌服。

(編者說明)詳見括摟條。

●天門冬

【別名】天冬，天門，天棘，金華，商棘，浣草，管松，虈蘼，顚棘，顚勒，天文冬，地門冬，萬歲籐。

【產地】浙東產者爲多，他處亦有，爲多年之宿根草；自生於暖地海濱，或種植於藥圃。

【分科】屬百合科，爲天門冬之塊根。

【形態】根作紡錘狀，兩端尖，長二三寸，粗六七分，外色白或帶褐。

【性味】味甘苦，性平；或作寒，無毒。

【功效】用爲强壯祛痰劑。主治肺氣咳逆，風濕偏痹，益肌膚，保肺氣，治消渴，療咯血。

【處方】新本草綱目：天門冬，(去心)熟地黃，人參，(去蘆頭，各等分。)同爲細末，蜜糊爲丸，每服七十丸，空心服，温酒或米飲送下，名爲三才丸。滋陰，養血，調補不燥。

天門冬，熟地黃，(各二兩)人參，(一兩)黃柏，(酒炒三兩)砂仁，(一兩半)甘草，(炙，七錢半)研末糊成丸。再用肉蓯蓉五錢，切片，酒一大盞，浸一宿，次日煎湯送下。

【用法】採掘其根，剝去根皮，十字切開，去心焙用。水煎服，或酒浸用。

【用量】一錢至三錢。

【禁忌】忌鯉魚。

(編者說明)天門冬苦以泄滯血，甘以助元氣，及治血妄行，此天門冬之功也。保定肺氣，治血熱侵肺，上氣喘促，宜加人參，黃耆爲主，用之神效。天麥門冬，其性相似；並入手太陰，祛煩解渴，止嗽消痰；而麥門冬兼行手少陰，清心肺火，使不煩邪，故止欬立效。天門冬行足少陰，滋腎助元，全其母氣，故清痰殊功。蓋主津液，燥則凝而爲痰，得潤劑則化，所謂治痰之本也。故張三豐與胡濙尚書之長生不老方，用天門冬三斤，地黃一斤，乃有君而有使也。

●天南星

【別名】南星，虎膏，半夏精，鬼蒟蒻，蛇頭草根。

【產地】產北方各省，自生於山野陰處。

【分科】屬天南星科植物，爲天南星之地下莖。

【形態】爲圓塊狀之地下莖，類似蒟蒻，大可寸許，外灰褐而內白。

【成分】含澱粉及極少數之安息香酸。

【性味】味苦辛烈如灼，性溫，有毒。

【功效】用爲祛痰，鎮痙，健胃，發汗，驅虫，要劑。治風濕痛，補肝風虛。

【處方】新本草綱目：天南星，（生用）。半夏，白附子，（生用，各二兩。）川烏頭，（生用，半兩。）共爲末，糊丸，名爲白圓子。治男子婦人手足癱瘓，風濕嘔吐。

天南星，（一個。）白芨，（二錢。）大草烏頭，（一個。）殭蠶，（七個。）共爲末，用生鱔魚血調成膏，名爲天仙膏。治卒暴中風，口眼喎斜；將此膏敷喎處，覺正，洗去。

【用量】三分至七分。

【禁忌】忌鐵，陰虛燥痰忌用。

【編者說明】天南星乃手足太陰脾肺之藥。味辛而麻，故能治風散血。氣溫而燥；故能勝濕除涎。性緊而毒；故能攻積拔腫，而治口渴舌糜。楊士瀛直指方云：諸風口噤，宜用南星，更以人參石菖蒲佐之。

●巴豆

【別名】巴仁，巴菽，江子，草兵

，日剛子，老陽子，巴菽剛子，巴霜剛子。

【產地】產四川巴縣。

【分科】屬大戟科植物，爲巴豆之種子。

【形態】卵圓形而稍扁平，長約四分，闊約二分半，邊緣略凸起，有線縫，外爲赤褐色之皮，內爲黃褐色之仁。

【成分】主要素；爲巴豆油酸，含有脂肪油，揮發油，樹脂等。

【性味】呈酸性反應，味辛苦，性溫，有毒。

【作用】入胃中，即刺激胃壁神經，而覺熱感。至腸，能直接刺激腸之粘膜，使之發炎，致分泌液增多，而蠕動亦增速，使大便急劇瀉下。由腸壁而吸入血中，即能減低血壓，令胸部苦悶，四肢疼痛；全身倦懈，甚由大腦神經紊亂而死，故不宜服用大量。

【功效】治頑固性便祕，蟯虫，主蕩滌臟腑，破癥堅積聚，治大腹水脹，胎傷腹下，利水穀道，排惡瘡膿血。

【處方】新本草綱目：巴豆，（三枚。）杏仁，（七枚。），大黃，（如雞蛋大一塊。）將大黃研末，巴豆杏仁搗如膏，和大黃，入蜜成丸，名巴豆丸。療癖結，心下硬痛。

巴豆，（五錢。）大黃，（八錢。）鷓鴣菜，（十錢。）各別爲末，糊丸如梧子大，名爲巴豆鷓鴣菜丸。治有蚘虫而時時心腹急痛，大便閉者。量病之輕重，二三丸至十丸，白湯送下。

【用法】炒熟榨油盡爲止，取用宜極少。

【用量】五厘至三五分。

【禁忌】畏黃連，大黃，藜蘆，冷水，牽牛。

【編者說明】巴豆乃斬關奪門之將，不可輕用。又去胃中寒積，無寒積者勿用。世以巴豆熱藥，治酒病膈氣，以其辛熱能開腸胃鬱結也。但鬱結雖開，而亡血液，損其眞陰。好古曰：若急治爲水谷道路之劑，去皮心膜油；生用若緩治，爲消堅磨積之劑，炒去烟，令紫黑用。可以通腸，可以止瀉，此發千古之秘也。

●巴豆油

【功效】內服，與巴豆功用相同。外用，爲皮膚刺戟藥。

【用量】內服，用八分之一滴，至二分之一滴；外用無定量。

●巴戟天

【別名】巴棘，女本，不凋草，三蔓草，柳葉草，丹田霖雨，老鼠刺根。

【產地】產四川者最佳，多生山林內。

【形態】根如連珠，多肉，紫色。

【性味】味甘辛，性微溫，無毒。

【功效】用作强壯劑，及腎經血分藥。强筋骨，益精，安五臟，祛風去濕，壯元陽，治遺精。

【用法】去心取皮焙之，或浸酒一夜，剉焙入藥。

【用量】五分至二錢。

【禁忌】凡便赤口苦，目昏目痛，煩燥口渴，大便燥結者均忌。

【編者說明】巴戟天治腎虧腎經血分藥也。病人虛損者宜用之，惟應以他藥佐之。故治遺洩滑精陽痿脚氣及週身腫滿者，功效頗偉。

●巴旦杏仁

又名甜杏仁，詳杏仁條。

●木瓜

【別名】蠻樝，鐵脚梨。

【產地】處處有之；尤以安徽宣城產者爲最佳，名爲宣木瓜。

【分科】屬薔薇科植物，爲木瓜之果實。

【形態】形大者如瓜，小者如拳，色黃。

【性味】味酸濇，性溫，無毒。

【功效】爲鎮咳袪痰藥。用於小兒百日咳，與成人之痰咳。治霍亂，中暑，吐痢，轉經，濕痺，脚氣；能滋脾，益肺。

【處方】新本草綱目：本瓜，大腹皮，紫蘇，木香，羌活，炙甘草，（各一錢。）茯苓，陳皮，（各八分。）水煎，食前服；名木瓜湯，治風濕脚氣。

【用法】陳久者良，去核，剉焙用。

【用量】五分至錢半。

【禁忌】多食木瓜，損齒及骨，下部腰膝無力。由精血虛，眞陰不足，及傷食積滯者均忌服。

【編者說明】李時珍曰：木瓜所主霍亂吐痢，轉筋脚氣，皆脾胃病，非肝病也。肝雖主筋，而轉筋則由濕熱寒濕之邪襲，傷脾胃所致。廣德顧姓，患脚氣，筋急腿腫，因附舟以足踏一袋上，漸覺不痛；乃問舟子袋中何物？曰宣州木瓜也。及歸製木瓜袋，用之頓愈。（名醫錄）

◉木耳

【產地】處處有之，多生濕地之朽木上。

【性味】味甘，性平，有小毒。

【功效】主利腸胃，益氣，治痔瘡瘰癧，婦女崩漏，腸風下血。

【用量】普通少入藥，故無定量。

【禁忌】赤色仰生者有毒，生楓木上者不可食。

【編者說明】木耳乃朽木所生，得一陰之氣，故有衰精冷腎之害也！赤色及仰生者有毒，採歸色變，夜視有光；爛不生虫者，亦有毒。中木耳毒，生搗冬瓜蔓汁解之。木耳生於槐樹桑樹上者爲佳品。

●木香

【別名】青木香，南木香，五木香，蜜香，五香，廣木香。

【產地】產廣東，西藏，雲南，貴州，四川等省。

【分科】屬菊科之旋覆花類植物，爲木香之根。

【形態】長度不等，橫徑約八分至五寸，形似牛蒡之根而又分岐者；其質如角，有槽橫繞如環，外面灰黃，有皺襞，內部色灰白。

【成分】爲辛膠，揮發油，臘質。

【作用】增加胃酸之不足，促進消化之功能；幷對於胃神經有痲醉作用。

【性味】味辛苦，有香氣，性溫，無毒。

【功效】用爲健胃，發汗，收斂劑。主治心腹諸痛，嘔吐泄瀉；消痞積，辟邪氣。

【處方】新本草綱目：木香，(五錢。)香附子，(三兩。)黃蘗，(二兩。)胡黃連，(一兩。)共研末，糊丸，治腹痛食傷，氣鬱作痛，諸虫痛。

新中藥著：同延胡，茯神，甘草，治胃空痛。合陳皮，砂仁，白蔻，蘇子，治腸胃氣。和蒼朮，川朴，青皮，益知仁，半夏，治腸絞痛。

【用法】水煎服，或浸酒飲。

【用量】普通五分至二錢。

【禁忌】黃疸，貧血症，腦膜炎，肺虛有熱，元氣虛脫，均忌。

【編者說明】木香散滯氣，調諸氣，和胃氣，泄肺氣，行肝經氣。木香乃三焦氣分之藥，能升降諸氣，諸氣膹鬱，皆屬於肺；故上焦氣滯用之者，乃金鬱則泄之也。中氣不運，皆屬於脾；故中焦氣滯宜之者，脾胃喜芳香者也。大腸氣滯，則後重，膀胱氣不化，則癃淋，肝氣鬱則爲痛；故下焦氣滯宜之者，乃塞者通之也。至於木香配合之成方頗多，如木香丸：（木瓜，胡黃連，黃蘗，香附子）。枳實導滯丸：（大黃，黃連，黃芩，白朮，厚朴，茯苓，澤瀉，木香，檳榔）。香連丸：（黃連，木香）。木香檳榔丸：（青皮，陳皮，木香，檳榔，枳殼，黃柏，黃連，黑丑，香附，芒硝，蓬朮，三稜）。推濕食積，攻滯化瘀。

◉木通

【別名】附支，通草，倚商，葍藤，丁年藤，附通子，萬年藤。

【產地】各省有之；多自生山野，庭園亦可栽植。

【分科】屬木通科植物；爲木通之莖，葉，樹皮。

【形態】葉爲掌狀複葉，小葉嫩時，祗有三葉，漸長至五葉七葉；葉質似革，橢圓形，面平滑，背現白色，有網紋，殊美觀。花亦爲單性，雌雄兩花，色白或淡紅，形狀大小相同。果實漿果，形長圓，長二三寸，熟則變深紫色；果皮厚，縱裂現白瓤，種子黑，形圓，有光澤。其藤似桿，外皮灰褐色，中有無數小孔管，故吸此一端，外氣卽自彼端吸入，橫切而視其斷面，則見有車輻狀之紋理，入藥以肥大堅實色白者爲良。

【性味】味苦，性平，無毒。

【功效】莖有利尿之效，用於淋病。樹皮用於婦人，有通乳之功。主降心火，清肺熱，化津液，止大渴，治淋瀝，水腫。

【處方】新中藥著：木通葉末，（六錢。）牡蠣末，（四錢。）麥門冬末，（六錢。）蜜爲丸，如豌豆大，名木通催乳丸。每服十粒至十五粒，開水送下，日服三次。

新本草綱目：木通，滑石，（各一兩。）黑牽牛，（頭末，五錢）。燈芯草，（十莖。）葱白，（一枝。）水煎服，名木通散。治小便不暢，小腹痛不可忍。

【用法】莖葉爲煎劑，每食前一時服。樹皮以多量之水煎汁出，用以洗眼。

【用量】七分至二錢。

【禁忌】凡滑精，夢遺，及陽虛氣弱，內無濕熱者忌；孕婦禁用。

【編者說明】古方所用通草，皆今之木通。木通下行，泄小腸火，利小便，泄其滯氣也。故上能通心淸肺，治頭痛，利九竅。下能泄濕熱，通大腸，治遍身拘痛；與茯苓琥珀同功，無他藥可比。著名方劑，有八正湯：（木通，車前子，大黃，滑石，萹蓄，草梢，瞿麥，山梔，燈草，）治大小便秘，欲解屏痛。木通湯：（木通，菖蒲，防風，天虫，全蠍，枳殼，甘草，木香，南星，）治小兒血滯心竅，言語不出。導赤丸；（木通，淡竹葉，甘草梢，生地，）治口糜日瘡，壅中作痛。

●木蓮

【別名】木饅頭。

【產地】處處有之。

【性味】味甘濇，性平，無毒。

【功效】主固精壯陽，消腫散毒。止血，下乳，治久痢腸痔，心痛陰癩。

【用量】普通二三錢。

【禁忌】陽強者勿用。

●木蓮葉

【性味】味酸，性平，無毒。

【醫治】治血淋，痛濇，佐甘草煎服之。背癰，乾末服之。

●木蓮籐汁

【醫治】白癜風，惡瘡，疥癬，用汁塗之。

◉木芙蓉

【產地】處處有之，插條卽生。

【形態】花艷如荷，故有芙蓉及木蓮之名，葉與花俱入藥。

【性味】味微辛，性平，無毒。

【功效】主淸肺，涼血，散熱，解毒；治一切腫毒癰疽。消腫，排膿，止痛。

【用量】普通一錢至三錢。

【編者說明】木芙蓉卽木蓮也。芙蓉花幷葉，氣平而不寒不熱，味微辛而性滑涎粘；其治癰疽之功，殊有神效。近時瘍醫秘其名，爲淸涼膏，淸露散，鐵箍散，皆此物也。其方治一切癰疽，發背，乳癰，惡瘡，不拘已成未成，已穿未穿，並用芙蓉葉，或根皮，或花；或生研，或乾研末，以蜜調，塗於腫處。初起者，卽覺淸涼痛止腫消；已成者，卽濃聚毒出，已穿者卽膿出易斂，妙不可言！或加生赤小豆末尤妙！

◉木賊草

【別名】木賊，銼草。

【產地】產陝西一帶，多生山野陰濕之地，他處亦有之。

【分科】屬木賊科植物，爲木賊之莖。

【形態】爲挺立而不分歧之草管，中空，有縱凸線十六條，距二寸卽有一節。

【成分】含多量之硅酸，及木賊酸。

【性味】味甘微苦，性溫無毒。

【功效】內服，爲利尿藥，發汗藥。外用，爲治眼藥。主治目疾翳膜，痢疾，痔疾，去風濕，益肝胆。

【處方】新本草綱目：木賊，縮砂，黃連，（各等分）。梔子，（一分）。研細末，名爲縮砂湯。每服二錢；空心米飲調下，治大腸虛而挾熱，脫肛紅腫。木賊，大黃，葛花，澤瀉，石決明，（各八分。）水煎服，治醫障眼，三服見效。

【用量】普通五分至錢半。

【編者說明】時珍曰：木賊草去節烘過，發汗至易，本草並未言及。其氣溫，其味苦微甘，中空而輕，○陽中之陰升也，浮也；與麻黃同形同性。故亦能發汗解肌，升散火鬱風濕，治眼目諸血疾耳。誤吞銅錢，木賊草為末，雞子白調，服一錢，其效甚著。（聖惠方）

●木蝴蝶

【產地】產廣東，乃樹實也。

【形態】片片輕如蘆管中衣膜，四邊薄而明，中心微厚。

【功效】主肝氣痛，治癰毒潰不收口。

【單方】綱目：用木蝴蝶燒灰，酒服，治胃脘痛。

括要：用木蝴蝶二三十張，焙燥研細，好酒調服，治肝氣痛。若癰毒不收口，以此貼之即斂。

【用量】普通五分至一錢。

●木鼈子

【別名】木蟹，木別子，土木鼈，正木鼈。漏藍子。

【產地】產於浙江，廣東，湖南諸省。

【分科】屬葫蘆科植物，為木別之子實。

【形態】核扁平，形圓而不正；或作龜鼈狀。大六分至八分，厚一二分，殼之邊緣高起，表面粗糙，而有似網之脈理。

【成分】主要之成分，為脂肪油。

【性味】味苦微甘，性溫，有小毒。

【功效】用為治瘡藥。治折傷結腫，消惡瘡生肌，治乳癰，肛門腫痛，痔瘻，瘰癧痛，及小兒疳疾，倒睫拳毛等症。

【單方】新本草綱目：倒睫拳毛，將木鼈子仁搗爛，以絲帛包作條，左患塞右鼻，右患塞左鼻，其睫毛自分上下，次服蟬脫藥。

【處方】新本草綱目：木鼈子，（去殼，五枚。）吳茱萸，（醋炒香熟，五錢。）乾薑，（炮，五錢。）共為末，名貼臍散。每用半錢，冷水調，以紙壓貼臍上；治元藏氣虛，浮陽上攻，口舌生瘡。

土木鼈，（三個。）當歸，甘草，大黃，（各三分。）穿山甲，（三大片。）殭蠶，黑牽牛，（各一錢。）用水酒各半，煎服，名為山甲內消散。治魚口便毒，騎馬癰及橫痃未成膿者。惟須大便行三四次，方喫稀粥，淡味飲食為妙。

【用法】去殼皮，剉焙用。

【用量】五分至錢半。

【編者說明】按劉績霏雪錄云：木鼈子有毒，不可食之。用治癰疽梅毒等瘡，性頗猛烈，尋常瘡毒罕用之。中此毒者，身發抖戰；急用肉桂二錢，服之立愈；並可毒狗致死。

●木天蓼

【別名】天蓼，蓬萊，獿留，天木蓼，金蓮枝，南扶留。

【產地】處處有之，自生於冬地之山野。

【分科】屬獼猴桃科植物，為天蓼果實之子及葉。

【形態】為漿果，大如指頭，尖而長，形橢圓，似榧子有皺襞，色赭黃，中藏多數細小之種子。

【性味】味苦辛，性微熱。

【醫治】子，治賊風口面歪斜，氣塊，女子虛勞。枝葉，治癥結，積聚，風勞虛冷。

【單方】新本草綱目：用木天蓼，水煎服，治疝氣。

【用法】去果梗，剉用；或爲細末用。

【用量】七分至二錢。

●水仙根

【別名】水蘚，雅客，雅蒜，儷蘭，凌波客，金盞銀臺，凌波仙子。

【產地】產暖地海濱，各處多有栽種，以爲玩賞者。

【分科】屬石蒜科植物，爲水仙之球莖。

【形態】爲重鱗莖，形卵圓肥大，外皮帶黑色，內肉瓣白色。

【成分】含有亞爾加羅伊度，與石蒜中所含里克林之有毒成分相同。

【性味】味苦，微辛，有毒。

【醫治】搗爛之，塗敷乳腫，或乳房疼痛，頗效。打傷，塗痛處。

【單方】括要：用水仙根絞計，點暴眼有效。又搗爛和醋，敷臁瘡，均效。

【用量】四分至一錢。

●水仙花

【形態】白色六瓣之花，中有如杯之黃色花冠，一雌蕊，六雄蕊，向側而開，氣甚清香。

【醫治】婦人五心發熱；同乾荷葉，赤芍藥，等分爲末，白湯每服二錢。

●水仙子

【形態】爲水仙花之種子，直徑十分之一寸，有細尖，色棕紫，質甚堅。

【成分】主要素爲草地紅酸，餘爲膠，及不揮發油，糖，小粉等。

【性味】呈弱酸性反應，味苦而辣。

【作用】在胃中，不起作用。至腸，能激腸粘膜之分泌增多，由腸管壁吸入血中，能調節體溫之神經中樞，阻止血液充分之醱酵，使細之新陳代謝作用遲緩，體溫漸行下降。

【醫治】臟躁症。

【用法】搗爛煎服。

【用量】每次一格蘭姆至五格蘭姆。

【禁忌】胃加答兒，及胃液溢。

【反藥】蜆殼，蠣殼，石灰，火雄黃。

●水蘇

【產地】生池澤水畔，處處有之，莖葉均入藥。

【性味】味辛，性溫，無毒。

【功效】其葉；主發表，散熱，理血，辟惡，健胃，清肺。其莖；同功而力較薄。本經：主下氣，殺穀，除飲食，辟口臭，去邪毒，辟惡氣。

【用量】普通五分至錢半。

【編者說明】水蘇即雞蘇，專能理血，下氣清肺，辟惡消穀。故太平和劑局方，治吐血，衄血，唾血，欬血，下血，血淋，口臭，口苦，口甜，喉腥，邪熱諸病，有龍腦薄荷丸；方藥多不錄，用治血病，果有殊效也！

●水楊

【別名】水柳，移柳，青陽，蒲楊，蒲根白，篦柳，白楊，

【產地】多生於原野水邊，或植於河岸。

【分科】屬楊柳科植物之水楊樹，其梢皮，葉，根，並入藥用。

【形態】樹身高低不一，小者二三尺，大者達一二丈；樹皮紅褐色，枝皮平滑，色綠或帶紫，葉皆互生，長二三寸，末端尖銳，至基底部，縱而狹長，而平滑，色深綠，背有茸毛，邊緣有細鋸齒，具短葉柄，春日先葉後花。

【成分】為水楊酸，及鞣酸等。凡病後衰

弱，腺病之虛性出血等症，用之俱效，但其最驗者，則在解熱。

【性味】味苦，性平。

【醫治】用爲斂收解熱劑，又作浴湯料。痘瘡頂陷，漿滯不起者，用枝煎湯浴之。又枝煎汁，治黃疸。

【用量】煎服，一錢至三錢。湯浴，無定量。

【附錄】新本草綱目：水楊梢皮，乾則捲縮如管，纖經質多，不易研末；氣香味苦，有收斂性，用水與酒精，俱能徒出其有效成分。

●水楊梅

【別名】地椒。

【產地】自生於山野之陰處，爲多年生草，處處有之。

【分科】屬於薔薇科之植物，爲水楊梅之地下莖。

【形態】地下莖斜走或直行，形如圓柱，叢生肥大之鬚根。

【成分】中含揮發油，鞣酸，樹脂等。

【性味】味苦辛，性溫，收澀。

【功效】用爲強壯，利尿，及解熱藥。荷蘭藥鏡載，水楊梅入藥用根，辛溫，芳香，收澀，氣味如丁香，其收斂之質，含有一種油及苦味之鹽，能使神經心胃溫壯強健，略有發汗，利尿之效。又鎮靜痙攣驅風氣，治疝痛。又治經久之下痢及赤痢之虛症，止婦人崩漏，白帶下，嘔血等。又治瘰癧毒諸症，及大潰爛之膿瘍。

【用法】細末服，或成丸服；煉藥服之，或浸酒服之。

【用量】七分至二錢。

●牛膝

【別名】怸，牛夕，牛莖，百倍，山莧菜

苦杖根，接骨草，覺斯蹬，皷槌草，對節菜，牛無樓邑，通天柱杖，皷槌風根。

【產地】產河南四川等省，爲山野自生之多年生草本。

【分科】屬莧科植物，根入藥用。

【形態】莖稍方，色青紫，有膨大之節，狀若牛之膝蓋，根長六七寸至尺許，白色。

【性味】味苦酸，性平，無毒。

【功效】用治骨節疼痛及淋病等，益肝堅，強筋骨，通淋濁；引諸藥行下，治膝痛，足痿筋攣。

【處方】新本草綱目：牛膝，(一兩。)桂心，芍藥，桃仁，延胡索，當歸，牡丹皮，川芎，木香，(各五分。)共爲末，每服一茶匙，溫酒調下，名牛膝散。治婦人月水不利，臍服疼痛。本草經驗：去木香，加紅花，水煎服；治產後惡血諸疾，尤效。

牛膝，木瓜，(各一兩。)芍藥，杜仲，枸杞子，天麻，黃松節，菟絲子，(各七錢半。)甘草，(五錢。)加薑棗各一，水煎服，名牛膝木瓜湯。治肝虛，遇歲氣燥濕更勝；脇連小腹，拘急疼痛，耳聾目赤，肩背連尻，陰股膝髀皆痛。

【用法】下行，酒浸；乾，生用。上行，滋補，酒浸，焙用。

【用量】五分至錢半。

【禁忌】牛膝誤用傷胎，經閉未久，疑似有孕者，忌用；上焦藥中勿用。夢遺失精，脾虛下陷，腿膝腫痛，血崩不止者亦忌；又忌牛肉牛乳。

【附錄】杜牛膝：性專下走，毫無補益，惟能散惡血，破癥瘕，止痛，治淋病藥中宜用之。

【編者說明】牛膝能引諸藥下行，筋骨痛風，在下者，宜加用之。著者有牛膝散：（牛膝，桂心，赤芍藥，桃仁，延胡，當歸，丹皮，川芎，木香），治婦人月經不調，少腹疼痛。牛膝木瓜湯：（牛膝，木瓜，芍藥，杜仲，拘杞，天麻，黃松節，菟絲子，甘草），治肝虛筋絡拘急，小腹抽搐瘈瘲，陰服血髀皆痛，久服壯筋骨，黑鬚髮，津液自生。

●牛旁子

【別名】惡實，鼠黏子，大力子，牛菜子。

【產地】產山東，河南等省，多自生山中。

【分科】屬菊科植物，爲牛旁之子實。

【形態】狀惡而多刺，故曰惡實。鼠過之粘惹不能脫，故亦曰鼠黏子。

【性味】味辛苦，性平，無毒。

【功效】用爲瘡毒，便毒腫物之消毒解凝劑，又爲水腫病淋病之利尿藥。能散風除熱，主治咽喉風熱，風濕斑疹，諸瘡腫毒，腰膝氣凝作痛。

【單方】甄權：研末浸酒，每日服二三盞，除諸風，去丹石毒，利腰脚。又食前熟挼三枚吞之，散諸節筋骨煩熱毒。

蘇恭：吞一枚，出癰疽頭。孟詵：炒研煎飲，通利小便。

【用量】七分至三錢。

【編者說明】牛旁子其用有四：治風濕癮疹，咽喉風熱，散諸腫瘡瘍之毒，利凝滯腰膝之氣是也。又有消毒飲：（牛旁子，連翹，甘草，山豆根，升麻，紫草。）治痲疹，風疹之類；其他則配合薄荷蟬衣前胡桑葉等，治頭面痕大，面發泡瘡者。或普濟消毒散，治風熱上壅，咽喉窒塞。

●牛旁根

【別名】茄根。

【產地】產山東河南等省，爲二年生草本

，多自生山中，菜園亦栽種之。

【分科】屬菊科植物，爲牛旁之根。

【形態】根多直而肥，長可一二尺，周圍六七寸，根皮外帶黑而內似白，皮部有皺襞，狀類紡錐，橫斷用之。

【成分】有植物粘液質，糖分，單甯酸，苦味質；及伊努林質。

【性味】味甘，性平。

【功效】用以治脚氣，中風，癬疥諸症。去五臟惡氣，治手足不健；並治咳嗽，疝氣，通經脈；主治牙痛，勞瘧，諸風，脚弱，風毒，癰疽，傷肺，肺壅，冷氣積血。

【用量】七分至二錢。

●王瓜

【別名】土瓜，玉章，鈞瓢，公公鬚，赤雹子，老鴉瓜，蕢，新羅葛，師古草。

【產地】各處園圃，多有種植。

【分科】屬葫蘆科植物，入藥爲王瓜之根。

【形態】長塊根。

【成分】含多量之澱粉。

【性味】味苦，性寒。

【功效】爲利尿藥，用於水腫；又爲通經藥，用於月經不順，兼治黃疸。治婦人血道諸症：（如子宮及陰戶粘膜炎等。）

【用法】水煎服。

【用量】七分至二錢。

●王不留行

【別名】王留，孩兒，角蒿，莪蒿，不流行，禁宮花，木藍子，麥藍子，剪金子，長鼓草，金錢銀臺，金盞銀臺。
【產地】處處有之，爲一年生草本。
【分科】屬石竹科植物，入藥爲王不留行之種子。
【形態】種子爲正圓形；初白色，成熟則變黑色，酷似鳳仙花子。
【性味】味苦，性平，無毒。
【功效】因其性下走而不守，故名不留行。能走血分，通血脈，行月經，下乳汁，催生，定痛，治金瘡，除風，去痺，利便。
【處方】新本草綱目：王不留行，穿山甲，(炮。)龍骨，瞿麥穗，麥門冬，(各等分，)爲末。每服一錢，用熱酒調下，名爲涌泉散；治婦人因氣鬱乳少者。
王不留行，白芷，(各等分，)爲末。敷之；治頭虱白屑。
【用法】水浸一夜，炒乾用。
【用量】一錢至二錢。

●太子參　詳人參條。

●片苓　詳黃芩條。

●仙茅
【別名】乳羊，獨茅，茅爪子，河輪勒佗，婆羅門參。
【產地】產四川及西部，各處亦有之；多自生於暖地山中。
【分科】屬石蒜科植物，入藥爲仙茅之地下莖。
【形態】其根獨莖而直，外皮淡褐色，內作黃白色。
【性味】味辛，性溫，有毒。
【功效】用爲强壯劑。治色痨，壯陽道，明耳目，助長精神；治產弱無子，心腹冷氣；溫胃，暖筋骨。

【用法】糯米泔水浸後剉用。

【用量】普通五分至一錢。

【禁忌】相火盛者，及陽事易舉者忌服。又忌鐵器，牛肉，牛乳。

【編者說明】據許眞君書云：仙茅久服長生。其味甘能養肉，辛能養肺，苦能養氣，鹹能養骨，滑能養膚，酸能養筋，宜和苦酒服之，必效也。仙茅性熱，補三焦命門之藥也；惟陽弱精冷，稟賦素怯者宜之。若體壯，相火熾盛者服之，反能動火；五臺山有仙茅，患大風者，服之多瘥云。

◎冬瓜

【別名】白花，水芝，地芝，冬瓜仁，東瓜子。

【產地】處處有之，園圃多種植。

【分科】屬葫蘆科植物，入藥爲冬瓜瓤，及子。

【形態】果實爲淡綠色漿果，作橢圓形，密生毛，成熟則外皮分泌白色蜡狀物質。種子，爲黃白色，扁平橢圓形，中有長仁。

【性味】味甘，性微寒，無毒。

【功效】用爲消腫，利尿，除熱，益脾要藥。搗汁服，止渴，消解煩悶去毒。益氣，耐老，除心胸滿，去頭面熱。利大小腸，壓丹石毒。

【單方】新本草綱目：用冬瓜子與桃花等分爲粉，以蜂蜜鍊和貼之，去面部雀斑。煎冬瓜服之，療中蟹毒。炒冬瓜實爲粉，空心用白湯服下，愈小便白濁。煎冬瓜子洗痔，去腫痛。冬瓜仁五兩，桃花四兩，白楊皮二兩，共爲末。食後服一湯匙，日三服，三十日面白；五十日手足俱白。一方，有橘皮無楊皮。

【用量】五分至二錢。

【禁忌】久病滑洩者忌服。

【編者說明】冬瓜爲淸暑利水之要藥，蓋解毒之中有健脾開胃之功；故治水腫，及少腹陰囊腫痠多用之，亦治消渴煩悶，瘡癰發背甚驗。欲得體瘦輕便者，則可長元，若要肥則勿食也。

●冬葵子

【別名】葵子，滑葵子，滑菜子，奇菜子，藤菜子，露葵子。

【產地】處處有之，爲生於海濱之宿根草。

【分科】屬錦葵科植物，入藥爲冬葵之子，葉，根。

【形態】莖高二三尺，葉作掌狀淺裂，有茸毛及長葉柄，春季於腋間開黃白色花，或青白色花，大三分許，後結實，子爲灰黑色扁圓形。

【性味】味甘，性寒，無毒。

【功效】用治霍亂，水腫；又用作孕婦分娩催進藥。主潤燥，利竅，通榮衛，滋氣脈，行津液，利二便，下乳，滑胎。

【單方】大便不通：用冬葵子和乳汁等分，服之。孕婦水腫：用葵子，茯苓爲糁，服一湯匙，日三服。便毒初發：用葵子爲末，酒服二錢。乳痛：用葵子，縮砂仁，各半爲末，溫酒服二錢。

【用法】稍炒用。

【用量】普通一錢至三錢。

【編者說明】冬葵子其性滑利，能消水腫，下乳滑胎。凡久病大便澁滯者，其食冬葵子，自然通利；乃滑以養竅也。但冷利之品，不可多食。凡被瘋犬咬者，永不可食；食之卽發。食葵須用蒜，無蒜勿食之。

●冬葵葉

【功效】功同葵子。孕婦食之，胎滑易生。散膿血，治帶下，療手足之倒生肉刺。

●冬葵根

【功效】功同葵子。小兒吞錢不出，煑汁飲之甚效；並治瘡疽惡毒。

●冬虫夏草

【產地】產雲南，貴州，四川等省；爲草之寄生於虫體者。

【性味】味甘，性平，無毒。

【功效】用爲補肺要藥；主保肺，止血，化痰，止咳。治虛勞久咳，怯汗大泄；壯元氣，益腎臟。

【作用】括要：夏草，令婦人絕孕無子；冬虫，壯命火，益精髓，補肺腎實腠理。二者同用：則化痰，益氣，止血，治癆嗽膈症，諸虛百損。

【用量】普通一二錢。

【編者說明】此物一寒一暑；忽化虫而展草，冬在土中，身活爲老蠶；有毛能動，至夏則毛出土上，連身俱化爲草，得陰陽之氣至全，故合用則無偏勝，分用則各有利弊。達官貴顯，視爲珍品云。

●半夏

【別名】守田，水王，地文，和姑，半下，示姑，雉毛邑。

【產地】產四川，江浙及北地多有之；爲多年生野草。

【分科】屬天南星科植物，入藥爲半夏之地下塊莖。

【成分】含澱粉，糖，樹膠，樹脂，揮發油。

【形態】球形，或如指頭形之塊莖。表面色白，內部爲白色緻密之粉狀。

【性味】味辛，性溫，有毒。

【功效】用爲咳逆及吐逆鎭靜藥。能走能散，能燥能潤，和胃，健脾，補肝，消積，化涎，順氣，止咳，平逆，止吐；治心痛，痞結，水飲，痰氣，咽痛。

【作用】在胃中，無何等作用。至腸，略能促進腸之分泌，幷和膵液化合，而被腸壁吸入血中，能激末梢神經，使精神振興，血液之循環增快；同時促進肺之呼吸作用，使痰沫容易驅出。

【處方】新中藥著：同桔梗，枳殼，陳皮，前胡，乾葛，茯苓，杏仁，桑葉，甘草；治急性支氣管炎。

新本草教本：半夏，陳皮，茯苓，甘草，（各一錢。）入二茶碗之水，煎至一茶碗，分三次，每食前一時服；用以治痰咳，及嘔吐。又半夏，（一錢半。）伏龍肝，（三錢。）乾薑，（九分。）入水二茶碗半，煎至一茶碗半，靜置之，取其上部澄清之液體，分三次，每食前服；治孕婦惡阻之效藥。

【用法】水煎服。

【用量】六分至一錢。

【禁忌】忌皂莢，海藻，飴餹；畏雄黃，生薑，秦皮，龜甲，烏頭，陰虛血少，津液不足之病均忌。

【編者說明】李時珍曰：脾無濕不止痰；故脾爲生痰之源，肺胃爲貯痰之器。半夏其性燥烈，若風寒濕食，諸痰相宜；苟無濕者，均在禁例。古人謂半夏有三禁，謂血家，渴家，汗家也。熱痰佐以黃芩，風痰佐以南星，寒痰佐以乾薑，痰痞佐以白朮陳皮；與生薑同用則無害。著名方丸有二陳湯：（陳皮，半夏，茯苓，甘草）；爲治痰之總方。半夏瀉心湯：（半夏，黃芩，黃連，乾薑，人參，茯苓，甘草）；治嘔噁心下痞，降陽而利陰。小陷胸湯：（半夏，瓜蔞，黃連）；治胸下痞滿，鬱結而嘔。半夏秫朿湯：（半夏，秫朿）；治胃不和，臥不安。瓜蔞薤白白酒湯：（瓜蔞，薤白，半夏，白酒）；治胸痺刺痛，徹背連脇。辰砂化痰丸，（半夏麴，辰砂，天南星，柯凡，薑汁）

能定治；安神，清利頭目；其餘多不勝舉。

●玄參

【別名】元參，黑參，烏元參，玄臺，鹿腸，馥草。

【產地】處處原野多產之。

【分科】屬玄參科植物，入藥採掘其根。

【形態】根直而肥大，生時本作白色；迨切成片後，忽然變黃。

【性味】味苦；或作鹹，性微寒，無毒。

【功效】用為清火。退熱要藥。功能治一切實熱，狂熱，腫瘍，瘰癧。

本經：主腹中寒熱積聚，女子產乳餘疾，補腎氣，明目。

綱目：滋陰降火，解斑毒，利咽喉，通小便，血滯。

【用量】普通錢半至三錢，大劑一二兩。

【編者說明】玄參瀉無根浮游之火，管領諸氣，上下清肅而不濁，風藥中多用之。故活人書：治傷寒陽毒，汗下後毒不散，及心下懊憹，煩不得眠；心神顛倒欲絕者，俱用玄參。以此論之，治胸中氤氳之氣，以玄參為勝劑也。

●王竹

即萎蕤，詳萎蕤條。

●玉簪花

【別名】白仙鶴。

【產地】處處有之；多栽植於園林，為玩賞品者。

【形態】花為白色，長管，管頭裂為五瓣，中有白色長絲花蕊數根，黃粉蕊頭。

【性味】味甘辛，性寒，有毒。

【功效】主解一切毒。

【醫治】用根搗汁服，下骨哽；塗癰腫。其葉搗汁和酒服，治蛇虺螫傷；又以渣敷之，中心留孔洩毒氣。又乳癰初起，擂根取汁酒服，渣敷之。

【用量】普通一二錢。

【禁忌】性能損齒，服時不可著齒。

●玉蜀黍

【功效】味甘，性平；主調中，開胃。根及葉，治小便淋瀝沙石；痛不可忍者，煎湯頻飲之。

〔編者說明〕玉蜀黍乃五穀之一種，如常山之苗；仲景金匱要略有瘧疾方用之。有黃赤二種，粘者可和糯秫釀酒作餌；不粘者，可以作蒸煎粥，可以濟荒，可以養畜。博物志云：地種玉蜀黍，年久多蛇。

●瓦松　又名瓦花。

【產地】處處有之；自生於多年瓦屋上。

【性味】味酸，性平。

【功效】內用，止血，通經絡；外用，生眉髮，塗諸瘡不斂。治口中乾痛，血穀血痢，止血。

【單方】綱目：大腸下血，燒灰沖水，服一錢。

【用量】普通一二錢。

●瓜蔞　即栝樓，詳栝樓條。

●瓜蒂

【別名】瓜丁，瓜蔕，苦丁香。

【產地】爲栽植園圃之一年蔓生草。

【分科】屬葫蘆科植物；爲甜瓜之蒂。

【形態】果實爲漿果，有甘味，形狀不一；但多數爲橢圓形。長四五寸，徑二寸餘；成熟，則呈有光澤黃色，有綠色線條。

【成分】含甜瓜毒素。

【性味】味苦，性寒，有毒。

【功效】專爲吐劑，用以吐出誤嚥之毒物。能吐風熱痰涎，上膈宿食，治風眩，頭痛，懊憹，失眠，癲癇，喉痺，頭目濕氣，皮膚水腫，黃疸濕熱諸病。

【處方】新本草綱目：甜瓜蒂，（炒黃；）赤小豆，（各等分。）爲末，熱水或酸虀水調下，名瓜蒂散。治卒中痰迷，涎潮壅盛，顛狂煩亂，人事昏沉，五癎痰壅；及火氣上衝，喉不得息，食嗔太陰，欲吐不出。

【用法】剉，稍炙用，水煎服。

【用量】二分至六分。

●甘草

【別名】主人，大嗽，路草，汾草，靈草，蜜草，靈通，國老，蜜甘，袍罕草，倫蜜珊瑚。

【產地】產四川，陝西；及湖北，江蘇，福建等省。

【分科】屬荳科植物；入藥爲甘草之根。

【形態】爲粗三四分，長三尺許之鞭狀根。表面有縱皺襞，呈灰褐色，內部色黃。戳斷面，作長纖維狀；直根無髓，橫生根則作五角形。

【成分】爲甘草糖；此外含有辛烈性軟脂，餘爲纖維，膠質。

【性味】味甘，性平，無毒。

【功效】用作緩和及祛痰藥。功能解百毒，補臟腑，瀉諸火。調和諸藥：入和劑則補益，入汗劑則解肌，入涼劑則瀉邪熱，入潤劑則生津，入峻劑則緩正氣。制藥之暴性，效益甚多。

【處方】新中藥著：同柴胡，前胡，葛根，荆芥，芍藥，黃芩，桑白；治流行性感冒。合人參，當歸，白芍，茯苓；治貧血。

新本草綱目：甘草，菉豆，（各等分；）水煎服，名爲能解百毒方。又用甘草煮汁飲之，名爲食牛肉中毒方。

【用法】去粗皮，剉或炙用，煎服。

【用量】三分至三錢。

【禁忌】凡胃液溢，及脹滿病均忌。

【反藥】大戟，芫花，海藻，甘遂，猪菘。

【編者說明】甘草爲衆藥之主，經方鮮有不用者；故有國老之稱。而胡洽居士治痰癖，以十棗湯加甘草大黃；乃是痰在膈上，欲令通泄，以拔去病根也。李東垣治項下結核，消腫潰堅湯，加海藻。朱丹溪治勞瘵，蓮心飲，用芫花；二方俱有甘草，皆本胡居士之意也。張仲景附子理中湯，用甘草，恐其僭上也。調胃承氣湯，用甘草，恐其速下也；皆緩之之意。小柴胡湯，有柴胡及黃芩之寒，人參半夏之溫；而用甘草者，則有調和之意。小建中湯，用甘草以補中，而緩脾急也。鳳髓丹，用甘草，以緩腎急而生元氣也。此乃甘補之意，非妙達精微者，不能致此。爰以應用之效方錄之，俾民衆知其功效，而加以重視則幸甚。

●甘草頭

【功效】功同甘草，善行足厥陰陽明（肝胃）二經濁血；治小兒遺尿，療癰腫解毒。

●甘草梢

【功效】功達下焦，爲清熱之品。治玉莖中作痛，胸中積熱。

●甘蕉

【別名】芭蕉。

【產地】產廣東，福建，及南洋一帶；江浙亦有之。

【形態】葉巨大，長可五六尺，根入藥。

【性味】味甘，性大寒，無毒。

【功效】治癰腫結熱，天行狂熱，搗汁飲之。去熱毒，搗爛敷之；治產後血脹悶，搗汁服。

【用量】內服，普通二三錢；外用無定量。

【禁忌】非實熱症勿用，能滑腸。

【附錄】香蕉：即甘蕉之果實。生食，止渴潤肺；蒸熟食，通血脈，塡骨髓；性滑，潤腸，利咽喉。

蕉油：以竹筒插入甘蕉皮中，取出之汁，名蕉油●主頭部風熱，煩渴，暗風，癇病，涎作；暈悶欲倒者，飲之取吐有效。

蕉葉：凡熱症痘疹，不耐衣被，可以代蓆，鮮者良。腫毒初發，研末和生薑汁塗之。

●甘蔗

【產地】產廣東，福建，江西，南方各地，處處有之。

【性味】味甘，性平；或作寒，無毒。

【功效】主和中益氣，利大小腸，消痰止渴，寬胸膈，治嘔噦。

【用法】榨汁用。

【用量】入藥無定量。

【禁忌】胃寒嘔吐，中滿滑泄者均忌。

●甘遂

【別名】甘藁，甘澤，甘膏，重澤，白澤，陵澤，陵藁，主田。

【產地】產陝西河南一帶；自生山野間。

【分科】屬大戟科植物；入藥爲甘遂之根。

【形態】爲聯珠狀橫根，多關節，形似麥門冬而稍長，皮部有赤斑點，內部白色。

【性味】味苦甘，性寒，有毒。

【功效】概作治水脹藥，主治身體浮腫，腹脹，囊腫，瘕疝，積聚，痰迷，癲癎；能瀉腎經及隧道水濕，利大小便。

【處方】新本草綱目：甘遂，木香，巴豆，(各等分。)研末，粟米飯爲丸，名三消丸；治腫脹。

甘遂，(半兩；)木香，(一兩；)研末。每服一錢，治腎經積水，流注經絡，腿膝攣急，四肢腫痛。

【用量】八分至二錢。

【禁忌】除傷寒水結不得不用外，其餘水腫蠱脹，謹慎用之。藥惡遠志，反甘草。

【編者說明】甘遂，大戟，商陸，芫花，皆為行水攻決之要藥；直達水氣所結之處，亦泄水之聖藥。水結胸中，非此不能除；故仲景大陷胸湯用之，但有毒不可輕解。時珍曰：腎主水，凝則為痰飲，溢則為腫脹；甘遂能泄腎經濕氣，治痰之本也。仲景治心下留飲，與甘草同用，取其相反而立功也。

●甘松

【別名】鹿子草，纈草，穿心排草。

【產地】產四川陝西等省。

【分科】為敗醬科植物穿心草屬，入藥用根。

【形態】深絳色之曲根，長約二寸，闊約四分之一至四分之二寸，有凸線環繞如脊，下部多車根鬚。

【成分】含松球揮發油。

【性味】呈弱酸性反應，味苦而微辣。

【作用】在胃內微有變化，至腸中始分解而被吸收；入血內，能使血球氧化量薄弱。靜脈充血，由交感神經而達大腦，則大腦被激而興奮；然同時亦有鎮定神經錯亂之功。

【醫治】偏頭痛，癲癇。開鬱，理氣；治心腹痛，消脹滿，理胃疾。

【處方】新中藥著：佐薄荷，連翹，紫蘇，桔梗；治偏頭痛。合馬蓼，水蛭，吳茱萸；治癲癇。

【單方】綱目：腳氣膝浮，煎湯淋洗。

【用法】煎服。

【用量】每次一格蘭姆，至三格蘭姆。

●甘松香

即甘松，詳甘松條。

●生薑

【別名】薑根，百辣雲，勾粧指，因地辛，炎涼小子。

【產地】處處有之，多種植於園圃；四川產者最佳。

【分科】屬蘘荷科植物；入藥爲生薑之塊根。

【形態】塊根橫列如掌，形狀扁平，莖之近處紅色，宿根則爲淡黃色。

【成分】其辛味成分，爲寇開洛爾；其芳香爲揮發油。

【性味】味辛，性微溫；去皮則熱，留皮則涼，無毒。

【品類】丸供藥用之薑，必須修製；因而有乾薑，乾生薑，黑薑之別。

【功效】中醫以生薑爲健胃止吐藥，以乾薑爲驅風消化藥。主散風寒濕邪，開胃平逆止嘔；治痰氣水氣欬逆，消食消痰，溫中發汗，宣通表裏，去邪惡臭氣。此外，亦爲毒虫刺傷之消毒藥。

【處方】新本草綱目：半夏，（二錢四分。）生薑，（一錢六分。）以水一盞八分，煎成六分服，名小半夏湯；治吐而不渴者。

甘草，（一錢二分。）乾薑，附子，（各九分。）以水一盞半，煎成六分服，名四逆湯。治四肢厥逆，身體疼痛，下利清穀，小便清利者。

乾薑，桂枝，杏仁，（去皮尖；）甘草，（各等分。）先將甘草用白砂炒，次入薑杏炒後，去砂，合桂爲末，名大順散。治暑熱，霍亂，吐瀉，臟腑不調；白湯沖服。

【用量】普通一錢至三錢。

【禁忌】食薑久，積熱患目疾，病痔人兼酒多食立發，癰瘡多食則生惡肉。藥惡黃芩，黃連。

〔編者說明〕生薑通神明，去穢惡，止嘔化痰之重要品也。生薑治寒嘔，黃連治熱嘔。生薑之用有四：製半夏厚朴之毒一也，發散風寒二也；與棗同用，辛溫益脾胃元氣，溫中去濕三也，與芍藥同用，溫經散寒四也。生薑辛散上焦之寒，以止嘔，乾薑溫胃逐飲以化痰，炮薑溫腎納氣以暖丹田，其用之廣，殊難盡述。

●生薑皮

【功效】辛涼解表，和脾胃，行水氣；及腫滿，拔白髮，生黑髮。（刮老薑皮入砂鍋內固封，勿令洩氣，煎一日，取出研末，用以點白髮下，然後拔之；再以末點髮孔內，數日內當生黑髮。）

●生薑酒

【功用】以生薑末浸稀酒精，製成，用和痧藥水。

●白朮

【別名】山連，山薊，山薑，抱薊，馬薊，楊抱，白大壽。

【產地】產河南，浙江，安徽，及各地；為山間多年生草。

【分科】為毛茛植物芍藥屬；入藥用白朮之嫩根莖。

【形態】根莖為塊狀，細者如指，大者如拳；外呈褐色，內部白色。

【性味】味甘苦，性溫，無毒。

【功效】健胃，利小便，止泄瀉，止自汗，盜汗。治全身水腫，傷食吐瀉不止，安胎，除濕，堅腸胃；外科用托瘍瘡。

【作用】在胃腸內，除激腸胃之分泌增加，蠕動迅速外；其餘別無其他作用。入血中，即能令血液之循環增速，血壓加大，腎臟之血管亦同時擴張，而利尿之機能，遂因此而增速。

【處方】新中藥著：佐寸冬：黃柏，白芍

，木瓜，苡仁，五味，甘草；治全身水腫。

新本草綱目：白朮，人參，當歸，黃芪，附子，(各一兩。)芍藥，桂心，(各三分。)甘草，半夏，(各五分。)加薑棗水煎服；治虛勞，四肢不和，身體疼痛。

【用量】普通錢半至三錢。

【附錄】於朮：係白朮之產於浙江於潛者，故名；性尤馴良。脾陽虧極，無力運化，泄瀉不止，用於朮以調之，力較白朮倍宏；而無亢燥之性，惜眞者難得。

【編者說明】白朮除濕化燥，和中益氣。其用有九：溫中一也，(理中湯)。去脾胃中之濕二也，(平胃散)。除胃中之熱三也，(五苓散)。强脾胃，進飲食四也；(大安丸)。和中生津液五也，(參苓白朮散)。止肌熱六也，(神朮散)。四肢困倦，不思飲食七也，(藿香正氣丸)。安胎八也，(逍遙散)。發汗止汗九也，(止汗加黃耆，防風根，名玉屏風散；發汗加麻黃前胡等藥)。

◎白芍

【別名】白芍藥，金芍藥，將離，冠芳艷友。

【產地】處處有之；爲山野自生多年草本。

【形態】入藥之根，作紡錘形，外淡褐而內白色。

【品類】其稍赤者，名爲赤芍。

【性味】味苦；或作酸，性平，無毒。

【功效】用爲瀉肝，安脾、緩中，去水要藥。功能養血散瘀，淸熱，利腸，止腹痛；治利疾，治胎前產後諸病，故又爲女科要藥。

【用量】普通錢半至三錢。

【禁忌】凡中寒腸痛，中寒作洩，胃中覺冷，均忌服。

【反藥】反藜蘆；惡芒硝，鱉甲，小薊。

【編者說明】白補而赤瀉，白收而赤散，酸以收之，甘以緩之；故酸甘相合，用補陰血，通氣而除肺燥。白芍酸斂津液，而益營血，收陰氣而泄邪熱；又入脾經，補中焦，乃下利必用之藥。蓋瀉利皆太陰病，故不可缺此；得炙甘草爲佐，治腹中痛，夏月少加黄芩，惡寒加桂，此仲景之神方也。

●白梅

【別名】醃梅，干梅，霜梅，鹽梅，梅脯。

【產地】山野園林，處處有之。

【分科】屬薔薇科植物；入藥用梅樹之實醃藏者。

【功效】清熱，解毒，生津，止渴，醒酒，殺虫。

【單方】新本草綱目：刺在肉中；用梅乾擂碎，攤紙上貼之。嵌甲疽；擂梅乾肉敷之。痢疾；用梅乾一個去核，與茶一錢搗和，用醋與白湯各半混和服下。感冒；用梅乾一個燒焦，白湯服下。

●白菊

詳菊花條。

●白果

【別名】銀杏，鴨脚子。

【產地】山野園林，處處有之。

【分科】屬公孫科植物；入藥爲白果樹之子仁。

【形態】實類無患子，核作二角或三角形，大小六七分，中有白仁。

【性味】味甘苦濇，性平無毒。

【功效】益肝氣，定喘咳，消毒；治陰虱，多食壅氣動風，縮延小便；止白濁白帶，治痰殺虫。

【單方】新本草綱目：治陰虱，嚼碎敷之。

【用量】普通三五錢。

【禁忌】多食，令人臚脹，壅氣，動風。小兒多食，則發驚引疳。

【編者說明】白果近時方藥，亦時用之；其氣薄味厚，性濇而收，色白屬金，故能入肺經，益肺氣，定喘嗽，縮小便。生搗能浣油膩，則其滌痰濁之功，可類推矣。又能殺虫消毒，然食多則收令太過，令人氣壅臚脹；白果一次食滿千個者死。又云：昔有飢者，同以白果代飯，食飽，次日皆死。

白芨

【別名】白及，白根，白給，甘根，竹粟膠，雩如來，連及草，紫蕙根，紫蘭根。

【產地】山野多年生草本，庭園亦可種植。

【分科】屬蘭科植物；入藥爲白芨之根。

【形態】根黃白色，狀如扁螺，中含粘液頗多。

【性味】味苦辛，性微寒，無毒。

【功效】用治吐血及療瘡藥。治癰腫，惡瘡，敗疽，死肌，逐瘀生新，補肺損。外治：除面上皯皰，塗手起皴裂。

【處方】新本草綱目：白芨，金銀花，貝母，天花粉，半夏，穿山甲，皂角刺，乳香，（各一錢。）水酒各半煎服，名爲內消散。治癰疽，發背，對口疔瘡，乳花，百種無名腫毒，一切反瘡；此藥能令內消，化爲黑水，從小便出。

白芨，（五錢。）茯苓，百合，米仁，（各一兩。）貝母，（八錢。）共研末，每服三錢，不拘時，白湯調送下；治肺痿，肺癰，咳嗽，吐血。

白芨一味，臨臥，糯米調送下，名獨聖散。治多年咳嗽，肺痿咯血紅痰。

【用法】生根水洗最佳；否則晒乾者亦可。

【用量】普通五分至錢半。

【編者說明】白芨性濇而收，得秋金之令；故能入肺，止血，生飢，治瘡也。一味白芨爲末，臨臥服，糯米湯下，名獨聖散。治欬嗽咯血，紅痰，皸裂，嚼以塗之有效，爲其性粘也。湯火傷，油調敷良；今醫家治金瘡不瘥，及癰疽方多用之。

●白芷

【別名】白茝，芳香，澤芳，苻蘺，神薷，莞，白蒞，蘭槐。

【產地】各處山谷及田野均有，爲三年生草本。

【分科】屬繖形科植物；入藥爲二年生白芷之根。

【形態】爲粗一寸至寸半之主根，有輪節或隆起，上部有鞘狀之葉痕，其下多分歧之根；質柔軟，外部色淡黃，有溝紋。

【成分】含纈草酸，糖，揮發油，樹膠，纖維。

【性味】味辛；或作甘，性溫，無毒。

【功效】用爲發汗，散風，鎮痙要藥；亦可爲通經劑。功能通竅，去濕，療風，行血，止頭痛，和腸胃；燒之，辟邪氣。

【處方】白芷，甘菊花，川芎，天麻，石膏，白附子，（炮；）天南星，（炮；）（各等分。）搗爲末，名神白散。每服一錢，先嚼薄荷葉三片，溫酒調下，治頭風。

白芷，（一兩。）海螵蛸，（二個；煅。）胎髮，（一錢；煅。）共爲末，酒調下；治婦人赤白帶下，滑脫不禁。

【用法】用爲浸劑，煎劑，剉末服均可。

【用量】五分至錢半。

【編者說明】白芷療風過用；其氣芳香，能通九竅，表汗不可缺也。治正陽明頭痛，熱厥頭痛，加而用之。同辛夷細辛用；治鼻病。入內托散；用長飢肉，則入陽明可知矣。故所去之病，不離三經；如頭目鼻齒諸病，三經之風熱也。如漏帶癰疽諸病，三經之濕熱也。風熱者，辛以散之；濕熱者，溫以除之，爲陽明之主藥。

●白前

【產地】山野多年生草，處處有之。

【形態】似細辛而大，白色，堅直易折。

【性味】味甘，性微溫，無毒。

【功效】用爲下氣降痰要藥。主治欬逆上氣，肺病痰喘。

【用量】普通一錢至三錢。

【禁忌】肺虛哽氣者忌。

【編者說明】白前能保定肺氣，治嗽多用；以溫藥相佐則尤佳。張仲景治嗽，而脈浮，澤漆湯中亦用之。其方見金匱要略；藥多不錄。長於降氣，肺氣壅實而痰者宜之；若虛而長哽氣者，不可用也。

●白菜

【別名】菘。

【產地】各處園圃多有之。

【性味】味甘，性溫；或作涼，無毒。

【功效】通腸胃，治煩渴，消食下氣；除瘴氣，止熱氣，利大小便。

【用量】普通作蔬菜食，入藥無定量。

【禁忌】氣虛胃寒之人；若多食，則惡心，吐沫，氣脹。

●白微

【別名】白薇，白幕，薇草。

【產地】產陝西及關外，生平原川谷間。

【形態】莖葉俱青，根黃白色。

【性味】味苦寒，性平，無毒。

【功效】用爲涼血退熱要藥。功能清虛火，除胃熱；主治身熱肢滿風濕灼熱，汗出而熱不退，婦人身熱，傷中淋露，下水氣，利陰氣，益精，及金瘡出血。

【用量】普通一錢至二錢。

【編者說明】白微性寒涼血，乃陽明經藥也。古方多用治婦人，以本草有療傷中淋露之故也。張仲景治婦人產中，虛煩嘔逆，安中益氣；竹皮丸方中，用白微同桂枝一分，竹皮石膏三分，甘草七分，棗肉爲大丸，每以飲化一丸，服之，經之才藥對言；白微惡大棗，而此方又以棗肉爲丸，蓋諸藥寒涼，傷脾胃耳。朱肱活人書：治風發汗及身猶灼熱，自汗身重，多眠鼻息必鼾，語言難出者，萎蕤湯中亦用之。

白歛

【別名】白根，鏡草，崐崘，貓兒卵，白歛。

【產地】產湖南，湖北；北地各省亦有之，爲蔓性小灌木草本。

【分科】屬葡萄科植物；入藥爲白歛之根。

【性味】味苦，性平，無毒。

【功效】治瘡毒及諸瘍，癰疽，痔漏，血痢，刀瘡，生肌止痛。外用：取生根搗敷有效；並治面上疱瘡，粉刺，赤鼻。

【處方】新本草綱目：白歛，漏蘆，黃芩，麻黃，枳實，（麩炒；）升麻，芍藥，大黃，甘草，（炙；）芒硝，連翹，剉作劑，水煎服，名千金漏蘆湯。治一切惡瘡，腫毒，丹瘤，瘰癧，疔腫，魚睛，五發癰疽。

【用量】四分至一錢半。

【反藥】烏頭。

【編者說明】今醫治風，及金瘡面藥方多用之。往往與白及相須而行；治一切惡瘡，腫毒，丹瘤，瘰癧，疔腫。治酒刺及粉刺：白歛，石脂，杏仁，各五錢爲末，雞子白調塗一晚，日洗均效。

白檀

【別名】眞檀，欃檀，白銀香，黃英香。

【產地】產東印度及馬來半島。

【分科】屬檀香科植物；入藥用其木質。

【形態】樹高二丈至三丈，幹木質緻密堅硬，色帶黃，燒之發異香。

【成分】含揮發油及樹脂等。

【性味】味辛，性溫；呈中性或弱酸性反應。

【功效】用爲香竄衝動藥。調脾肺，利胸膈，去邪惡；能引胃氣上升，進飲食，爲理氣要藥。

【處方】新本草綱目：檀香，木香，乳香，丁香，藿香，（各一兩。）玄胡，薑黃，川烏頭，桔梗，桂心，甘草，（各五錢。）用薑棗水煎服，名聚香飲子。治七情所傷，遂成七疝，心腹脹滿；引腰脅連背，不可俛仰。

【用法】剉碎用，水煎服。

【用量】五分至錢半。

●白苣

【別名】石苣，生菜。

【產地】處處有之，爲二年生草本。

【分科】爲菊科之萵苣屬植物；入藥用莖葉。

【形態】高三四尺，下面之葉大，上面之葉小，形卵圓而約長，上部之葉無柄，葉脚抱於莖外。

【成分】含有萵苣酸。

【性味】呈酸性反應；味苦辣，有鴉片之氣味。

【作用】入胃後，胃壁神經卽被刺激而麻木，初能促進胃液之分泌，旋卽分泌反被減少；至腸內，如遇寄生虫，卽被麻醉而後驅出。

【醫治】胃病。

【處方】新中藥著：合當歸，烏藥，芍藥

，香附子，山查子，玄胡索，茯苓，木香；治胃痛。

【用法】搗爛煎服。

●白胡椒

詳胡椒條。

●白豆蔻

【別名】名骨。

【產地】多產暹羅，印度，新嘉坡，馬刺巴爾等地。

【分科】屬香荷科植物；入藥爲白豆蔻之果實。

【形態】爲灰白色圓形之果實，稍作鈍三角形，揉之易破；處處生有短剛毛，內有三房，藏九至十二個種子，呈淡黃色。

【性味】味辛，有香氣；含於口中，覺有極爽快之溫氣，性熱。

【功效】用治於嘈雜嘔吐，噎酸，不消化，肺病等。

【用量】二分至八分。

【編者說明】古方治胃冷喫食，即嘔水吐；六物湯皆用白豆蔻，大抵胃主冷，即相宜也。白豆蔻氣味俱薄，散肺中滯氣，寬胸利膈；肺主氣，氣清則諸氣皆清，司呼吸而營衛。白豆蔻能使上焦華蓋之氣，得以旋轉也。

●白芥子

【別名】胡芥子，蜀芥子。

【產地】產山東，今處處種之。

【分科】屬十字科植物；入藥爲種子。

【成分】含有白芥之辛辣酸。

【性味】呈酸性反應，味辣。

【作用】能刺激胃粘膜，使消化促進；且能由刺激而呈麻醉之作用，故可止胃痛。入腸能使腸之蠕動增進，被腸壁吸收入血；能激刺中樞神經，使大腦興奮，而心臟鼓動加速。

【功效】用治胃痛，慢性消化不良症。

【處方】新中藥著：同白朮，苦陳皮，桂皮，甘草；治慢性消化不良症。合川芎，桃仁，蘇木；治胃痛。

【用法】研末用，煎服。

【用量】每次二分至八分。

【禁忌】便秘胃液溢。

〔編者說明〕丹溪曰：痰在脇下，及皮裏膜外，非白芥子莫能達。古方控涎丹：用白芥子，正此義也。辛能入肺，溫能發散；故有利氣豁痰之效，溫中開胃之能，消腫辟惡之功。三子養淸湯：（蘇子，白芥子，萊菔子）；治老人痰喘咳逆。燥利之品，反耗眞氣，宜審愼之。

●白附子

【別名】白波串，新羅白肉。

【產地】產四川省；生砂磧下濕地，及高麗新羅。

【分科】屬毛茛科；入藥用其根。

【形態】獨莖似鼠尾草，根如草烏頭之小者。長寸許，乾者皺紋有節；因與附子相似，故名白附子。

【性味】味辛甘，性溫，有小毒。

【功效】用以治中風失音，以及一切冷風諸症；爲祛風，燥濕，豁痰要藥。補肝虛，祛風痰；治心痛，血痺，及陰下濕癢。

【處方】新本草綱目：中風口喎，半身不遂；用白附子，白殭蠶，全蝎，（各等分。）生研末，每服二錢；熱酒調下，名牽牛散。

小兒吐逆不定，虛風喘急：白附子，藿香，等分爲末。每服半錢，米湯下。

【用法】泡，剉用。

【用量】二分至五分。

〔編者說明〕純陽引藥勢上行，乃陽明經藥；故能治頭面病。因與附子相似，故得此名；實非附子類也。又治小兒痰塞心孔，昏迷搐搦；此乃危急之症，非三生丸不能伐之。白附子，天南星，半夏，等分生研；猪胆汁和丸，黍大，量兒之大小，以薄荷湯下，今兒側臥，嘔出痰水卽甦。

◉白茅根

【別名】茹根，蘭根，地筋根，野管根。

【產地】產於原野路旁之宿根草，處處有之。

【分科】屬禾本科植物；入藥爲白茅之根。

【形態】宿根春日生牙，高一二尺，葉叢生，類稻葉；未生葉以先，莖上密生白毛穗，俗呼茅花。

【成分】含澱粉類及少量之揮發油。

【性味】味甘，性寒，無毒。

【功效】爲止血藥，用於吐血衂血；爲利尿藥，用於黃疸水腫；更爲發汗鎮咳藥，用於喘急。

【單方】出血眩暈時，燒茅根注醋於烟中，使病人聞其氣味；並用冷水噴於病人之面，使之驚醒。傷腸吐血，用茅根搗篩爲末散服之。

【用法】用爲止血藥者，以單味作煎劑；用爲利尿藥者，以單味或加赤白豆煎服；用爲發汗藥者，以單味或加生薑煎服。

【用量】普通錢半至三錢。

【禁忌】因寒發噦，中寒嘔吐，濕痰停飲，發熱均忌；又忌鐵。

【編者說明】白茅根甘寒無毒，爲血症良藥。時珍稱其甘能除伏熱，利小便；故能止吐血，衂血，消渴除煩，爲血症良劑也。世人因微而忽之，惟事苦寒之劑，致傷冲和之氣，烏足知此哉！

◉白茅針

卽茅根初生之苗。

【功效】味甘性平，通小腸，下水，治消渴，破血，並治衂血及暴下血；水煎煮服。惡瘡軟癤未潰者，以酒煮服之。止血，生按之。

●白茅花

【功效】味甘，性温。煎飲，止吐血衄血；敷灸瘡不合，刀箭金瘡；止血并痛。

【附錄】屋下敗茅：味苦，性平。治卒吐血，研末敷斑瘡，痘爛出膿。

●白藥子

詳黃藥子條附錄。

●白蒺藜

詳蒺藜條附錄。

●白躑躅

【產地】多栽植庭園。

【分科】屬石南科植物；入藥爲白躑躅之花。

【形態】爲灌木，高三尺，葉類桃葉；秋冬不凋，初夏開白色花。花冠五裂，由萼片分泌粘植物。

【功效】爲貓所咬，以白躑躅花煎服。

【編者說明】古之大方，多用躑躅；如胡洽治時行赤散及治五嗽四滿丸之類。并治風，諸方皆雜用；又治百病風痹等。魯王酒中亦用躑躅花；今醫方捋脚湯中多用之。南方治蠱毒，下血，有躑躅花散；云甚勝。時珍曰：此物有大毒，曾有人以其根入酒飲，遂至於斃者。

●白楊皮

【別名】高飛，獨搖。

【產地】處處有之。

【分科】屬楊柳科植物；入藥爲白楊之皮。

【形態】色暗灰，表面有裂紋，後面平滑，厚約四五分。

【成分】含有水楊酸，及纖維質等。

【性味】呈弱酸性反應，味苦；新鮮者，略有油脂氣味。

【作用】入胃後，卽與胃液起作用，而各

質分解；至腸，能刺激腸壁神經，使分泌減少。同時被吸收入血，即與白血球起作用，有製止其行；又能刺激大腦，使血液循環增速，全身精神與奮。

【功效】治再歸熱，直腸粘膜炎。

【處方】新中藥著：佐澤瀉，桂枝，猪苓，白朮，茯苓；治再歸熱。合五倍子，黃蘗，乾薑，石榴皮，黃連；治直腸粘膜炎。

【用法】煎服。

【用量】每次一格蘭姆，至六格蘭姆。

【反藥】大黃。

●白扁豆

【別名】藊豆，白藊豆，沿籬豆，白峨眉豆，雪眉同氣。

【產地】產南洋羣島。

【分科】屬豆科植物；入藥為豆莢中之種子。

【形態】莢果作扁平鐮狀，長二寸，闊五六分，莢中種子作扁圓形。紫花者，種子作黑褐色；白花者作白色。

【性味】味甘，性溫。

【功效】調脾，煖胃，通利三焦，降濁生清；消暑，除濕，止渴，解酒毒，及何豚毒。

【處方】新本草綱目：白扁豆，青黛，甘草，（各二兩。）巴豆，（一錢。）共研末，加砂糖一大塊，水和調服；解砒毒。

【用法】生用，或炒，或浸，生薑汁用。

【用量】五分至一錢。

【編者說明】白扁豆其氣腥香，其氣和平，得平中和，脾之穀也。入太陰氣分，通利三焦，能化清降濁；故專治中宮之病，消暑除濕而解毒也。

白桃花

【別名】銷恨花，銷恨客，助嬌花，親晨粧。
【產地】各園林多栽植之。
【分科】屬薔薇科植物；爲桃樹所開之花入藥用。
【形態】樹高丈餘，葉互生作披針狀；春日開五瓣花，有單瓣，重瓣兩種；其色或紅或白，或淡紅，藥用概取白花蕾。
【性味】味苦，性平。
【功效】利大小便，治面皰，粉刺。
【用法】治面皰：以白桃花，冬瓜仁等分研末，蜜調敷之。治面上粉刺如米粉者：用桃花，丹砂，各三兩爲末；每服一錢，空心井水下，日三服，十日或二十日，小便如墨汁，面色瑩白也。

白木耳

【產地】產四川雲南兩省。
【性味】味甘，性平，無毒。
【功效】主滋肺，潤腸，淸熱，養陰；治虛勢咳嗽，津液不足。此物有麥門冬之潤，而無其寒；有玉竹之甘，而無其膩，爲滋養肺胃要品。
【禁忌】有外感者忌服。

白頭翁

【別名】野丈人，注之花，奈何草，老翁鬚，胡王使者。
【產地】產河南洛陽新安山者佳；各處山谷及田野亦有之。
【分科】屬毛茛科植物；入藥爲白頭翁之根。
【形態】爲自生之多年生草，莖高五寸至尺許，葉爲羽狀複葉，與莖密生白毛，開倒垂紫赤色之六瓣花，後結瘠果，狀如老人白髮，故名。根粗，縱橫分散。

【性味】 味辛苦，性寒；或作溫，有小毒。

【功效】 治熱毒，血痢，溫瘧，寒熱，齒痛，骨痛，鼻衄，禿瘡，裂疵，血痔。

【用法】 煎服；痔疾腫痛，搗塗之。

【用量】 一錢至四錢。

【禁忌】 滯下胃虛不思飲食及完穀不化；泄瀉由虛寒而不由濕毒者，均忌服。

【編者說明】 白頭翁氣厚味薄，可升可降，陰中陽也。張仲景治厥陰熱毒，血痢；用白頭翁湯：（黃連，黃柏，白頭翁，秦皮，）主之。蓋腎欲堅，急食苦以堅之，痢則下焦虛，故以純苦之劑堅之。男子陰疝偏墜，小兒頭禿羶腥；及痔疾腫痛，皆以白頭翁爲要藥。

●白鮮皮

【產地】 處處有之，以產四川者爲良。

【性味】 味苦，性寒，無毒。

【功效】 治頭風，黃疸，天行時疾。欬逆，淋瀝，女子陰中腫痛，小兒驚癇；利九竅，及血脈，通小腸水氣。

【用法】 煎服。

【用量】 錢半至三錢。

【編者說明】 時珍曰：白鮮皮氣寒善行，味苦性燥，是足太陰陽明經藥也。兼入手太陰陽明，爲諸風痺要藥；世人止施之瘡科淺矣。

●白屈菜

【產地】 自生於山野，路旁，岩壁間；或濕地，牧場，等處之多年生草。

【分科】 屬罌粟科植物，爲白屈菜之葉莖；入藥用；須先花時採取陰乾。

【成分】 含有該草全部之塞列里篤寧；此外有桑規那林，及黃色素。

【功效】 外用於乳嘴之腐蝕，內服用於肝臟病；及黃疸病。

【單方】新本草綱目：頑癬；用白屈菜生汁塗之。腫瘍刀傷，或爲毒虫所螫；亦用白屈菜生汁塗之。

【用量】三分至五分。

●白菊花　詳菊花條。

【編者說明】東方甲乙木，目者肝之竅，頭風痛，邪害空竅；白菊花性稟和平，睿目去翳膜，主肝氣不足。昔人謂其能除熱上乘，益肝補陰；蓋不知其得金水之精英，尤多能益金水二臟也。補水所以制火，益金所以平木，木平則風息，火降則熱除；用治諸風頭目，其旨深微。黃者入金水陰分，白者入金水陽分，紅者行婦人血分，皆可入藥；神而明之，存乎其人矣。

●石蒜

【別名】天蒜，水麻，石垂，烏蒜，艾納，一枝箭，老雅蒜，兔耳草，重陽花，蒜頭草，酸頭草，婆婆酸。

【產地】爲自生於山野之多年生草，產於濕地。

【分科】屬石蒜科植物；入藥爲地下莖。

【形態】爲球狀之地下鱗莖，大寸許；外被以褐色之薄皮，內部爲白色之鱗片。

【成分】含有里可林之兩種植物鹽基。

【性味】味辛甘，性溫，有小毒。

【功效】內服，催吐；外治，敷瘡；主中溪毒，疔瘡，便毒。

【單方】綱目：疔瘡惡核，用水煎取汁服；及搗敷之。又中溪毒者，取酒煮半升服，俟吐便愈。

【用量】四分至一錢。

●石韋

【別名】石韉，石皮，石蘭。

【產地】產四川，山西，福建，安徽等省

，多自生於山谷濕潤之石上。

【分科】屬石韋科植物；入藥爲葉莖。

【形態】葉柔韌如皮，背有黃毛。

【性味】味甘，性平，無毒。

【功效】用爲利尿治淋要藥。主清肺火以滋源，通膀胱以利水；益精氣，治淋閉。止煩下氣，補五勞，安五臟，去惡風。

【處方】新本草綱目：木通，（剉；）石韋，（去毛，各二兩。）滑石，白朮，瞿麥，芍藥，葵子，（各三兩。）當歸，（去蘆；）甘草，（炙；）王不留行，（各一兩。）共研爲細末，名石韋散。每服二錢，小麥湯調下，食前服，日服二三次；治腎氣不足，膀胱有熱，水道不通，淋瀝不宣，臍腹急痛；或尿如豆汁；或便出砂石，等病。

【用量】普通一錢至二錢。

●石斛

【別名】麥斛，石遂，金釵，禁生，林蘭，杜蘭，茅根，石蘚草，百丈鬚，長生草，千年潤，雀髀斛，鱗鯉甲。

【產地】產四川，湖南，湖北，安徽等省；多生於山谷濕潤石上，亦能自栽種。

【分科】屬蘭科植物；入藥用根莖。

【形態】莖色青綠，高可四寸至六七寸；每離寸許，卽有一節，稍似木賊，但內部充實。

【成分】主要素爲石斛酸類，餘爲糖，灰。

【性味】味甘，性平，無毒。

【作用】在胃，略能促進胃液，助消化之不足。至腸，能激腸之蠕動；且能制止其吸收力，故能使積糞排出；同時亦能降體溫三度餘。

【功效】用為健胃強壯劑，且治結核性便祕。主養脾胃，益心腎，補虛勞，退虛熱；治自汗盜汗，小便餘瀝，脚痛痹弱。

【處方】新中藥著：同寸冬，五味，白芍，杞子，牛膝，杜仲，甘草；治結核性便祕。

新本草綱目：川烏頭，（炮去皮臍；）肉桂，（去皮，各四兩。）石斛，（去根，酒浸製；）桃仁，（麩炒；）白蒺藜，（炒去刺；）白朮，（破故紙，炒；）萆薢，白茯苓，山藥，肉蓯蓉，（酒浸；）巴戟，（各十二兩。）共研細末，煉蜜，成圓如梧子大，名安腎丸。每服三十丸，溫酒或鹽湯下，食前空心服；治腎經久積陰寒，膀胱虛冷，下元虛憊，耳重脣焦，腰腿疼痛，臍腹撮痛，兩脅刺脹，小腹堅疼，下部濕癢，夜夢遺精，恍惚多驚，皮膚乾燥，面無光澤，口淡無味，不思飲食，大便溏泄，小便滑數，精神不爽，事多健忘；補元氣，益腎氣。

【用法】酒浸，焙用；煎服。

【用量】五分至錢半。

【禁忌】多服能寒胃，致大便溏薄。惡凝水石，巴豆；畏雷丸殭蠶。

【附錄】鮮石斛：卽石斛莖之鮮者，以鐵皮鮮石斛爲最良。治胃中大熱，津液乾竭，涼肺生精，勝於石斛。

釵石斛：卽石斛之狀似金釵者；較之尋常石斛，涼性多而黏性少。滋陰降火，於小兒胃熱尤宜。

川石斛：卽石斛產於四川者；其莖緊小，清熱之功較著。

【編者說明】石斛治胃中虛熱，有生津增液之功；上能涵肺之用，下有潤腸之資。著名方劑有石斛清胃湯：（石斛，茯苓，橘皮，枳殼，扁豆皮，藿香，丹皮，甘草，白芍。）治陽明熱甚，乾嘔不食者。石斛夜光丸：（石斛，天麥冬，菟絲子，人參，茯苓，甘菊，山藥，生熟地，蓯蓉，青葙子，枸杞，羚羊角，草決明，杏仁，五味子，蒺藜，甘草，川連，防風，枳實，犀角，牛膝。）治久患目疾，差明淚溢，瞼翳遮睛，觀物模糊；及血虛於下，風擾青空等症；服之皆有奇效。其他用以入補劑者，甚多。

●石長生

【別名】丹陽草，紅茂草，通仙草，齡筋草。

【產地】產陝西；各處亦多有之，生於高山峻崖之上，四時不凋。

【分科】屬水龍骨科植物；入藥用其葉與根。

【形態】根莖被黃褐色之茸毛而斜行；葉為重羽狀複葉，長自六七寸至二尺，小葉為扇形。

【性味】味鹹，性微寒，有毒。

【功效】用於胎前產後及痰飲，俱有效。又治積聚癰腫，豁痰利尿；功能散積，解凝，排膿。並治胸膈，滿悶，咳嗽，喘滿。

【用量】五分至錢半。

●石胡荽

【別名】雞腸草，天胡荽，野園荽，鵝兒不食草。

【產地】生石縫及陰濕處。

【性味】味辛，性寒；或作溫，無毒。

【功效】主頭目諸病，治頭痛，鼻瘜，目翳；散瘡腫，吐風痰，療痔。

【單方】藏器：去目翳；以石胡荽，挼塞鼻中，翳膜自落。

【用量】普通一二錢。

〔編者說明〕時珍曰：石胡荽氣溫而升，味辛而散陽也；能通於天，頭與肺皆天也。故能上達頭腦，而治頂痛目病；通鼻氣而落瘜肉。內達肺經；而治痰瘧，散瘡腫。其除醫之功，尤顯神妙！

●石蓮子 詳蓮子條。

●石南葉

【別名】風藥。

【產地】自生於深山之中，庭園亦栽種之；以供觀賞。

【分科】屬石南科植物；入藥用葉。

【形態】樹多蟠屈，葉作長橢圓形，長自二三寸，至五六寸不等；質厚如革，面甚平滑，背則密生褐色之茸毛，似枇杷葉而小。

【性味】味辛苦。

【功效】中醫用爲內傷藥。散風，養腎，補內傷陰衰，利筋骨皮毛，治風痺。

【用法】晒乾，剉用，煎服。

【用量】五分至錢半。

●石榴皮

【別名】丹若，金罌，若榴，安石榴。

【產地】處處有之，多栽植於庭園。

【分科】屬桃金孃科植物；入藥用石榴果皮，及枝幹皮，根皮。

【形態】果皮：爲不正而扁平之碎片，外面黃褐色，有小疣，內面色暗黃，具嵌入種子之凹痕。枝幹皮及根皮：爲捲形之塊，長三四寸，寬五分或一寸，表面粗糙，色灰黃，內部黃色更深。

【品類】有石榴果皮，石榴枝皮，石榴根皮三種。

【成分】果皮：含鞣酸，護謨，越幾斯等成分。枝皮及根皮：含配來推林；（爲一種植物鹽基，無色，或微黃，狀如油；）及多量之單甯酸，澱粉質。

【性味】味酸濇，性溫，無毒。

【作用】在胃中，能制止胃內酵素過量之

醱酵；入腸，能收縮腸粘膜，使腸之分泌減少，縧虫遇之，即被殺死，而向大便排出。

【功效】果皮：用爲收斂清涼藥，能濇腸，止痢，止血，殺虫。枝皮及根皮；用爲驅除縧虫藥。

【處方】新本草綱目：黃連，黃蘗，石榴皮，阿膠，(各三兩。)當歸，(二兩。)甘草，(一兩。)水煎服，名黃連湯；治赤白痢。

【用法】煎服。

【用量】一錢至三錢。

【禁忌】慢性消化不良症。多食；則滯痰傷肺。藥忌；鐵化合物。

【編者說明】時珍曰：榴受少陽之氣，而榮於四月，盛於五月，實於盛夏，熟於深秋。丹花赤實，其味甘酸，其氣溫濇，具木火之象；故多食損肺齒而生痰涎。酸者則兼收斂之氣；故入帶下崩中之藥。或云：白榴皮治白痢，紅榴皮治紅痢，亦通。

◉石龍芮

【別名】地椹，天豆。

【產地】產山東等省，生川澤石邊。

【分科】屬毛茛科植物；入藥爲子，及葉與皮。

【成分】藥之成分，含有亞內門油。

【性味】味苦，性平，無毒。

【功效】主治風寒濕痹；利關節，養胃氣，能強陰益精。

【用法】煎服。

【用量】普通一錢至三錢。

【禁忌】畏茱萸，蛇蛻皮。

【編者說明】時珍曰：石龍芮乃平補之藥，古方多用之；其功與枸杞子覆盆子相似，而世人鮮有用者。

◉石龍芮皮

【功效】功用與子相同；乃平補之藥，與枸杞子覆盆子相似。

●石龍芮葉

【功效】味甘，微辛，性寒，無毒。搗汁服，主除寒熱，止霍亂，下瘀血；治結核聚氣鬼毒。搗汁敷，療癰疽，瘰癧，蛇嚙毒。

●竹瀝

【別名】火泉，　淡竹瀝。

【製法】用生鮮淡竹，截成尺許，去節，縱破爲四片，架火上炙之，截口有液汁滴出，收取之，謂之竹瀝。

【性味】味甘，性寒，無毒。

【功效】中醫用爲治風藥；能消風降火，潤燥行痰，益陰養血，利竅，明目。治中風，口噤，痰逆，大熱，煩悶，消渴，血虛，自汗。

【用法】以生薑汁爲使；竹瀝一盞，用生薑汁二匙。

【用量】二勺許。

【編者說明】竹瀝消痰，非助以薑汁不能行。諸方治胎產金瘡口噤，與血虛自汗，消渴，小便多，皆是陰虛之病，無不用之；產後不礙虛，胎前不損子。本草言其大寒，似與石羔黃芩同類。竹瀝味甘性緩，能治陰虛之有大熱者；若寒濕胃虛腸滑之人，服之則反傷腸胃，宜愼用之。

●竹筍

【產地】處處有之，多產江南各地。

【性味】味甘，性微寒，無毒。

【功效】主利膈，下氣，化熱，消痰，爽胃，利水道，治消渴。

【禁忌】多食發冷氣；若同羊肝食，令人目盲。

●竹節人參

【別名】土參，　節人參，　佛掌參，

竹鞭人參。

【產地】生於深山陰地，爲多年生草。

【分科】屬五茄科植物；入藥用其根。

【形態】爲竹鞭狀橫生根，如小指大，呈飴黃色，有多數鬚根。

【成分】含糖原質，沙波甯質。

【性味】本根味苦，鬚根味甘。

【功效】用爲健胃解熱藥；治慢性消化不良症，習慣性便祕。

【處方】新中藥著：同白朮，茯苓；治慢性消化不良症。合元參，貝母，桔梗，甘草；治習慣性便祕。

【用法】煎服。

【用量】三分至一錢。

【禁忌】痢疾。

●列當

【別名】粟列，粟當，花蓯蓉，草蓯蓉，紫花地丁。

【產地】夏月生於海濱沙地，爲茵陳蒿之寄生物。

【分科】屬列當科植物；入藥用莖。

【形態】莖呈淡黃褐色，較肉蓯蓉爲瘠小。

【性味】味甘，性溫，無毒。

【功效】用作強壯劑；主治五勞七傷，及陽事不興者。

【用量】一錢至二錢。

【編者說明】列當即紫花地丁；解毒，外科用之，功勝通翹，無所禁忌。著名方有紫花地丁散：（紫花地丁，當歸，大黃，赤芍，金銀花，黃耆，各五錢，甘草節，二錢。）治疔瘡，無名腫毒，發背；搗汁內服外敷均甚效。

●合歡皮

【別名】茸花枝，夜合皮，晴梅條，萌葛皮，青裳皮，馬纓樹皮。

【產地】產四川河南等省，爲山野自生之落葉喬木。

【分科】屬豆科植物；入藥用合歡樹之皮。

【形態】皮爲外面平滑，呈灰褐色；內面呈黃褐色，破折面呈纖維狀。

【性味】味甘，性平，無毒。

【功效】中醫用於打撲接骨，或用於治欬嗽；長肌肉，續筋骨，和血消腫，去愁解鬱，治肺癰唾濁。

【處方】新本草綱目：合歡皮，（去粗皮炒黑；）（四兩。）芥菜子，（炒末；）（一兩。）每服二錢，用溫酒臨睡時服。以滓敷之，治撲損折骨。

【用法】去粗皮，剉，炒用。

【用量】五分至二錢。

〔編者說明〕合歡皮屬土，補陰之功甚捷；長肌肉，續筋骨，令人歡樂無憂。與白膠同入膏用，神效

●地栗

詳荸薺條。

●地黃

詳鮮生地條。

●地榆

【別名】玉札，玉鼓，玉豉，菰菜，酸赭，酢棗，無名印。

【產地】生山野向陽之地，而平原川澤亦有之。

【分科】屬薔薇科植物；入藥爲地榆之根。

【形態】概係柔軟之直根，外面帶褐色，內部黃色。

【性味】味稍苦；或作甘酸，性微寒，無毒。

【功效】用爲止血收斂藥；功能止吐血，下血赤痢；治婦女月經過多及崩帶。

【用法】去蘆頭，剉用。

【用量】五分至一錢五分。

【禁忌】藥惡麥門冬，丹砂，硫黃，雄黃。

【編者說明】地榆專主下焦之血，其性沉寒。治大小便血症，切片炒黑；血痢血崩之病，尤宜用之。其梢則能行血，不可不知。楊士瀛云：諸瘡痛者，加地榆，痒者加黃芩。

●地錦

【別名】血見愁，草血竭。

【產地】產田野；莖葉細弱，蔓延於地，開紅花，庭園草地，及階砌間，均可種植。

【性味】味辛，性平，無毒。

【功效】主治大腸下血，婦人血崩，女子陰疝血結，小便血淋，惡瘡出血。

【用量】普通一二錢。

●地骨皮

【別名】苦杞，苦彌，杞根，卻暑，枸檵，地節，地仙，仙人杖，卻老根，紫金皮，金山茄根。

【產地】生於原野路旁，處處有之。

【分科】屬茄科植物；入藥為苦杞之根皮。

【形態】為黃褐色卷筒狀之根皮。

【性味】味苦，性寒，無毒。

【功效】為清血除熱要藥。主降肺中伏火，瀉肝腎虛熱，補正氣；治五內邪熱，吐血，咳嗽，消渴除頭痛，平胸脅痛，治盜汗，療骨槽風。

【處方】新本草綱目：地骨皮，柴胡，枳殼，秦艽，鱉甲，知母，當歸，（各等分。）共研細末，每服五錢，或加生薑三片，烏梅一個，水煎服，名地骨皮散。治骨蒸，肚熱，肌肉瘦瘁，夜多盜汗。

【用法】去木心洗，剉焙，或浸甘草湯一夜，焙用。

【用量】八分至二錢。

【禁忌】凡中寒及滑瀉者忌之。

〔編者說明〕地骨皮苦寒，入足少陰手少陰二經，降火涼血，退有汗之骨蒸。著名方有地骨皮飲：（四物湯加地骨皮，牡丹皮。）治血虛於下，火浮於上，勞熱骨蒸，日靜夜劇，肺炎喘咳，面目浮腫者；有瀉白散：（桑白皮，甘草，地骨皮，粳米。）婦人熱入血室，胎前發熱；黃耆鼈甲散：（黃耆，鼈甲，地骨皮，秦艽，紫菀，人參，茯苓，柴胡，半夏，知母，白芍，天冬，肉桂，桔梗，桑白皮，地黃。）

●地骷髏

詳萊菔條附錄。

●地膚子

【別名】地葵，地麥，落帚，獨帚，王帚，王篲，唐攝，益明，千頭草，涎衣草，鴨舌草，白地莓，掃帚菜，千心子。

【產地】生田野間，為一年生草；或自生，或栽植。

【分科】屬藜科植物；入藥為地膚之子實。

【形態】實青白色，形如蠶砂。

【性味】味苦，性寒，無毒。

【功效】用作利水藥。強陰益精，淸膀胱虛熱，通利五淋；洗眼，除雀盲澀痛。

【單方】新本草綱目：治雀盲；煎地膚子洗之。淋疾；擣葉服其汁，或水煎服亦可。

【處方】新本草綱目：地膚子，紅花，木通，蠶沙，（各等分。）水煎服，名快行散；治淋疾。

【用法】水洗去砂，浸酒焙用。

【用量】五分至一錢五分。

〔編者說明〕李時珍曰：虞摶醫學正傳云：摶兄年七十，秋間患淋，二十餘日，百藥不效；後得一方，取地膚草擣自然汁，服之遂通。至賤之物，有同生之功。聖惠方治小便不通，用地膚草一大把，水煎服；古方亦常用之。此藥能益陰氣，通小腸，無陰則陽無以化；猶東垣治小便不通，用黃蘗知母滋腎之意。

●安息香

【別名】辟邪，擯香，便牽牛，安息香脂，千金木脂，命門錄事。

【產地】產廣東南海，印度安南，朝鮮，暹羅等地。

【分科】屬齊墩果科植物，爲安息香樹所滲出之脂。

【形態】爲棕黃色之塊，外面平滑，塊中包有扁平不正之顆粒，破碎之面色乳白；遇冷脆，遇熱則柔軟。

【成分】含樹脂八十分，安息香酸十二至十八分，餘爲灰水。

【性味】味辛苦，性平，無毒。

【作用】至胃後，則安息香酸分出，略惹胃之粘膜；然其鹽類之惹性較弱。及腸，由腸壁吸入至血中，由末梢神經之受激，而致中樞神經之興奮，半由尿中排去，幷能令鹻性尿而成酸性；半由肺臟而分離，故有祛痰之功。

【功效】爲驅痰藥，用治老年哮喘。中醫用以驅逐邪氣，幷治產後血暈。主治心腹惡氣，霍亂，風痛。又能溫腎氣，治男子遺精。

【處方】新中藥著：和龍腦，白蔻，陳皮，烏藥；治老年哮喘。

【用法】研細末呑，或浸酒飲。

【用量】三分至一錢。

●百合

【別名】重箱，途花，强瞿，麻維，鬼蒜，彊仇，中逢花。

【產地】自生於山野之間，亦有栽種園圃

者。

【分科】屬百合科植物；入藥用其球莖。

【形態】球莖狀如鱗片，色白，肉質宛如未開之蓮花。

【性味】味甘微苦，性平，無毒。

【功效】用爲清涼退熱要藥；主潤肺甯心，清熱止咳，補中益氣。中醫：用以治傷寒百合病；（即病後未復元，失調理，成變症，似寒無寒，似熱無熱，乍起乍臥，口苦入藥即吐之徵象。）

【處方】新本草綱目：百合，升麻，黃芩，牡丹皮，生地黃，鼈甲，桔梗，沙參，（各八分。）甘草，（二分。）水煎服，名百合湯；治寒熱虛咳似癆者。

【用法】水洗，去蘆頭，剉用。

【用量】一錢至三錢。

【禁忌】中寒者勿服。

【編者說明】蘇頌曰：張仲景治百合病，有百合知母湯，百合滑石代赭湯，百合雞子湯，百合地黃湯。凡四方病各百合，而用百合，治之不識其義。百合知母湯；治傷寒後，百合病行住坐臥不定，如有鬼神狀已發汗者。百合雞子湯；治百合病已經吐後者。百合滑石代赭湯；治百合病已經下後者。百合地黃湯；治百合病未經汗吐下者。（金匱要略方）

●百部

【別名】王富，百奶，嗽藥，婆塯，百條根，婆律香，婆婦草，野天門冬。

【產地】產廣東，廉州；及陝西，山東一帶。

【分科】屬百部科植物；入藥用其根。

【形態】塊根，外部黃白色，內部淡褐色；狀如天門冬，數十個相連而叢生。

【成分】含一種植物鹽基，名曰霍德林。

【性味】味甘苦，性微溫；或作寒，無毒。

【功效】內服，爲鎭咳袪痰藥；外用爲皮膚殺虫藥，如人與牛馬之寄生虫之蚤虱等。能潤肺，消痰，止咳；治疳積，皺疥癬，殺蚘，蟯，蚊，蠅，及一切蛀虫；（諸虫觸烟卽死。）

【處方】新本草綱目：桔梗，荊芥，紫菀，百部，白前，（各二斤。）甘草（炒；）（十二兩。）橘紅，（一斤。）共研細末，每服三錢，開水調下，名止咳散。治諸般咳嗽，服者多效。

【用法】竹刀去粗皮，酒浸，剉焙。

【用量】五分至錢半。

【編者說明】時珍曰：百部亦天門冬之類，故皆治肺病殺虫。但百部氣溫而不寒，寒嗽宜之。天門冬性寒而不熱，熱嗽宜之；此爲異耳！

●羊蹄菜

【別名】蓄，蕒，禿菜，金蕎，韮根，牛蘈，牛舌根，敗毒菜，連虫陸，猪耳朵，羊蹄大黃。

【產地】多生山野下濕之地。

【分科】屬蓼科植物；入藥爲羊蹄菜之根。

【形態】根作黃白色，頗粗大，長尺許，形似胡蘿蔔。

【成分】與大黃相同，含有偭利蘇汎酸，及沃背米知爾，安德腊菲嫩諸質。

【性味】味苦，性寒，無毒。

【功效】用以治疥癬及腫瘍等；又常代大黃用，爲健胃藥；瀉下藥。尤適於產後之便祕。

【用法】新採者，醋磨塗癬甚效；又能治頭上白禿，白眉，面上紫塊。內服，用爲煎劑。

【用量】內服二三錢，外用無定量。

●羊躑躅

【別名】鬧羊花，黃躑躅，黃杜鵑，羊不食草。

【產地】產廣東，廣西，四川一帶。

【形態】花冠爲漏斗狀，色黃似杜鵑花而大，入藥。

【性味】味辛，性溫，有大毒。

【功效】用爲治諸風濕痹痛要藥；主治痛風走注，風痰，濕痹，蠱毒。

【用量】普通一分上下。

【禁忌】有毒之藥，宜慎用之。若近眼令人昏翳，其根誤服，亦能殺人；中毒者，惟綠豆湯可解。

◉肉桂

【別名】連桂，棟桂，官桂，木桂，大桂，丹桂，尉佗生，咄者，尉佗桂，丹陽木皮。

【產地】產雲南，廣東，廣西，安南，東印度等地。

【分科】屬樟科植物；入藥爲肉桂之樹幹，及根皮。

【形態】肉桂之樹皮，色淡褐，爲管狀，厚一二分，表面有縱行隆線。

【成分】含樹脂，揮發油，單甯酸，肉桂精，肉桂油，乳糖，澱粉等質。

【性味】呈弱酸性反應，味甘而辛，性大熱。

【功效】用作健胃強壯藥；亦可發汗，治消化不良，初期痢疾。中醫用以增加體力，老人及柔弱者多服之。主扶火歸陽，温中逐寒，引火歸元，治上熱下寒，破沉寒痼冷，療霍亂轉筋，心腹諸痛，欬逆，氣結。

【處方】新本草綱目：肉桂，（一兩。）麝香，（一錢。）共爲末，用飯成丸，名桂香丸。治大人小孩過食雜果傷脾令腹脹氣急。

新中藥著：同人參，炮薑，附子；治初期痢疾。佐陳皮，山查，甘草，柏子仁；治消化不良症。

【用法】用爲健胃藥者，多用粉末，每食前半時服。用爲發汗藥者，作煎劑，溫服。

【用量】三分至一錢。

【禁忌】凡陰虛內熱，液少口乾者，愼用。偏頭痛，腎出血，忌服。

【反藥】生葱，石脂。

【編者說明】肉桂氣熱味辛，純陽也；氣之薄者桂枝也，氣之厚者肉桂也。氣薄則發泄，桂枝上行而發表；氣厚則發熱，桂肉下行而補腎，此天地親上親下之道也。桂枝入足太陽經，桂心入手少陰經血分，桂肉入足少陰太陰經血分。細薄者爲枝爲嫩，厚脂者爲肉爲老。去其皮與裏，當其中者爲桂心；至肉桂方劑，用者甚多。著者有桂附丸，桂苓甘露飲，附桂八味丸，苓桂朮甘湯，四陽急救湯，小建中湯，保元湯等。

●肉豆蔻

【別名】肉果，脾家瑞氣。

【產地】產廣東，及東西印度等地。

【分科】屬豆蔻科植物；入藥用其果中之子核。

【形態】種子作卵圓形，面平滑，包有褐黑色之厚殼，有多數粗枝狀縱線，間有網形之小脈，內藏灰褐色之薄膜仁，仁之表面，有褐色之網狀隆起，中心稍呈白色。

【成分】含脂肪油，揮發油，澱粉質等。

【性味】味辛，性溫，無毒。

【作用】用小量，能促進胃液之分泌，使消化力增加；用大量，能增加心臟跳動，漸呈麻醉狀；或由麻醉狀態，變成血尿而死。

【功效】用爲健胃，驅風，矯香，調味藥。治神經性之食慾缺乏，直腸炎；能煖胃消食，化痰下氣，固腸止洩。主治久瀉，冷痢，霍亂，痰飲，胃弱。

【處方】新本草綱目：肉豆蔻，附子，乾薑，（各等分。）共研細末，米糊爲丸，名分明丸。治胃暑伏熱，霍亂嘔吐，小便不利，頭目昏眩。

肉豆蔻，木香，赤石脂，乾薑，縮砂，厚朴，（各一兩。）爲末，麪糊爲丸，名豆蔻固腸丸。治脾胃虛弱，臟腑滑泄，下痢赤白。

新中藥著：同人參，補骨脂，吳茱萸，砂仁；治神經性食慾缺乏之病。和陳皮，霍香，甘草；治直腸炎。

【用法】搗碎呑服，或煎飲。

【用量】一分半至五分。

【禁忌】大腹素有火熱，腹中下血，胃火齒痛；及濕熱積滯方盛，滯下初起者均忌。藥忌犯鐵質。

【編者說明】肉豆蔻調中下氣，溫暖脾胃，固濇大腸，屬金與土爲丸，溫中補脾。日華子稱其下氣，以脾得補而善運，化氣自下也。四神丸治五更腎瀉，眞火衰微，不能生土，以肉豆蔻爲要藥也。

肉蓯蓉

【別名】金筍，別當，肉松蓉，黑司令，碧水龍。

【產地】生於各處高山，多寄生榛木之根。

【分科】屬別當科；爲一種寄生植物。

【形態】莖高六七寸至尺餘，作肉質柱狀，呈黃褐色。

【性味】味甘酸鹹，性溫，無毒。

【功效】用爲強壯藥。凡陰萎，遺精，白帶下多用之；亦有用爲止血及解熱藥者。功能益髓，強筋；治精血不足、陽痿不舉，五勞七傷；女子絕陰不產，腰膝冷痛，陰痛帶下。

【處方】新本草綱目：肉蓯蓉，（一兩。）山藥，（十兩。）當歸，（十二兩。）天門冬，（一斤。）共爲末，用羊肉七斤，去脂膜，批開入末藥裹定，以麻縛之，加酒四瓶煮，令酒乾，再添水二升又煮，候肉爛如泥；又入黃耆五兩，人參末三兩，白朮二兩，糯米飯焙乾研末，同搗成丸，名天眞丸。治脾腎俱虛，及一切亡血過多，形容枯槁，四肢羸弱，飲食不進，腸胃溏泄，津液枯竭諸病。

【用法】浸漬清酒中一夜，去沙土及鱗甲，破中心，去白膜。若用爲煎劑，每食前三十分時服。

【用量】三分至一錢。

【禁忌】凡強陽易興，而精不固者均忌；藥忌鐵氣。

【編者說明】好古曰：命門相火不足者，以此補之，乃腎經血分藥也。強筋健髓，以蓯蓉鮮魚二味爲末，黃精汁丸服之，力可十倍。此說出乾甯記；凡服蓯蓉，以治腎必妨心也。

●艾葉

【別名】艾蒿，黃草，冰臺，醫草。

【產地】生田野間，處處有之。

【分科】屬菊科植物；爲艾之葉。

【品類】陳久者良。

【成分】含安白興特油；（即揮發油之一種）。

【性味】味苦，性微溫，無毒。

【功效】往時用爲通經，解熱，驅虫之藥；今則專用於消化不良之要劑。中醫用作灸百病，並作煎劑；主煖子宮，調經，安胎，止吐血下痢，下部䘌瘡。搗汁服，止傷血，殺蚘虫。

【用量】煎劑，五分至錢半；炙用；無定量。

【禁忌】女子血熱而月經超前者，宜慎用之。

【編者說明】艾葉生則微苦太辛，熱則微辛太苦，生溫熟熱純陽也。可以取太陽眞火，可以回垂絕元陽，服之則走三陰，而逐一切寒濕；轉未殺之氣爲融和，炙之則透諸經，而治百種病邪，起沉痾之人爲康泰，其功亦大矣。艾附丸，治心腹少腹諸痛，調婦女之病，頗有深功。膠艾湯，治虛痢，及妊娠產後下血，尤著奇效。志人丹田氣弱，臍腹畏冷者，以熱艾入布袋，兜其臍腹，妙不可言！寒濕脚氣，亦宜以此夾入襪內。

◎血竭

【別名】血結，血衂，渴稟，麒麟血，麒麟竭，海脂石，爪兒血。

【產地】產南方熱地，及非洲，美洲熱帶地方。

【分科】屬棕櫚科植物；爲麒麟樹果實滴出之樹脂。

【形態】實圓如球，質硬，帶有黃褐色之鱗片，其下滲出血紅色之樹脂；卽血竭也。

【品類】又有一種，屬百合科，多產於非洲之坎那利島，是爲喬木。更有一種，爲豆科植物，產於美洲，及西印度，皆自其實中滴出血紅色之樹脂。上品：爲正圓形或長圓形之塊，大如胡桃，外現暗紅褐色，有光澤，質鬆脆，破碎面呈不透明之紅色，研爲末，色如硃砂，水不溶解，酒精及亞兒加里液能溶解之。

【成分】大率含有多量樹脂酸。

【性味】味甘鹹，心平，有小毒。

【功效】用爲收斂及止血藥：治下痢，及衰弱性盜汗等，專除血痛，散瘀生新，和血止痛；主心腹卒痛，血氣攪刺，敷惡瘡疥癬，金瘡跌損，瘡口不合，止痛生肌。

【處方】新本草綱目：血竭，乳香，沒藥，白芍藥，當歸，水蛭，（炒。）虎脛骨，（炙黃。）（各五分。）麝香，（二錢。）右為末，每服三錢，溫酒送下，名麒麟竭散。治寒溫搏於經絡，痛不可忍。

血竭，沒藥，（各等分。）研末，白湯調下，名二神散。治產後血暈，血入心經，語言顛倒，健忘失念。

血竭一味；研細末，名血竭散。自用津唾調塗，治痔瘡痛不可忍。

【用法】研成細末用。

【用量】內服普通三五分。

【編者說明】時珍曰：血竭亦名麒麟竭，為木之脂液，為人之膏血；其味甘鹹而走血，蓋手足厥陰血分藥也。肝與心胞皆主血，故爾！河間劉氏云：血竭除血痛，為和血之聖藥是矣！乳香沒藥，雖主血病，而兼入氣分；此則專於血分者也。外科金瘡出血，收斂瘡口，臁瘡不合；血竭末敷之奇效！（濟急仙方）

●西瓜

【別名】水瓜，寒瓜，夏瓜，青登瓜。

【產地】處處有之，多種於田園。

【分科】屬葫蘆科植物；其果實入藥。

【形態】形如圓球，顏色不一；大率皮外作青白色或綠色，熟則有光澤。內部之瓤，或白或紅或黃；子有黑色，紅色，花白色，白色多種；漿液甚多。

【成分】含有水分九四，七六，糖分四，七七，纖維〇，一〇，灰分〇，二，脂肪殊微。

【性味】味甘淡，性寒，無毒。

【功效】用作利尿，清暑，解熱消煩要藥：並用於心臟病腎臟病之水腫；又能療脚氣，此外可治口渴。主寬中下氣，滌煩止渴，利小便，解酒毒，治火症傷寒。

【用法】以其果實肉生食，或將其果肉榨汁，煮成西瓜糖聽用。

【用量】入藥無定量。

【禁忌】多食易患霍亂冷病，或至秋患瘧疾；終身胃弱者，不宜食。

【附錄】西瓜子：味甘性寒，曝裂取仁，生食炒熟俱佳。西瓜皮：亦可鹽製醬藏；口舌脣內生瘡者，西瓜燒噙之。又西瓜與蕎麥同食，傷人，多致死。

【編者說明】西瓜清暑解熱，有天生白虎之名，天生甘露之號；然究屬生冷，不宜多食。世人以爲醍醐灌頂，甘露灑心，取其一時之快，不知其傷脾助濕之害也。暑天食瓜過多，秋後成瘧痢是矣。

●西洋參

【別名】佛蘭參，花旗洋參。

【產地】產法蘭西及美利堅，歐洲各國亦有之。

【形態】形似人參而稍異。

【成分】大率與人參之成分類似。

【性味】味苦微甘，性寒，無毒。

【功效】爲清補要藥。功能生津液，滋肺胃，主治肺虛咳嗽，胃枯食少，陰虛血熱，津少口渴，補肺降火，除煩倦；虛而有火者最宜。

【用量】普通五分至一錢。

●西國米

【別名】西穀米，沙孤米，莎木麵，番國米。

【產地】產於印度羣島；運至新嘉坡，精製成米，再運銷他國。

【分科】屬於棕櫚科之西穀椰子；其樹中含有種澱粉，取而製之。

【形態】樹幹之外皮特厚，約二尺許，其內部則爲純白之髓質，用以採製西穀澱粉之西穀椰子；製成之顆粒，大小不一，以色純白者爲佳。

【成分】大率爲澱粉質。

【性味】味甘淡，性平。

【功效】用作健胃藥；治痢疾或痧氣等症。主運胃，健脾，醒酒，消痰；久病虛乏者，煮粥食最宜。

【用量】普通用爲服食品，入藥無定量。

●伏牛花

【別名】鳳牛刺，隔虎刺花。

【產地】山野自生之灌木，多有種植園林；作玩賞者。

【分科】屬於小蘗科植物；入藥用根。

【形態】根蔓延分歧，外面現淡褐色，有皺襞，本部作淡黃色。

【成分】含有苦味之植物鹽基。

【性味】味苦甘。

【功效】如大黃，黃連之用；作爲苦味健胃藥。又能治風濕，四肢拘攣，骨肉疼痛，頭痛，五痔，下血。

【用量】每次五分至錢半。

●何首烏

【別名】交莖，夜合，赤葛，瘠帶，野苗，山奴，山哥，山柏，山翁，金香草，九眞籐，夜交籐，陳知白，桃柳籐。

【產地】山野自生之蔓草，春日自宿根抽莖，處處有之。

【分科】屬蓼科植物；入藥用其根。

【形態】根繁衍甚長，似栝樓，數塊相連

，小者如蕃藷，大者如甜瓜，質堅硬；赤褐色者，謂之赤何首烏。白色者，謂之白何首烏。

【成分】其有效成分，爲愛莫琴。

【性味】味苦濇，性微温，無毒。

【作用】入胃後，即能助胃之消化；至腸使分解而被吸收，經此分解後之特效糖素，入血能促進血液中之酵素作用，使細胞之新陳代謝作用增速。

【功效】專爲滋養强壯藥：治貧血症，神經衰弱，堅腎，補肝，添精，益髓，養血，祛風，强筋骨，烏髭髮；生用，能潤腸。

【處方】新本草綱目：生何首烏，（碎；五錢。）青皮，陳皮，甘草，（炙；各一錢。）生薑，（七片。）大棗，（三枚。）水煎，露一宿，清晨熱服，名何首烏散。治瘧疾，積滯，寒熱不止，至夜尤甚等症。

【用法】浸米泔中，剉焙用之，水煎服。

【用量】每次錢半至三錢。

【禁忌】忌鐵，諸血，無鱗魚，蘿蔔，蒜，葱。藥忌附桂；等燥熱藥同用。

【附錄】夜交籐：即何首烏之籐莖，主袪風濕，養經絡，治血虛身體痠楚；功用同何首烏，而力遜。同葉作浴湯，治疥癬作癢甚效。

【編者說明】何首烏足厥陰少陰藥也。補陰而不滯不寒，强陽而不燥不熱，稟中和之性，而得天地之純氣；所以爲調補久病之聖藥。此藥流傳雖久，服者尙寡。嘉靖初邵眞人，以七寶美髯丹：（何首烏，茯苓，懷牛膝，枸杞子，菟絲子，破故紙，歸身）上進；世宗肅皇帝服餌有效；連生皇嗣。於是何首烏之方，天下大行矣。又能止諸瘧，瘧邪入陰分；久而不解者，有景岳追瘧飲；（何首烏，青陳皮，當歸，半夏，柴胡。）景岳何人飲：（何首烏，當歸，人參，陳皮，生薑）。

佛甲草

【別名】佛指甲。

【產地】爲自生岩石之多年草本，處處有之；亦有因玩賞而植庭園者。

【分科】屬景天科石蓮華之葉。

【形態】葉有極厚之肉質，充滿漿液，爲長卵圓形，無葉柄，堆叠叢生，形如蓮華。

【性味】味甘，性寒，有微毒。

【功效】新鮮葉中所含之漿汁，用以治毒蟲螫傷及湯火傷。

荷蘭藥鏡：佛甲草葉，味鹹，含收斂之汁，性清涼如消石，能刷淨污物，抑制惡毒。用生汁一味，或和砂糖，或和糖漿服之，能退壯熱，祛焮熱，止煩渴，消咽喉口舌之焮腫，治泄瀉赤痢。眼目焮腫，或角膜發生斑翳；取此葉汁點之，消散極速。痔瘡焮腫；以此葉入乳汁，煮如膏，貼患處，腫消痛止。

●佛手柑

【產地】產廣東，福建，浙江等省；各處園林亦多栽植。

【性味】味辛苦，性微溫。

【功效】理氣，止嘔，健脾，進食，除心頭痰水，平肝胃氣痛。

【附錄】佛手花：功用相同，惟性稍緩。

●吳茱萸

【別名】吳萸，吳椒，川薑，搜筵，辟邪翁，藥茱萸，九日三官。

【產地】多自生暖地，處處有之。惟以吳地產者最良，故名；藥舖亦栽植之。

【分科】屬芸香科植物，入藥爲其所結之果實。

【形態】爲黑色卵圓形之蒴果，大自二分至四五分不等，外皮厚似革，作五稜，油腺爲無數之小孔，暴露於外，內分五房，每房藏種子兩粒，滑澤而作倒卵圓形。

【成分】含華配林及樹脂，揮發油。

【性味】味辛苦，性大熱，有小毒。

【功效】用爲衝動，驅風，收歛，殺虫之藥；能刺激胃腸，促其蠕動。爲健胃驅風藥，用於胃弱與消化不良及鼓腹諸症。

【處方】新本草綱目：吳茱萸，（錢半。）人參，大棗，（各四分半。）生薑，（九分。）入水一盞，煎取六分服，名吳茱萸湯。治胸滿，心下痞鞭，作嘔。吳茱萸，（一升。）桂枝，當歸，（各二兩。）研末入蜜成丸，療心痛。

【用法】剉，炒，用爲煎劑。

【用量】四分至一錢二分。

【禁忌】多食反傷腸胃，傷神，令人起伏氣，咽喉不通，動火，昏目，發瘡。藥惡當參，消石，白堊，畏紫石英。凡一切陰虛之證，及五臟六腑有熱無寒之人，均忌用。

【編者說明】古云椒氣好下，獨茱萸氣好上，言其衝膈，不可爲服食之藥。故多食衝眼脫髮，腸虛人服之愈甚；氣味俱厚，浮而降。其用有三：去胸中逆氣滿塞，止心腹感寒絞痛，消痂氣宿酒，爲白豆寇之使也。吳茱萸治效甚多，用爲佐使較宜。肝經火鬱吐酸，有左金丸：（黃連，吳茱萸。）五更腎瀉，命門火衰；用四神丸：（吳茱萸，肉蔻，五味子，破故紙。）睾瘕積聚，氣滯爲疝；用導氣湯：（川楝子，吳茱萸，茴香，木香。）濁氣上干，胸膈滿悶；服吳仙丹：（茯苓，吳茱萸。）上嘔下泄，頭痛不止者；治以吳茱萸湯：（吳茱萸，人參，生薑，大棗。）

●呂宋果

【產地】產呂宋島中。

【功效】主治中毒，蛇虫螫傷。如服毒，

將果或磨或刮，以清水或清油調服；蛇蠍蜈蚣等傷，清水服之，並刮敷患處。痧疾中風昏仆，蛔蟲痞積，磨水服之；腹痛，瀉痢，瘧疾初作，磨水服；刀斧傷，血漏，刮末敷之。

【用量】普通為食品，入藥無定量。

●延胡索

【別名】玄胡，元胡索，玄胡索，玄壺索，武胡索，滴金卵。

【產地】產關外及山西等地，自生於山野陰濕之地，為多年生草本。

【分科】屬罌粟科植物；掘其塊莖蒸乾，入藥用。

【形態】根為塊莖，形球圓；或若圓錐，色黃。

【成分】含普羅托品，及孛爾僕卡撥甯；二者含量相等。

【性味】味辛苦，性溫，無毒。

【功效】專治婦人之月經不調，及帶下；又疝氣及腰腹諸痛亦用之，為活血，利氣，止痛，要藥。功能治一身上下諸痛；破惡血，通月經，破癥癖，治淋露。

【單方】新本草綱目：心痛難堪，用延胡索研末，白湯服。月經不調，及產後血暈，延胡索煎服。

【處方】新本草綱目：延胡索，(一錢。)當歸，桂枝，(各七分。)乾薑，(六分。)水煎二服，名延胡索湯。治婦人經閉，時腹痛裏急者，常服尤佳。當歸，肉桂，延胡索，(各等分。)為末，空心溫酒調下，名玉聖散。治中風，手足拘攣，口眼喎斜，腳弱，行步不正。

【用法】細剉用，或炒，或以醋，鹽水等

浸炒用，為煎劑。

【用量】五分至錢半。

［編者說明］延胡索破產後惡露，或兒枕，與三稜鼈甲大黃為散甚良。能行血中氣滯，氣中血滯，故專治一身上下諸痛；用之中的，妙不可言！荊襄胡氏，因食蕎麵著怒，遂病胃脘當心，痛不可忍，醫用吐下行氣化滯諸藥，皆入口即吐，不能奏功；大便三日不通。因思雷公炮炙論云：心痛欲死，速覓延胡。乃以延胡末三錢，溫酒調下，即納入少頃，大便行而痛遂止。蓋延胡能活血化氣，為第一品藥也。

●旱蓮草

【別名】鱧腸草。

【產地】生於濕地，處處有之；南方尤多。

【形態】折其苗，皆有汁出，須臾而黑，能染烏髮鬚。

【性味】味甘酸，性平，無毒。

【功效】為補腎益脾要藥；主生髮烏髮，止血痢溺血，治眼疾翳膜，瘡毒，痔瘻，涼血，解毒。

【用量】普通錢半至三錢。

【禁忌】脾胃虛弱者勿服；不用薑汁椒紅相兼，服之必腹痛作洩。

●杏仁

【別名】苦杏仁，德兒，草金丹。

【產地】杏樹處處有之，為落葉喬木；以產山西河南山東一帶為勝。

【分科】屬薔薇科植物；入藥為杏子之核仁。

【形態】核仁微扁平，作心臟形，一端尖銳，長約半寸，外被黃褐色之膜，內藏白色之仁瓣。

【成分】含有亞蜜哥他林，及愛謨爾聖之蛋白性醱酵素，脂肪油，護謨，糖質等。

【性味】味甘苦，性溫，有小毒。

【作用】入胃後，與胃酸分解，而成青酸。至腸，被腸壁吸入至血中，能抑制組織中之氧化機，使不攝取酸素。同時大腦神經被激痲醉，全身知覺，亦感不甚敏銳，而肺臟神經，亦被痲木；故能制止咳嗽。

【功效】用治咳嗽咳逆，又解狗毒；爲鎮咳袪痰藥。主治咳嗽氣急下氣平喘，治風寒痰滯，能宣肺鮮肌，除風散寒，潤燥消積，利胸膈氣滯，通大腸氣閉。又能殺虫治瘡，制狗毒，錫毒。

【處方】新本草綱目：痲黃，（一錢二分。）杏仁，（六分。）甘草，（五分。）石膏，（二錢四分。）入水二盞，煎取六分服，名痲黃杏仁甘草石膏湯。治喘急息迫，或自汗或不汗者。

杏仁，桃仁，桑白皮，人參，（各等分。）加生薑大棗水煎服，名杏仁散。治胸膈脹滿，上氣喘急，咳嗽倚息，不得睡臥。

【用法】去皮尖，搗碎煎服。

【用量】錢半至三錢。

【禁忌】杏仁有雙仁者有毒，能殺人。凡陰虛咳嗽，肺家有虛熱熱痰者均忌。

【附註】同痲黃，羌活，蒼朮，防風，薄荷，蘇梗，治細枝氣管炎。佐白芍，瓜蔞，半夏，生薑，貝母，橘皮，茯苓，治慢性枝氣管炎。

【附錄】巴旦杏仁：又名甜杏仁，味甘，性溫平，無毒。通常作食品；可打碎入水絞汁，其白如乳。主止咳下氣，治胸腹逆悶。

【編者說明】杏仁治風寒肺藥中，亦連皮尖用者，取其發散也。其用有三：潤肺也，消食積也，散滯氣也。東垣曰：杏仁下喘治氣也，桃仁療狂治血也。治大便祕，當分氣血；晝氣用杏仁陳皮，夜血用桃仁枳殼。著名方劑，有痲黃杏仁石羔甘草湯，麻黃湯，大青龍湯；皆以杏仁為佐使，不勝枚舉。

●杜仲

【別名】思仲，思仙，棉花，木綿，玉絲皮，亂銀絲，鬼仙木。

【產地】產河南，河北，山西，陝西，四川諸省，生深山中。

【分科】屬大戟科植物；入藥為杜仲之樹皮。

【形態】皮中有銀絲相連如綿，故名木棉。

【性味】味辛甘，性溫，無毒。

【功效】專用作強壯劑；健筋骨，補腰腎，潤肝燥，補肝虛；主腰膝酸痛，體虛強直，治胎漏胎墮，精氣虧弱。

【處方】新本草綱目：杜仲，丹參，（各半斤。）芎藭，（五兩。）用酒一斗，浸漬五日夜，隨量飲之，名杜仲酒；療卒然腰痛。

【用量】三錢至五錢。

【禁忌】凡腎虛火熾者忌之；即用，當加知母，黃柏同入。藥忌玄參，蛇蛻。

【編者說明】時珍曰：杜仲古方只知滋腎，惟王好古言是肝經氣分藥也。潤肝燥，補肝虛，發昔人所未發也。蓋肝主筋，腎主骨，腎充則骨強，肝充則筋健，屈伸利用；皆屬於筋，故杜仲能入肝而補虛也。昔有一少年，新娶後，得腳軟病；且疼甚。孫琳診之，用酒浸杜仲一味煎服，三日能行，又三日全愈。琳曰：杜仲能治腰膝痛，以酒行之，則為效更易矣。

●杜衡

【別名】杜葵，土鹵，土荇，木杏，蘅香，杜細辛，馬蹄香，馬蹄辛，鈸兒草，衡薇草，杜衡葵。

【產地】為自生山中陰地之多年生草。

【分科】屬馬兜鈴科植物；入藥為杜衡之

根。

【形態】地下根莖有鬚根，葉作心臟形，似革質，經冬不凋。

【性味】味辛，性溫，無毒。

【功效】主治發熱頭痛；並用作吐劑，但效力緩弱，非用半錢不吐。

荷蘭藥鏡：此根善利小便，又有發汗通經功效，故用於水腫腹水等。又將根爲末，吹入鼻中，用作輕嚏藥，誘泄頭中膠粘汚液，治頑固頭痛等。

【用量】二分至一錢。

●杜松子

【產地】生於暖地深山，或植於庭園。

【分科】屬松柏科植物；入藥爲杜松之果實。

【形態】果實爲肉質，球果，大如拇指頭；初綠色，熟則變黑色，中有卵圓形種子。

【成分】含揮發油，樹脂，膠質，糖質，蠟質。

【性味】味初甘而後苦，有強芳香性。

【功效】用作利尿藥。能排泄表發蒸氣，治冒寒諸症；疏豁胸中粘祛痰欬，用於痛風，毒流走痛，能驅逐其毒而愈；但不適於熱症焮衝性病。有破風，驅風，健胃，利尿，功效；治全身水腫脚腫。

【用量】三分至一錢。

●杜牛膝　詳牛膝條。

●決明子

【別名】槐豆，槐籐，薐子，金荳兒，江南豆，狄小豆，薢茩子，江離子，決完子，馬蹄草，馬蹄決明。

【產地】山野自生之草本；產陝西山西一帶，處處可以移植。

【分科】屬豆科植物；爲馬蹄決明莢實中之種子，謂之決明子。

【形態】實爲扁平之莢果，長五六寸，中藏種子一行，約有數十粒。

【成分】含有依摩丁。

【性味】味甘苦鹹，性微寒，無毒。

【功效】內服；治肝臟疾，患風濕痛，喘急等。外用；治蝮蛇咬傷，毒虫刺傷。又用謂眼藥；能補肝虛，瀉肝經風熱，主頭風頭痛，治一切眼病。

【處方】新本草綱目：柴胡，芎藭，大黃，（各四兩。）決明子，澤瀉，黃芩，杏仁，（各三兩。）升麻，枳實，梔子，竹葉，（各三兩。）水煎服，名瀉肝散。治眼赤模不見物，息肉生。體壯者加大黃一兩，羸瘦者去大黃，加梔子五兩。

【用量】普通一錢至二三錢。

【禁忌】惡麻仁。

●沈香

【別名】蜜香，沈水香。

【產地】產交趾，暹羅，安南，及兩廣雲南等地。

【分科】屬瑞香科植物；沈香樹之木，入藥爲黑色芳香性之脂膏，凝結而有重量之木質。

【形態】木質呈褐色，中有脂膏，由無數平行纖維質而成；嚼之，稍有苦味，香氣並不甚佳，削屑投入火中，則燃燒而發爽快香氣。

【品類】沈香以味辛者爲上品，甘者次之，酸者爲下；又以脂多不含白木者爲佳。如有白處，務須刮去，入水即沈，故名沈香。若雜白木，入水不沈。

【成分】含有樹脂狀物質；及植物纖維素。

【性味】味辛苦，性溫，無毒。

【功效】用爲香竄衝動藥：能降氣平肝，主墮痰涎，平逆氣，補命門，煖腰膝，治心腹痛，胃寒脾泄，及中穢惡邪氣。

【處方】新本草綱目：大黃，酒，黃芩，（各二兩。）人參，白朮，（各三兩。）沈香，（五錢。）加薑汁，竹瀝，水煎服，名沈香化氣散。治食積，痰痞不食。

【用量】普通三分至一錢。

【禁忌】性燥及陰分虧耗者愼用。

【附錄】伽楠香：與沉香爲同一物；惟脂膏尤多。木質黑色，有光澤，此乃上品，遠非沉香所能及。用爲氣逆喘急之要藥；主納腎下氣，辟惡通竅，閉經，縮便。

【編者說明】俞氏云：肝屬木，當浮而反沉；肺屬金，當沉而返浮，何也？肝實而有肺虛也。故石入水則沉；而南海有浮水之石，木入水則浮；而南海有沉水之平也。虛實之反如此，故沉香入死則沉，治上熱下寒，解痰涎；解痰涎諸氣之上擾。

沒藥

【別名】末藥。

【產地】產南方阿拉伯之南部，亞比西尼亞之北部。

【分科】屬橄欖科植物；入藥爲密兒拉滲出之樹脂。

【形態】爲形圓不整之塊，小者僅如穀粒，大者有若雞卵，外面黃褐色，表面蒙塵粉，破碎面或粗糙，或有似蜡之光澤，往往雜有特異之白斑，不易成爲粉末。必與水同研磨，始爲帶白似乳之汁，遇酒精僅溶解少許，暖之則柔軟，發清香，投火中不熔，但放淡焰而燃燒，香氣甚烈。

【品類】從前藥舖中，向有煉沒藥，花沒藥二種。煉沒藥卽上述之沒藥；花沒藥，如粒如片，色深紅或黃，質堅脆透映，香氣及苦味俱少，嚼之則唾津變紅。產於暹羅錫蘭，名曰紫梗。

【成分】含樹脂，百分之三十，護謨百分之四十，揮發油百分之三十。

【性味】味苦辛，性平，無毒。

【功效】用為散血，消腫，定痛，生肌要藥。補心胆虛，肝血不足；治金瘡杖瘡，惡瘡痔漏，翳暈，目赤，產後血氣痛，墮胎。

【處方】新本草綱目：沒藥，乳香，（各一錢。）穿山甲，（五錢。）木鼈子，（四錢。）研為細末，每服半錢，或一錢，酒大半盞，煎三五沸服，名沒藥散。治一切心腹疼痛，不可忍者。沒藥，桃仁，乳香，滑石，共研末，蒸餅丸；磨木香，檳榔二味，同蘇木湯下，名沒乳丸；治瘀血痢。

【用法】與乳香同，又酒磨用；或作丹藥，微炒用。

【用量】五分至錢半。

【禁忌】外治；瘡疽已潰膿多者勿敷。內治；凡骨節痛，胸腹痛，脅肋痛，非由血瘀而由血虛者忌用。

【編者說明】沒藥大概通滯血；血滯則氣壅瘀阻，而經絡滿急，故痛且腫。凡打撲跌損，皆傷經絡，氣血不行，瘀壅作腫痛也。時珍曰：乳香活血，沒藥散血，推陳致新，能生新血，故二藥每相兼而用。

●沒石子

【別名】沒食子，無食子。

【產地】產新疆西部等地，喬木類；其樹實入藥。

【性味】味苦，性溫；無毒。

【功效】主治腸虛冷滑，赤白痢疾，濇精，固氣，收陰汗，益血生神，和氣安神。外治牙痛口瘡；治陰毒痿，燒灰用。

【用量】普通二三錢。

【禁忌】惡犯銅鐵。

【編者說明】沒石子合他藥染鬚，造墨家多用之。張仲景治陰汗，燒灰先以湯浴之，布裹灰撲子甚良。

●沙參

【別名】文希，白參，加德，羊乳，志取，苦心，虎鬚，識美，羊婆奶，鈴兒草，北沙參，烏羊婆奶。

【產地】產北方沙地，爲多年生草本；自生於山野之間，亦有因玩賞而栽植者。

【分科】屬桔梗科植物；入藥用其根。

【形態】爲細長之根，有橫皺，外面淡黃色，內面白色，質輕虛。

【品類】南方產者，爲南沙參，體虛力遜，味亦不佳；北方產之似防風者爲上品，乃北沙參。

【性味】味甘苦，性微寒，無毒。

【功效】用爲祛痰劑。清補肺氣，能清肺中之熱，祛肺中之痰，治久嗽，益脾與腎，退邪熱，安神；故肺熱者不用人參，而用沙參。

【用量】五分至錢半，鮮者可增用。

【禁忌】凡臟腑無實熱，肺虛寒作嗽者忌用。

【反藥】反藜蘆，惡防風。

【編者說明】沙參性寒，補五臟之陰，人參性溫，補五臟之陽；雖云能補五臟，亦須各用本臟藥相佐使，隨所引而相輔之可也。故肺寒者用人參，肺熱者用沙參代之，取其味甘也。凡初感風寒，尚未清化痰濁，治宜解表爲先，沙參未能驟用也。

●沙苑蒺藜

【別名】同蒺藜，潼蒺藜。

【產地】產陝西同州。

【性味】味甘，性溫，無毒。

【功效】用爲補腎固精養肝明目要藥。主遺精早洩，欬逆傷肺；治小便過多，婦女帶下。又長肌肉，療吐膿，去燥熱，治奔豚腎氣。

【用量】普通錢半至三錢。

【禁忌】凡命門火熾，陽道數舉，交媾精不易出者均忌。

【附錄】沙蒺藜花：陰乾研末，溫酒送下。沙蒺藜莖：煮湯洗之，治疥癬風瘡作癢。沙蒺藜葉：治蠼螋尿瘡，搗敷之。

【編者說明】古方補腎治風，皆用刺蒺藜；後世補腎，多用沙苑蒺藜。又有白蒺藜者，疏肝風而瀉肺氣，治風明目最良。

●杜蒙

即紫參，詳紫參條。

●牡丹皮

詳丹皮。

●皂莢

【別名】皂角，烏犀，懸刀，皂角莢，雞棲子。

【產地】皂角樹生山林中，處處有之。

【分科】屬豆科植物，爲皂角子之莢；其刺及種子，亦供藥用。

【形態】果實爲莢果，長五六寸，至一尺，闊寸許，扁平巨大，厥狀似刀，故有懸刀之名。秋時成熟，變黑褐色，遂灣捩而不正直，莢中藏種子十餘枚。

【成分】莢實含沙波寗質，種子含愛莫琴質。

【性味】味辛鹹，性溫，有小毒。

【功效】用爲通竅，搜風，拔毒，殺虫要藥：主風痹死肌，消痰涎，破堅癥，治腸癰腹痛，潰散瘡瘍。又可代爲肥皂澣滌之用，其粉末可塗蛀牙之痛。

【單方】新本草綱目：胞衣不下；將皂莢燒存性爲末，溫酒服一錢。中風，或癲痫卒倒；用皂莢細末，吹入鼻中。驚怖卒死；皂莢細末，吹入鼻中。

【處方】新本草綱目：生礬石，（燒；）皂莢，（炙；）雄黃，藜蘆，（熬；）共搗爲末，名倉公散。療心腹痛，下血便，及卒死者；以管吹鼻中，嚏則氣通便活，若未嚏，復吹之，得嚏爲度。皂莢，（三個；）（炙分酥焦黃。）旋覆花，（一兩。）杏仁，（一兩；）（去皮尖，麩炒，微研如膏。）共爲末，蜜成丸，名皂莢丸。治欬嗽上氣，痰唾稠粘，坐臥不安。

【用法】去皮炙末用；或塗蜜，或酥油五錢炙用。

【用量】一錢至三錢。

【禁忌】凡由陰虛火炎，煎熬成痰，熱極生風，至卒然仆蹶，不可濫用，致耗津液。經絡無以營養而成拘攣偏廢之病；孕婦亦忌。藥畏空青，人參，苦參。

●皂角子

【性味】味辛，性溫，無毒。

【功效】主祛風除穢，和血，潤腸，導五臟，治惡水入口，風蟲牙痛，（研末裹熨或含之。）又膈痰吞酸，大腸虛祕，下痢不止，便癰初起，婦人難產，（吞之。）又療瘰癧腫毒。

●皂角刺

【性味】味辛，性溫，無毒。

【功效】主通關竅，消癰疽，搜風，殺蟲，治風癘，腹內生瘡，婦人妬乳，胎衣不下；功同皂莢，而力更銳，能直達病所。

【禁忌】凡癰疽已潰者，氣虛者，及懷孕者，均忌用。

◉芋艿

【別名】芋頭。

【產地】多種植於田園中，處處有之。

【性味】味辛淡，性平滑，有小毒。

【功效】主寬腸胃，充肌膚，滑中破血，下氣補虛；冷啖療煩熱止渴。

【用量】普通用爲食品，入藥無定量。

【禁忌】多食難尅化，滯氣困脾，生則有毒，味澀不堪食，惟能療結腫瘰癧；又有野芋，有毒不可食。

【附錄】芋葉：味辛，性冷滑，無毒。主除煩止瀉，療妊婦心煩迷悶；汁塗蜂螫蜘蛛傷，擦惡癬毒腫均效。

◉芍藥

【別名】勺藥，牛蕁，可離，何離，吐錦，冠芳，梨食，近客，艷友，楚尾春，黑辛夷，殿春客，錦繡根。

【產地】爲多年生草本，山野自生；或庭園種植，以供玩賞者。

【分科】屬毛茛科植物；入藥爲芍藥之根。

【形態】爲分岐之紡錘根，粗三四分，長四五寸，外面淡褐色，有皺紋，內白色如粉。

【品類】正字通：根晒乾者爲赤芍。刮去根皮，蒸乾者爲白芍；詳各本條。

【成分】含安息香酸，與蔗糖質。

【性味】味苦，性平，無毒。

【功效】用治腹痛痢疾等症，有鎮痛之作用。治腹痛腰痛；又有解熱之作用。治感冒與肺病；又婦人經血之病，亦可用之。功能排痞，順血，固肌，主治邪氣，腹痛，除血痺，破堅積，寒熱，疝瘕，止痛，利小便，益氣。療目赤疝瘕，寒熱，傷風，利腸胃，散惡血，治痔瘡，癰疽內托，婦人血閉，痘瘡。

【處方】新本草綱目：芍藥，（一兩。）當歸，黃芩，黃連，（各半兩。）大黃，（三錢。）肉桂，（錢半。）木香，檳榔，甘草，（各二錢。）水煎服，名芍藥湯。治下痢膿血，裏急後重，腹痛作渴，日夜無度。

白芍，當歸，附子，黃芩，白朮，（各一兩。）阿膠，（二兩。）生乾地黃，（四兩。）甘草，（五錢。）水煎服，名白芍散。治虛損唾血，咯血。

【用法】生用；或炒用，或酒醋浸炒用。

【用量】七分至二錢。

【編者說明】詳白芍條，赤芍另詳。

●芎藭

即川芎，詳川芎條。

●見腫消

【產地】產筠州；春生苗，葉莖紫色。

【性味】味酸澀，有微毒。

【功效】主消癰腫，治狗咬，搗葉貼之。

治一切腫，用見腫消，大黃，大薊根，苧蔴根，金線重樓，山慈姑，搗成餅，入芒硝一錢，和貼留頭，乾則易之。

【用量】普通少內服，外用無定量。

●豆蔻

分白豆蔻，肉豆蔻，紅豆蔻，各詳本條。

●貝母

【別名】蝱，莔，川貝，苦花，商草，空草，空菜，藥實，勒母，川貝母，莔勒母，母龍精，瓦瓏斑，游冬蔌母。

【產地】產四川山西等省，今浙江亦有之。

【分科】屬百合科植物；入藥爲貝母之根。

【形態】爲球圓形之根，嫩者如半夏，老者肥大，如水仙或大蒜根；其片多肉，相合作圓塊。

【品類】其小者爲川貝母，四川產；大者爲象山貝母，浙江象山產。

【成分】含有多量之澱粉，與少量之苦味質。

【性味】味甘苦，性微寒，無毒。

【作用】在胃中，不呈作用。至腸，即漸次被腸壁入血中，使白血球進行迅速；且由末梢神經受激而達腦神經，則中樞神經奮興，吸呼深速，積極易驅出。同時又使肺臟分泌減少，可免多量痰沫之釀成。

【功效】專用祛痰鎮靜藥；治急性枝氣管炎。瀉心火，散肺鬱，潤心肺，清虛痰；治虛勞，煩熱咳嗽，上氣，吐血，肺痿，肺癰，喉痺，目眩。

【單方】新本草綱目：孕婦咳嗽；用貝母去心，拌麵炒黃，砂糖爲丸如芡實大，吞下一丸。爲蜘蛛毒蛇所螫；貝母半兩，用酒服下。惡瘡；用貝母液汁，塗敷瘡口。

【處方】新中藥著：同陳皮，前胡，知母，竹瀝，杏仁，治急性枝氣管炎。

新本草綱目：貝母，黃芩，陳皮，五味子，（各一兩。）桑白皮，半夏，柴胡，桂皮，（各半錢。）木香，甘草（各一分。）生薑，（七片。）水煎溫服，名貝母湯；治諸嗽久不止。

【用法】研末吞服；或煎湯飲。

【用量】五分至四錢。

【禁忌】胃寒作洩宜用；辛溫燥熱者，忌服。

【反藥】反秦艽，桃花，烏頭。

【附錄】象貝母：貝母之產於浙江象山者，功能祛痰治咳，略似貝母，而洩熱之力較薄。

【編者說明】世俗以半夏有毒，用貝母代。夫貝母乃太陰肺經之藥，半夏乃太陰脾經陽明胃經之藥，何可以代？貝母寒潤，治肺經燥痰，半夏溫燥，主脾經濕痰，凡風寒濕諸痰，貝母非所宜也；當用半夏。觀此，則半夏貝母之不同，甚爲顯然！惟人有脾濕而肺有痰者，正不妨兩用之，半貝丸其一例也。

●赤芍

【別名】赤芍藥，木芍藥，西赤芍。

【產地】山野自生之多年生草本；或栽植於庭園，以供玩賞者。

【性味】味苦，性平，無毒。

【功效】用爲通血脈，瀉肝火要藥。功能散瘀破積，主治寒熱疝瘕，散惡血，稍癰腫，婦人血閉不通。驅邪氣腹痛，利小便，益氣。

【用量】普通錢半至三錢。

【禁忌】凡一切血虛病及泄瀉，產後惡露已行，少腹痛已止，癰疽已潰，均忌用。

【編者說明】芍藥本不分赤白，究屬一種。赤者不去粗皮曬乾，多產西京，稱西赤芍；而於行血涼血破血，專任赤芍；又能散邪，行血中之滯。治木舌腫滿塞口：赤芍，甘草，煎水熱嗽奇效！血崩赤帶：赤芍藥，香附子，等分爲末，每服二錢，每日二服，十服見效；名如神散。（良方）

●赤箭

卽天麻苗，功用略同天麻，天麻用根，有由內達外之理；赤箭用苗，有自表入裏之功，其功效詳天麻條。

●赤小豆

【別名】赤頭，紅豆。

【產地】多種植於田圃間；爲一年生草本，處處有之。

【分科】屬豆科植物；入藥採用其堅實之種子。

【形態】種子爲暗紅色之小豆，色光澤，作扁卵圓形；橫邊有白芽槽一條。

【成分】子肉，含多量之澱粉；子皮，含赤色素。

【性味】味甘辛，性平，無毒。

【功效】爲利尿藥及緩下藥：用於脚氣，腎臟病，心臟病，水腫病等。主排癰腫膿血，水氣腫脹，治脚氣，利小便，療一切癰疽惡瘡發背；內外可用。

【單方】新本草綱目：小麥中毒；用赤小豆煑汁，多服。酒醉致嘔；用赤小豆煑食，並飲其汁。脚氣水腫；用赤小豆煑食，或以赤小豆和米糖，煑汁服。積氣暈倒；用赤小豆煑汁多服。疝氣腰痛；煑赤小豆食之，並飲其汁。痔脫肛；用赤小豆，蕎麥粉等分，白槿花煎汁下。痔出血；酒煑赤小豆搗餅敷之，並以其乾末服。腮腫；用赤小豆末，醋調塗。一切腫毒；用赤小豆粉，水煉敷。小兒鵝口瘡，口中生白物，口噤，啼聲不出；用赤小豆粉，醋化，塗口中。小兒至四五歲，尙不能言；用赤小豆粉，酒化，敷舌下；此千金簡易方也。

【處方】新本草綱目：赤小豆，（炒；）當歸，（炒；）商陸，澤瀉，連翹，赤芍藥，防己，豬苓，桑白皮，（炒；）澤漆，（各五錢。）加生薑，水煎服；熱甚者加犀角二錢半，名赤小豆湯。治年少血氣俱熱，遂生疥瘡，變爲腫滿；或爲煩渴，小便不利。

【用法】新鮮者微炒，研磨爲末，或生用。

【用量】煎服，普通錢半至三四錢；服食，一日一合至二合。

【禁忌】久服則降令太過，津血滲泄，令人肌瘦身重；作醬同飯食，成口瘡。

【編者說明】赤小豆小而色赤，心之谷也。其性下行，通乎小腸，能入陰分，治有形之病；故行津液，利小便，消脹除腫，水氣脚氣最爲急用。有人患脚氣以袋盛此豆，朝夕踐踏，展轉之，久久遂愈。赤小豆和桑根及白皮煮食，去濕氣痺腫，和通草煮食，則下氣無限；名脫氣丸。好古曰：治水者，惟知治水而不知補胃，則失之壅滯。赤小豆消水通氣而健脾胃，乃要藥也。

● 赤茯苓　詳茯苓條。

【編者說明】詳茯苓條。

● 車前子

【別名】當道，芣苡，牛遺，地衣，車錢，芣苢，魚草，馬寫，勝馬，勝寫，陵馬，車過路，車輪菜，野甜菜，蝦蟆衣。

【產地】產澤野及路旁；爲多年生草本，處處有之。

【分科】屬車前科植物；入藥用其種子及葉。

【形態】自地下生葉五六張，長三四寸，形橢圓，或卵圓，有葉柄，尋常有肋線五條，集合如匙。種子，色黃褐，有光澤，作長橢圓形，背隆起，底扁平，似胡麻而略小。

【成分】種子及葉，均含糖分。

【性味】味甘，性寒，無毒。

【功效】用爲利尿藥。治心臟病水腫病等；又用於女子陰部之痛痒，兼治難產。又治目赤痛，主利小便通淋瀝，清肺肝風熱，滲膀胱溼熱，强陰，益精，明目。

【單方】新本草綱目：小兒頭瘡，用車前子焙，調醋敷，並生髮。小便鮮血出，用車前草搗汁一合服。

【處方】新本草綱目：車前子，五味子，芍藥，（各一錢半。）細辛，桔梗，玄參，大黃，（各一錢。）人參，（一兩。）共爲末，每服三錢，食後臨臥，溫米飲調服，名車前子散。治飛塵眯目，因生翳障。

車前子，瞿麥子，滑石，大黃，山梔子，木通，甘草，（炙）；（各等分。）入燈心草，水煎服，名八正散。治心經邪熱，一切蘊毒，小便赤澁，或癃閉不通。

【用法】種子爲煎劑，乾焙，研用。

【用量】普通錢半至三錢。

【禁忌】內傷勞倦，陽氣下陷者忌用。

【編者說明】車前子開水竅，又固精竅，令人有子。五子衍宗丸：（枸杞，菟絲，車前，五味，覆盆。）用之，能利小便，而不走氣，與茯苓同功；補虛明目。有駐景丸：（車前，熟地，菟絲），治眼昏黑花，迎風流淚均效。吳菱山先生，見產三日不下，以車前子爲君，冬葵子爲臣，枳殼白芷爲佐，服下立產。（催生效力）

●車前葉

【功效】內服，用爲健胃藥。外用可消腫；又用於疝氣。近時有用爲鎮咳袪痰藥，治小兒百日欬。功能涼血除熱，止吐衄，消癥瘕，與車前子同功。

●辛夷

【別名】木筆，玉甌，辛矧，新雉，房木，候木，候抄，候桃，流夷，新雉，迎春，望春，猴佻，猪心花，朝天蓮，報春花，朝天木蓮花。

【產地】產浙江金華縣，與陝西漢中府，自生於山野間；今處處有之，並可植於庭園。

【分科】屬木蘭科植物；入藥用其花蕾。

【形態】花先葉而開，六瓣，色白，花瓣片片似匙，長二寸許；其蕾有苞裹之，苞綠褐色，亦有茸毛，大五分許，形似木筆。

【性味】味辛，性溫，無毒。

【功效】中醫用以治頭風，腦痛，鼻病；兼用爲香料，爲升陽治上要藥。主頭腦各病，鼻淵，鼻塞，行胃氣，宣肺氣，治目眩齒痛，九竅風熱之病。

【處方】新本草綱目：辛夷，大黃，川芎，（各二兩。）荆芥，防風，（各三錢。）甘草，（二錢。）共爲細末，溫酒送下，名辛夷散；治諸毒氣上攻。辛夷，天南星，半夏，蒼朮，酒芩，川芎，黃蘗，滑石，牡蠣，（各等分。）共爲丸，名辛夷丸。治頭風，鼻涕下如白帶。

【用法】去外苞茸毛及蕊，水煮三四沸，晒乾，微炒用。

【用量】五分至錢半。

【禁忌】氣虛火盛者；及齒痛屬胃火者忌服。藥惡石脂；畏菖蒲，黃連，蒲黃，石膏。

【編者說明】辛夷能引胃中清陽；上行頭腦，兼以通竅。濁氣上升於腦，鼻流濁涕，如泉不已，俗名腦漏；即是鼻淵。蓋鼻爲肺竅，經謂九竅不和，皆屬胃病；陽明胃肺，環鼻上行。腦爲六神之府，鼻爲命門之竅，清陽不升，濁陰勢必上逆。辛夷能溫中走氣，治頭面目鼻九竅之病；軒岐之後，能達此理者，李東垣一人而已！

●忍冬

即金銀花籐，詳金銀花附錄。

●防己

【別名】解離，石解，房苑，房慈，載君行。

【產地】產四川，陝西，貴州，等省。

【分科】屬防己科之木防己之乾實。

【形態】爲碧褐色之小核，外包硬殼。

【品類】有木防已，及漢防己兩種；木防己為蔓莖，外皮灰褐色，內部汚白色，有氣孔，吹其一端，則氣從他端出，如木通。漢防己為瓜防已粗根，處處有肉塊，外部白色，內部黃色，類似桔梗根。

【性味】味辛苦，性苦，無毒。

【作用】在胃中，大激胃粘膜，使胃液分泌驟增。入腸，能激腸壁神經，使吸收力强大；同時又能阻止腸液之分泌。入血中，令全身粘膜充血，而以腎臟為尤顯，全身之過量水分，即被驅向腎臟，而腎臟之工作，亦就此而迅速。

【功效】用為利尿要藥。主行全身祛風行水，瀉下焦血分溼熱；治水腫，淋病，散癰腫惡結。

【處方】新本草綱目：防己，黃蓍，白朮，生薑，（各四錢。）人參，甘草，（各一錢。）水煎溫服，名防己湯；治風濕多汗。

防己，（一錢。）桑白皮，茯苓，紫蘇，（各二錢。）木香，（五分。）水煎溫服，名防己散。治妊孕腫滿，喘咳、小便不利。

新中藥著：同黃芪，白朮，白茯苓，防風，葵子，甘草；治淋病。

【用量】五分至錢半。

【禁忌】凡腎虛，陰虛，自汗，盜汗，口舌苦乾；及產前後血虛，均忌用。

【反藥】反細辛，草薢，雄黃，女苑。

【編者說明】古人治風用木防已，治水用漢防已；防已乃太陰木經藥也。去下焦濕腫及痛，并泄膀胱火邪，必用防已龍胆為君，黃柏，知母，甘草，佐之。本草十劑云：通可去滯，通草防已之屬是也。至於十二經，有濕熱壅塞不通，及下注脚氣，除膀胱積熱，非此不可。

◉防風

【別名】回辛，回草，回芸，茴草，百枝，百蜚，防豐，屏風，銅芸，簡根，曲方氏，山花菜，續紘膠。

【產地】產蒙古及山西河南等省。

【分科】屬繖形科植物；入藥爲防風之根。

【形態】爲黃白色紡錘狀之根，長尺餘，其狀極似胡蘿蔔。

【品類】有漢種防風，日本產，名宇陀防風，或籐助防風；又眞防風。爲山野自生之雜草，根入藥用。又濱防風，或產於海濱沙地，或栽植於園圃。

【成分】含有多量之澱粉。

【性味】味甘辛，性溫，無毒。

【功效】主用於感冒及痛風，爲和緩之發汗藥。治傷風頭痛，能表散發汗，諸般風，周身痛，搜肝，瀉肺，散風，勝溼；善治黃蓍，黃蓍得防風其功倍大，得葱白而行周身，得澤瀉藁本而治風邪，得當歸芍藥而治婦女風邪。

【處方】新本草綱目：防風，（二錢。）蒼朮，白朮，茯苓，芍藥，（各一錢。）生薑，（一片。）水煎熱服，名防風升陽除濕湯。治風濕，飧泄；及腸風滯下便血。防風，荊芥，桔梗，惡實，連翹，甘草，石膏，薄荷，枳實，川芎，蒼朮，知母，水煎溫服，名防風解毒湯；治風毒瘰癧。

【用法】剉細焙，用爲煎劑。

【用量】五分至三錢。

【禁忌】似中風，產後血虛發痙，二便祕

澀，小兒慢驚，陰虛盜汗，陽虛自汗者均忌。

【編者說明】防風治一身盡痛，乃卒伍卑賤之職；隨所引而至，此風藥中潤劑也。若補脾胃，非此引用不能行；凡脊痛項强，不能回顧，腰似折，項似拔者，乃手足太陽證，正當用防風。凡瘡在胸膈以上，雖無手足太陽證，亦當用之。錢仲陽瀉黃散中：其雖倍用防風者，乃於土中瀉木也。又防風能制黃耆，黃耆得防風，其功更大；如玉屏風散，加白朮黃耆，治盜汗自汗不止是也。

●弟切草

【別名】乙切草，小連翹。

【產地】爲山野自生之多年生草。

【分科】屬金絲桃科植物；入藥用其葉莖，及花穗。

【形態】莖高二尺餘，葉皆對生，作長卵圓形，無葉柄，葉面有黑點，花黃色五瓣，亦有黑點。

【成分】花穗含有香脂油。

【功效】揉葉莖，貼金瘡，斬傷，及無名腫毒；用其花穗，温煖疎解，能收斂，散凝血。治咳嗽，聲啞，肺傷，勞欬，又治吐血，下血等諸脫泄，浸葡萄酒服。殺胃腸蚘蟲，用此藥煎湯服；或搗爛貼腹部。稀釋乳汁凝結，消婦人乳房結核，有利尿之效；故亦用於黃疸水腫。

【製藥】採乙切草花穗陰乾之，榨油，爲最良之愈創藥。能愈創傷，潰瘍，排膿生肉；又散凝血，治打撲傷，肢節震顫，風痛脚痛。

【用量】普通少內服，故無定量。

●使君子

【別名】史君子，史均子，四君子，留求子，杜蒺藜子，風稜御史。

【產地】產福建，廣東，四川諸省；及安南印度等地。

【分科】屬使君子科植物，爲常綠蔓性之巨籐；入藥用其果實。

【形態】實爲長卵圓形，與梔子相似，長寸許，有五稜角，兩端尖銳；果皮茶褐色，薄而脆弱，內作白色，藏有油氣之種子。

【成分】含油脂，糖酸，纖維。

【性味】味甘，性温，無毒。

【功效】用爲殺虫及小兒要藥；主健脾，開胃，消積，除虛熱，殺藏蟲，治五疳，便濁，瀉痢，瘡癬，小兒百病。凡殺虫藥，味多苦辛，獨使君子及榧子，味甘而殺虫；凡大人小兒有虫病者，每月上旬，空心服使君子六七枚或煎殼飲服，虫卽盡死，隨大便出。

【單方】新本草綱目：小兒脾疳，用使君子仁末，米飲下一錢。小兒腹中有塊脹大，面黃肌瘦者，疳疾也。用使君子仁三錢，木鼈子五錢爲末，水成丸，如龍眼大；又用雞子一枚，頭破竅，納藥一丸，紙封竅，飯上蒸熟，空心服。

【處方】新中藥著：同蕪荑，蘆薈，厚朴，陳皮，滑石；治蛔虫。

新本草綱目：蘆薈，黃連，白朮，使君子，蕪荑仁，(各一分。)巴豆，(半兩。)(連殼置銀器內，煅存性，取一分；)共研末，飯成丸，如粟米大，名劉氏蘆薈丸。每服五丸或七丸，飯飲下，治小兒疳疾。

【用法】採仁炒用，搗爛吞服，或和他藥煎服。

【用量】三分至二錢。

【禁忌】忌飲茶，犯之作瀉或作呃。

【編者說明】凡殺蟲藥多是辛苦，惟使君子榧子甘而殺虫，亦異也。或云七生七煨，食亦良忌，飲熱茶，犯之即瀉；此藥味甘氣溫，既能殺虫，又益脾胃，所以能斂虛熱，而止瀉痢，爲小兒諸病要藥。凡大人小兒有虫病，每月上旬空腹食數枚，或以殼並湯嚥下，虫死而病亦愈矣。

●於朮

詳白朮條附錄。

●芸香

【別名】山礬，七里香。

【產地】產歐州南部；爲荷蘭藥之一種。

【分科】屬芸香科植物；入藥取用其葉。

【形態】葉互生，爲灰綠色羽狀複葉。

【成分】含有揮發油，樹脂，芸香酸等。

【性味】味酸澁，微帶甘。

【功效】用作鎭痙，驅風，通經藥：治久痢，止渴，殺虫蠹；爲香竄質，奏健胃，利尿，通經之奇效。驅散風氣痞滯，凡神經病，癇症，昏睡。用作泡劑，或取露水作洗眼藥，能恢復視力。

【用量】二分至一錢。

【附錄】芸香油：取自芸香葉中所含之揮發油，呈淡黃色，有苦味性之酸味，及不快臭氣，水中能溶化，功用相同。

●芸香草

【產地】產雲南四川等省。

【品類】有五葉芸香；及韭葉芸香二種。

【性味】味辛。

【功效】治瘡毒，截瘧瘴，解蠱，辟邪。

【用法】搗汁服。

●乳香

【別名】名香，滴乳，明乳，明王珍，馬尾香，天澤香，摩勒香，多伽羅香。

【產地】產廣東，西藏；及非州蘇馬里，東印度等地。

【分科】屬橄欖科植物；爲乳香樹幹滲出之脂液凝結者。

【形態】爲黃白色或灰白色之球圓形，或梨子形，乳頭形，鐘乳形等之膠質樹脂；表面蒙有白色粉塵，破碎面有似蜡之光澤，咬之則粘附齒牙，燒之則發出香氣爽快之煙。

【品類】乳香以附於樹幹凝結者爲上品，落於地下稍不潔呈暗色者爲下品。

【成分】含有揮發油，樹脂，膠質等。

【性味】味苦辛，性微溫，無毒。

【作用】入胃後，與胃液起作用，而被分解。至十二脂腸，始開始收吸，次第入血中，使血液流動增速；腦部神經被激而奮興，全身精神十分振興，思想亦感快樂。

【功效】用於瘡瘍心腹痛，創口痛，偏墜；爲活血伸筋要藥。主通行周身經絡，去風散瘀，活血定痛，拔瘡毒，消癰疽，治耳聾，中風，口噤不語，婦人血氣。

【處方】新中藥著：合當歸，白朮，沒藥，白芷，肉桂，甘草；治創口痛。佐金銀花，地黃，蒼朮，桃仁，防風，牛膝，羌活，威靈仙，茯苓，甘草；治偏墜。

新本草綱目：乳香，白朮，當歸，白芷，沒藥，肉桂，甘草，（各一兩。）共爲末，名沒藥乳香散。溫酒調下，治打撲損傷，痛不可忍者。

【用法】研爲粉末，內服吞下或入他藥作煎劑；外用敷創口。

【用量】二分至二錢。

【禁忌】癰疽已潰不宜服；忌火。

【附錄】薰陸香：乃乳香滴入土中，成紫黑塊者；主治風水毒腫，功同乳香，近多用以合香料，少供藥用。

【編者說明】乳香香竄，能入心經，活血定痛；故爲癰疽瘡瘍心腹諸痛要藥，亦取其活血之功。乳香與沒藥，性質相近，二藥每相兼並用；惟活血與散瘀之別，外用研末熬膏均可。

◉佩蘭

【別名】省頭草。

【產地】多生濕地，處處有之，以產江蘇太湖一帶者爲佳；爲多年生草本，梗葉皆入藥。

【性味】味苦辛；或作甘，性溫，無毒。

【功效】用爲辟穢，祛溼，開胃，和中要藥。主開胃化濁，和脾，行水，治癘風，口中甜膩臭氣，夏日暑熱內蘊，寒熱往來，頭痛牙疼，痞悶，嘔噦，反胃，腹脹。其葉可蒸爲露，芳香辟穢，能治霍亂；利水溼，夏令代飲料。

【用量】普通一錢至三錢。

【禁忌】凡陰虛血燥，舌絳胃枯，不能納穀，及氣分虛者，均忌之。

【編者說明】佩蘭爲夏令濕鬱不達之際，口中甜膩之氣上湧；乃醒胃開中之良藥。凡濕邪痞踞胸膈之間，有礙營衞升降之際，最易寒熱交作，滿悶不舒。佩蘭走氣道，故能利水道，爲蕩滌胃中陳腐之氣之要藥；芳香辟穢之良劑也。

◉卷柏

【別名】豹足，求股，交時，萬歲，含生草，地石草，長生不死草。

【產地】產陝西，山東等省，多附生於深山石壁；爲多年生之羊齒植物。

【分科】屬卷柏科植物；入藥用葉與莖。

【形態】莖高三五寸，分枝頗多，末端略呈四角形；葉小如鱗，四時青翠，遇日則向內卷，受濕則向外開展，故名卷柏。

【性味】味辛，性平，無毒。

【功效】用以治下血脫肛等症，主破血通經。炙用，性溫：止血，治腸風，收脫肛。又主五臟邪氣，女子陰中寒熱痛，癥瘕，血閉絕子。止咳逆，散淋結，頭中風眩，痿躄，強陰益精。

【用量】一錢至三錢。

【禁忌】多用於止血藥中；其他方劑罕入。

【編者說明】內經謂陰絡傷血下溢；卷柏卽川柏，主臟毒下血。與黃耆等分爲末，米飲每服二錢，川人甚神視此方；古人生用破血，炙能止血。

●昆布

【別名】綸布。

【產地】產東海及南海中，山東浙閩廣東海邊皆有之；附貼於礁石上。

【分科】屬昆布科植物；爲海藻類。

【形態】形長如帶，色褐，長約丈餘，闊五六寸，下部有柄。

【成分】含多量之碘；此外尙有溴及鈉，鉀，鈣，其大部爲粘液。

【性味】味鹹，性寒，無毒。

【功效】用爲除熱解毒要藥。主癭瘤，瘰癧，水腫積聚；治梅毒，肺結核，及腺病，此外胃弱及蛀牙亦用之。

【處方】新中藥著：合木通，海藻，松蘿，杏仁，半夏；治肋膜炎。佐海帶，黃連；治淋巴腺炎。同川芎，沈香，防風，金銀花，白蘚皮；治初期梅毒。

【用法】酒浸飲，或煎服。

【用量】普通一錢至三錢。

【禁忌】脾家有濕者忌用。

【編者說明】東垣曰：鹹能軟堅，故癭堅如石者；非此不除，與海藻同功！治頸項結核，癭瘤馬刀諸瘤，堅而不潰者；由營氣不從，絡氣不調。外爲硬腫，隨各引經藥治之，腫無不消；故昆布爲消堅散腫之要品也。

●松蘿

【別名】女蘿，蔦蘿，蔓蘿，蔓女蘿，金線草。

【產地】寄生於松杉類樹梢，處處有之。

【分科】屬松蘿科地衣類之植物。

【形態】爲絲狀之地衣，寄生於松杉之樹梢，倒掛下垂，尺餘長，色帶黃綠；分歧爲叉狀，子器生於枝頭，形狀如盤，邊緣有似毛之枝，子囊如棒，中藏胞子。

【成分】爲菌類及藻類所成之複合植物；其化驗所得之成分，爲水分，越幾斯，巴爾巴欽酸，素寧酸，鑛物性物質，燐酸，加里等。

【性味】味甘，性平。

【功效】用爲祛痰及利尿藥；平肝去風，去痰利水，治女子陰腫。

【用量】三分至一錢。

●松脂

【別名】松肪，松香，松膠，松膏，黃香，琥珀孫。

【產地】產山野及暖帶海岸地方，處處有之。

【分科】屬松柏科植物；入藥爲松樹滲之松節油，受空氣而凝結成脂者。

【形態】供藥用之松脂，爲鮮黃不透明或鮮褐色透映之樹脂，外面多被粉塵，質脆，易於粉碎，破碎面爲介殼狀。

【成分】含有同質異性之樹脂酸；此外則爲無水物及酸化物類。

【性味】味苦甘，性溫，無毒。

【功效】用爲鎮咳祛痰藥；主祛風去溼，

化毒殺虫，生肌止痛，外治熬膏多用之，治癰疽，惡瘡。又安五臟，除熱，揩齒，固牙，去齲。

【處方】新本草綱目：松脂，（七兩。）枯礬，生礬，（各一兩半。）共爲細末，磁罐收貯，名如聖散。治刀刃所傷，破筋斷骨，飛血不止；摻傷處，紙蓋絹紮。

松脂，（七錢。）大黃，（三錢。）爲末糊丸，名松脂丸。白湯送下，治心下痞鞕，大便祕結。

【用法】碎爲粉末服之；外治配他藥熬膏。

【用量】內服一日一格蘭姆，至二格蘭姆；外用無定量。

【禁忌】雖可內服，但性燥，宜慎用之。

【編者說明】松柏皆有脂潤，歷冬不凋；理爲佳物，服食多用，但人多輕忽之爾。世人服餌或合茯苓松柏實菊花作丸，亦可單服。時珍曰：松葉松實，服餌所須，松節松心，耐久不朽，松脂則爲樹之津液精華也；在土不朽流脂，日久變爲琥珀。

●松子仁

【產地】產東三省及雲南等處。

【性味】味甘，性微溫，無毒。

【功效】用爲滋潤要藥；主潤肺而治燥欬，潤腸而治虛祕，滋五臟，潤皮膚。又主骨節風，頭眩，去死肌，散水氣，潤五臟。

【用量】普通一錢至三錢。

【附註】松子仁潤而不洩，同柏子仁，麻仁；治虛祕甚良。

【編者說明】松子仁潤而不洩，合柏子仁，大麻仁，郁李仁，瓜蔞仁；名五仁湯。治腸痺虛祕甚良；氣溫味甘，滋皮膚，肥五臟，爲潤肺治燥之良劑。

●松花粉

【產地】產山野松枝上。

【性味】味甘，性温，無毒。

【功效】主潤心肺，止氣，止血，除風，亦可釀酒；並搽諸痘瘡傷損，及濕爛不痂。

【禁忌】多食，則發上焦熱病。

●枇杷

【別名】盧橘，無憂扇。

【產地】產於暖地，人家亦有種之者；尤以松江洞庭白沙種爲最佳。

【分科】屬薔薇科植物；入藥用其葉，果食爲食品。

【形態】果實作球圓形，大七八分，夏日成熟帶黃色，表面有軟毛，中藏子二三個。

【成分】含有水分，糖分。

【性味】味甘酸，性平。

【功效】能生津，解熱，止渴，下氣，止吐逆，治上焦熱。

【禁忌】多食，則發痰熱，傷脾，故脾胃虛寒者不可食；又不可與炙肉熱麵同食。

●枇杷葉

【形態】葉爲長橢圓形，長約五六寸，末端尖銳，邊緣有鋸齒，質堅厚，有皺襞，背面密生淡褐色之軟毛。

【成分】含亞未大林。

【性味】味苦，性平，無毒。

【功效】用爲咳嗽鎮咳藥；淋疾尿閉之利尿藥，亦治夏季傷暑之霍亂。能清涼下氣，主和胃解暑，清熱降肺，治熱咳痰多，嘔逆口渴。

【處方】新中藥著：枇杷葉，吳茱萸，木香，藿香，甘草，（各二錢。）莪朮，（一錢。）煎湯服，名枇杷葉湯。治傷暑，霍亂。

新本草綱目：枇杷葉，款冬，紫菀，杏仁，桑皮，木通，（等分。）大黃，（減半。）蜜成丸，如櫻桃大，食後夜臥各含化一丸；治肺熱久咳，身如火炙，肌瘦將成癆者。

【用法】採取之葉濕重者每片一兩，乾重者每片三錢。爲氣足，拭淨毛，（因毛射入肺令人咳）除筋剉用。

【用量】七分至二錢。

【編者說明】時珍曰：薑汁以治胃逆，蜜炙以降肺氣，枇杷葉氣薄味厚；治肺胃之病，取其下氣之功耳！氣下則火降而痰消，則嘔者不嘔，逆者不逆，清肺和胃，熬膏調服最良。

●波羅蜜

【產地】產南方熱地，及安南南洋等處；其果實甜美而香。

【性味】味甘微酸，性平，無毒。

【功效】主止煩渴，醒酒氣；核中仁，補中益氣。

【用量】普通爲食品，入藥無定量。

●玫瑰花

【產地】產浙江及江蘇二省最多，他處亦均有之。

【分科】屬薔薇科落葉小灌木；入藥取用其花。

【形態】爲輪形花瓣，壺狀花托，外面密生刺，內部藏多數雌蕊，花瓣色紫紅。

【成分】主要素，爲單甯酸，沒食子酸；餘爲葡萄糖，灰及纖維。

【性味】味微苦而濇，氣芳香；呈弱酸性反應。

【醫治】治月經過多症。

【處方】新中藥著：佐川芎，白芍，生地，柴胡，黨參，茯苓，條芩，生草，黃連；治月經過多。

【用法】研細末吞；如新鮮者，煎服。

【用量】每次一格蘭姆，至二十格蘭姆。

【禁忌】凡習慣性便祕，及慢性消化不良症，忌用。

【反藥】綠礬，胆礬，明礬，卵白，代赭石，禹餘粮。

● 狗脊

【別名】百枝，扶益，扶筋，狗青，強膂，狨奴。

【產地】山野溼地自生之宿根草，處處有之。

【分科】屬薔薇科植物；入藥爲狗脊之根。

【形態】根黑色，長三四寸，多歧，似狗之脊骨，大有兩指許，肉青綠色。

【品類】有兩種；一種根黑色，如狗脊骨；一種有金黃毛，如狗形，同入藥。

【性味】味苦甘，性微溫，無毒。

【功效】用爲益氣血，強筋骨要藥；功能治肝虛腎虧，脚弱腰痛，筋肉拘急，失溺淋露。又治男子女人毒風軟脚，腎氣虛弱，續筋，補益男子。

【用量】普通錢半至四錢。

【禁忌】腎虛有熱，小水不利或短濇黃赤，口苦舌乾，均忌用。

【反藥】惡香附，敗醬草。

【編者說明】狗脊能堅腎益胃，治男子失溺不節，女子帶下經淋（經曰：內不在臟腑而外未發於皮，獨居分肉之間，眞氣不能周，故曰周痺。風寒濕三氣雜至，痺之謂也；狗脊爲宣痺之要品。著名方劑四寶丹：（狗脊，蘇木，萆薢，川烏頭；）治諸風周痺，痲木不仁。鹿茸丸：（狗脊，白蘝，鹿茸，艾葉；）治衝任虛寒，能固精強骨。

●芥菜子

【別名】南芥，夏芥，芥醬，夏薹，臘菜，辛芳，花芥子，辣芥子。

【產地】栽植於園圃之一年生草；爲蔬菜類，處處有之。

【分科】屬十字科植物；入藥爲芥菜之種子。

【形態】子略作球圓形，帶黃褐色，或暗褐色，大如粟米。

【成分】除含揮發性之脂肪油外；並含有密倫酸加里，密洛辛。此密倫酸加里，受密洛辛之醱酵作用，即化生芥子油。

【性味】味辛，性熱，無毒。

【功效】供外用，爲引赤發泡藥；內用作催進消化藥。主温中，治痰，去喉痺；又搗子爲粉，入温湯，攪爲泥狀，塗於厚紙或布帛，貼附痛風，與腫物之痛處，至其部發赤則去之，又復貼附，可緩解其痛。又如法纏胸部，至發赤爲止，能消散肺炎之熱。

【單方】新本草綱目：痢烈，腹受冷；取芥菜子末，用水調和貼之，或和腰湯坐浴。中風口噤；用芥菜子一錢，醋二碗，煎成一碗，貼頷頰下。腰背腫痛；取芥菜子末用酒溶化貼之。經水三年不通，腰腹痛，寒熱往來；用芥菜子末二錢，食前熱酒飲下。

【用法】搗碎，稍炒用。

【用量】五分至二錢。

●知母

【別名】女雷，女理，水蔘，地參，兒草，苦心，昌文，鹿列，野蓼，東根，紙母，蚳母，莀母，連母，蝭母。

【產地】河內川谷瀕河；及解州滁州多產之。

【分科】屬百合科植物；入藥爲知母之根。

【形態】爲橫生根，狀類萬年青根，脊多皺紋，有鬚根，外部黃褐色，內部茶褐色。

【性味】味甘辛苦，性溫，無毒。

【功效】用爲淸涼解熱要藥。功能瀉肺火，淸胃火，下水腫，利二便；治傷寒煩熱，蓐勞，骨蒸，燥渴，虛煩，久瘧，下痢。

【處方】新本草綱目：知母，（六錢。）芍藥，黃芩，（各四錢。）肉桂，甘草，（各二錢。）水煎服，名知母湯。治產後乍寒乍熱，手足心溫，心胸煩滿。

【用量】五分至三錢。

【禁忌】洩瀉者忌。陽痿及易舉易痿，脾弱飲食不化，均忌用；又忌鐵。

【編者說明】知母入肺腎二經，治陽明獨勝之熱。其用有四；瀉無根之腎火，療有汗之骨蒸，止虛勞之熱，滋化源之陰。仲景用此入白虎湯；治不得眠者，煩燥也。煩出於肺，燥出於腎，君以石羔，佐以知母之苦寒，以淸腎之源，緩以甘草粳米，使不得速下也。時珍曰：知母辛苦寒涼，下則潤腎，燥而滋陰，上則淸肺金而降火，乃二經氣分藥也。黃柏入腎經血分，故二藥必相須而行。配合之方劑，知柏八味丸：（之味加知柏）。滋腎丸；卽通問散，知母，黃柏，肉桂，皆取其能制相火也。

●空沙參

卽薺苨詳薺苨條。

●羌活

【產地】產西羌者爲佳。

【分科】屬五加科植物；入藥用其嫩根。

【形態】根紫色，有蠶頭鞭節。

【品類】同獨活爲一類二種，產四川，陝西，甘肅者爲獨活；產西羌者爲羌活。或云即係一種，其老根爲獨活，嫩根爲羌活者。

【性味】味辛苦，性溫，無毒。

【功效】中醫專用以治頭痛，中風，痛風等症；主治頭痛，身痛，脚痛，機關不利，風濕諸痹，功同獨活而氣雄力宏。

【處方】新本草綱目：茯苓，羌活，菊花，川芎，前胡，黃芩，細辛，枳殼，蔓荊子，麻黃，防風，石膏末，甘草，(各二錢。)爲末，入水一盞，薑四塊，薄荷三兩，煎成七分，稍熱服，名羌活散。治風邪塞壅，頭目昏痛，肢節煩疼，天陰風雨，預覺不安。羌活，木通，(各一錢。)忍冬，土骨皮，大黃，防風，(各七分。)甘草(二分。)水煎服，名除痛解毒散。治痛風走注，骨節疼痛。

【用量】普通五分至錢半。

【禁忌】凡血虛發痙，血虛頭痛，及遍身疼痛，因而帶寒熱者，均屬內症；皆忌用，誤用必反劇。

【編者說明】風能勝濕，故羌活能治水濕；獨活與細辛同用。治少陰頭痛，頭暈目眩，非此不能除。羌活與川芎同用，治太陽少陰頭痛，透關利節；治督脈爲病，脊强而厥。羌活治風濕相搏，頭痛肢節痛，一身盡痛者，非此不能除。乃卻亂反正之主君藥也；故能引氣上升，通達周身，而散風濕，利四肢百節之痛。

●芡實

【別名】芡子，蔿子，蔿蕻，菱芻，梟頭，吳雞，鵠頭，鴻頭，雁頭，雁實，雞豆，雞頭米，雞頭菱，雞頭蓮，雞頭菜，藕梢菜。

【產地】產水澤中；暖地池沼，處處有之。

【分科】屬睡蓮科植物；入藥爲芡實之種子仁。

【形態】其果實狀如烏喙，爲三寸許之球實，外皮暗綠色有無數針刺，果肉中包藏無數種子，與無患子相似，外皮灰黑色，中有仁白色。

【成分】含有多量澱粉。

【性味】味甘淡，性平，無毒。

【功效】用爲強壯藥，並用於風濕作痛等症；固腎益精，補脾去濕，治夢遺滑精，帶濁，泄瀉，小便不禁，腰膝痺痛。蒸熟連穀搗粉，入濇精藥。又補中，除暴疾，益精強志，使耳目聰明；久服則身輕不饑，耐老，兼能開胃助氣。

【用法】蒸熟晒裂取仁，或舂碎取粉用。

【用量】五分至三錢。

【禁忌】生食動冷氣，小兒不宜多食，以難化也。

●芫花

【別名】魚毒，杜杭，敗華，杜芫，赤芫，兒草，老鼠草，黃芫花，頭痛花。

【產地】產河南以及北地山谷中，庭園亦可種植。

【分科】屬瑞香科植物，入藥用其花蕾；其葉與根投魚池中，魚盡死，故名魚毒。

【形態】開青紫色之合瓣花，尖端分裂而成四瓣，每梢叢生，作長穗形。

【性味】味辛苦，性溫，有小毒。

【功效】用以治水腫，又作祛痰藥。主治胸中痰水，喜唾，水腫，腰痛，下寒毒，肉毒，利血脈，治瘡毒。根療疥，可毒魚。

【處方】新本草綱目：芫花，甘草，大戟，(各五分。)大黃；(三分。)爲末稀糊成丸，如梧子大，名如神丸。每服五分或一錢，空心薑湯送下；治脚氣腫滿氣衝，心氣急不可忍者。

【用法】陳久者佳，先用好醋煮過，水浸一宿曝用。

【用量】五分至二錢。

【禁忌】能墮胎，孕婦忌用；多用洩人元氣。

【反藥】反甘草。

●板藍根

【產地】產山野中，爲藍草類之根。

【性味】味苦微鹹，性寒，無毒。

【功效】瀉溫毒，治斑疹，熱毒喉痧，咽喉腫痛。

【用量】普通二三錢。

●芭蕉

【別名】芭苴，天苴，板蕉，甘蕉，牙蕉，胆瓶蕉，優曇華。

【產地】產熱帶地方，爲多年生草；亦有栽植於庭園以供賞玩者，處處有之。

【分科】屬芭蕉科植物；入藥用其葉莖及根。

【形態】莖軟虛如芋莖，高至五六尺。葉作長橢圓形，長丈餘，闊一二尺，中肋兩側有並行脈，受風輒裂。花蕾類蓮華，呈黃白色，以長莖下垂。果實爲肉質，作五稜，熟時味類葡萄，可供食。每開花後，葉莖俱枯死，旁生小苗，根形似芋魁，類靑色。

【功效】詳見甘蕉條。

●**花紅** 又名林檎。

【產地】產安徽，江蘇，浙江等省；多栽植於園林內，他處亦有之。

【分科】屬薔薇科植物；爲花紅樹之果實。

【成分】含有糖類澱粉及有機酸。

【功效】能助消化，清血液；又爲貧血痿黃病之補血滋養藥。

【用法】普通爲食品；每食後服一棵，有上項功效。

●**虎掌**

即天南星，詳見天南星條。

●**虎杖草**

【別名】武杖，枯杖，班杖，酸杖，泔著，太蟲杖，甘除根，酸筒草。

【產地】山野間自生之多年生草本，處處有之。

【分科】屬蓼科植物；入藥採用其宿根。

【形態】其根外作黃褐色，內作白色，狀若柳根。

【性味】味甘，性微溫，無毒。

【功效】用作通經及淋病藥；主通月經，治五淋，破瘀血，療積聚作脹，產後血暈，通沙石久淋；止渴，解熱毒。

【單方】新本草綱目；沙石淋雖經十數年之久者；用苦杖根剉碎，取一合，入水五合，煎或一盞，去滓，入麝香，乳香；服少許，一次卽愈。又男女五淋；用虎杖草根末二錢，米飲下。月水不利；用虎杖草根，三兩，凌霄花，沒藥，各一兩爲末；每服一錢，熱酒下。

【處方】新本草綱目：虎杖草，合歡草，滑石，甘草，(各等分。)共爲末，名。每服一錢，生薑湯飲下，日三服，治淋病。

【用量】普通一錢至三錢。

【禁忌】孕婦忌用。

【編者說明】時珍曰：孫眞人千金方；治女人月經不通，腹內積聚，虛脹，雷鳴；有虎杖煎。又有人患沙石淋，已十三年，每溺痛苦不可忍，溺器中小便下沙石，剝剝有聲，百方不效。偶得此方，服之，一夕而愈；爲通經通淋之聖藥。

●虎頭蕉

【產地】產山野中；以福建臺灣等處爲佳。

【性味】味苦，性溫，有毒。

【功效】去風，治風痹，吐血，（焙，研末，酒服。）血淋，婦女白帶。

【用量】普通二三錢。

【禁忌】服後須避風，否則發風疹，幷忌多服。

●迎春花

【產地】處處可以栽種，立春前後開黃花，故名迎春。

【性味】味苦濇，性平，無毒。

【功效】主治腫毒惡瘡，陰乾研末，酒服，出汗便瘥。

【用量】普通二三錢。

●金耳

【產地】產雲南山中，形較銀耳爲大，其色金黃；故名金耳。

【性味】味甘淡，性平，無毒。

【功效】主滋陰，補腎，潤腸，益津。

【用量】普通爲服食品，入藥無定量。

●金果欖　又名金苦欖。

【產地】產廣東廣西等省，結實似橄欖，根入藥。

【性味】苦味，性大寒，無毒。
【功效】主解毒；治咽喉急痹，辟山嵐瘴氣。雙單喉蛾，口爛齒痛，（切片含。）目痛耳脹，熱咳，吐衄，內外結熱，遍身惡瘡；瘰癧疽，發背焮赤，疔腫，蛇蟲螫傷，（研磨塗之。）
【用量】普通一二錢。

●金沸草　即旋覆花，詳旋覆花條。

●金鈴子　即苦楝子，詳苦楝子條。

●金雞勒

【別名】金雞那，雞那皮。
【產地】原產祕魯國，和南亞美加利；今印度亦產。
【分科】屬茜草科植物；入藥為雞那樹之皮。
【形態】成捲形塊，外繞以薄膜，外粗糙，紅絳色，有植槽與脊皮及橫裂縫；內部七紅色，斷面有參差鋸形，及紅色粉末。
【醫治】瘧疾。
【用法】煎服，時間不可在飯前。
【用量】每次一格蘭姆半，至三格蘭姆半。
【禁忌】孕婦忌服，胃液凝忌用。
【反藥】反石灰，明魚膠。

●金雀花　又名黃雀花。

【產地】產廣東，及西洋各國。
【分科】屬豆科植物之落葉灌木；入藥用其花及嫩枝。
【形態】花冠似蝶，色金黃，雄蕊長短不等，嫩枝平滑，色綠，有數條縱稜複葉。

【成分】主要素爲金雀花粉質，餘爲揮發油，單甯，樹脂，糖等質。
【性味】味甘濇，呈酸性反應。
【作用】入胃後，微能補胃液之缺乏，以增加消化之力。至腸中，除激腸之粘膜，使蠕動增速外，又能介腸壁吸入血中，以亢進動脈之血壓，而增加尿量；并能激腎臟神經，而擴張其動脈，以奏利尿之功。
【功效】作利尿劑，及醫治水臌。
【處方】新中藥著：合大腹皮，黃芩，茅根，車前，海金砂，桑皮，甘草；治水臌。
【用法】研末吞服；新鮮者，搗爛煎服。
【用量】每次半格蘭姆，至一格蘭姆。

●金盞花

【別名】長春花，醒酒花。
【地產】各處均有，惟常州產者爲最佳。
【分科】爲菊科金盞草屬之一年或二年生草，入藥用其花。
【形態】頭狀花序，舌狀或筒花冠，赤黃色。
【成分】主要素爲金盞花粉質。
【性味】味酸，呈弱酸性反應。
【作用】在胃中，略能增多胃酸，以助消化，由腸壁而吸入血中，能刺激末梢神經，使微血管收縮；惟效期甚短，故僅能止血於一時。
【醫治】治療痔核出血。
【處方】新中藥著：同當歸，芍藥，川芎，地黃，五倍子，黃柏；治痔核出血。
【用法】煎飲或浸酒服。
【用量】每次一格蘭姆半，至八格蘭姆。

●金櫻子

【別名】刺梨子，山石榴，山雞頭子。
【產地】產湖南江西等省，山林間甚多，各處亦均有之。
【分科】屬薔薇科植物；入藥用其果實。
【形態】狀似指，有刺叢生，色黃。
【成分】主要素爲蘋果酸，檸檬酸；餘爲單寧酸，樹膠糖質。
【性味】味酸濇，性平，無毒。
【作用】入胃後，微有助胃液之不足，以促進消化之功能。入腸能使腸壁之粘膜收縮，分泌減少；至血中，略能將微血管收縮，白血球之運動，亦稍被壓減，故有止瀉退熱之效。
【功效】主治脾泄下痢，止小便利，遺精滑精，久濁，崩帶。又爲固精祕氣要藥，並治腸黏膜炎。
【處方】同芡實，蓮子，菟絲子，茯苓；治腸黏膜炎。
【用量】普通錢半至三錢。
【禁忌】泄瀉由火熱暴注者，小便不禁，及精氣滑脫；由陰虛火熾而得者，均忌。

●金銀花

【別名】忍冬花。
【產地】處處有之，多生於山野之間；爲蔓性小灌木。
【分科】屬忍冬科植物；入藥用其花。
【形態】初夏開花於葉腋，帶紫白色，尖端五裂如唇，爲長合瓣花冠，中貯蜜，甚芳香，經二三日，花冠變黃；當開花時，則黃白相間，美麗可觀，故有金銀花之名。
【性味】味甘，性寒，無毒。
【功效】用作瘡毒及腫瘍，爲解毒散熱要藥。主癰疽楊梅瘡毒，風氣溼氣，尸痒，清肺補虛，解諸菌毒；治熱毒血痢。

【單方】新本草綱目：無名腫毒，金銀花并葉同搗，絞取汁，溫服，渣敷患處。食諸菌中毒，金銀花煎服。脚氣衝心，金銀花末，酒調服。

【處方】新本草綱目：金銀花，知母，貝母，天花粉，白芨，半夏，穿山甲，皂角刺，乳香，（各一錢。）水酒各半煎服，名內消散。治癰疽，發背，對口疔瘡，乳花，百種無名腫毒，一切反藥；此藥能令內消。

【用量】普通一錢至三錢。

【禁忌】虛寒作泄者忌。

【附錄】忍冬藤：即金銀花之藤莖，性味功用，與花同；而治經絡濕熱，筋骨酸痛，尤為得力。

忍冬酒：忍冬藤五兩，甘草一兩，用好酒製；治癰疽發背。

【編者說明】昔人稱其治風，除痹，解痢，化熱為要藥，後世稱其消腫，解毒，治瘡要藥；而昔人並未言及，乃知古今之理，萬變不同，未可一轍論也。治癰疽發背，無名腫毒，不問已潰未潰，或初起發熱，狀類傷寒，老幼虛弱者，皆可服之；未成者內消，已成者即潰。著名方劑有眞人活命散：（金銀花，白芷，當歸，川貝，乳香，穿山甲，防風，陳皮，甘草，天花粉，沒藥，角刺）；一切癰疽，皆能潰散。連翹歸尾煎：（金銀花，歸尾，紅藤，連翹，甘草等分）；治流注丹毒。連翹金貝煎：（連翹，貝母，夏枯草，金銀花，蒲台英，紅藤）；治癰毒在臟腑胸膈之間者均效！

●金銀花露

【製法】採取鮮金銀花，蒸取之。

【功效】治癰疽，胎毒，溫熱痧痘；能開胃寬中，養血清火，散暑解毒。

●金星草　又名七星草。

【功效】主治發背癰腫結核；能涼血解熱，通五淋，塗瘡腫殊效。

●金毛狗脊

又名狗脊，詳狗脊條。

●金線釣蝦蟆

【產地】產田野山石間，處處有之。

【功效】主敗毒，治瘡癰，合外用藥膏。

【單方】括要：主敗毒，治心痛，（陳酒煎服。）百病，（煎膏貼。）瘵惡毒流注，痛毒，鼠瘻，（合生酒搗服。）疔瘡，腫毒破爛，（拍熟貼。）痔瘡，（磨水擦。）

●建神麯 詳神麯條。

●阿魏

【別名】形虞，阿虞；薰渠，魏去疾。

【產地】產於波斯，阿富汗，尼斯丹及其鄰邦；大都自孟買運出。

【分科】屬繖形科植物；入藥取用其切斷根滲出漿汁，乾而製成。

【品類】阿魏之基本植物既多，收集之法又異；不惟形態不一，且混有夾雜物，故品類頗不齊。一為顆粒狀阿魏，二為塊狀阿魏，三為含沙阿魏。

【形態】顆粒狀阿魏：為大小不勻之圓形顆粒，有脂肪之光澤，其新鮮者，色類白而柔軟，可搓捏，經日則變紅，紫，褐，質堅硬；然搓以手掌，仍柔軟如前，破碎面色白，觸空氣則微紅，終變為與外相同之褐色，此乃最佳品。塊狀阿魏：為不整齊之塊片，其間稍粘連，色暗褐，有粘著性，中有稍淡明之顆狀阿魏，顆粒多則價貴，少則較廉，每雜有根之截片莖毛等，坊間以此為最多。含砂阿魏：亦無形之堅塊，色暗褐，破面有玻璃光澤，中雜石膏砂石等，品最劣。

【成分】含有樹脂，護謨，硫性揮發油。樹脂一稱阿橙脫；本係白色，觸空氣則變紅。

【性味】味辛，性平；或作溫，無毒。

【功效】向用爲衝動祛痰，調經，驅蟲，驅風之藥。主消肉積，殺細虫，去臭氣，解蕈菜及死牛馬肉毒；治心腹冷痛，瘧痢，傳尸，疳勞，鬼蠱。此藥昔用於呼吸器及泌尿生殖器之炎症，今則多用爲臟躁病鎮痙藥；此外治月經閉止，或催進男子之生殖慾。

【處方】新本草綱目：阿魏，（醋浸一宿研如泥；）（半兩。）黃連，（炒；）（半兩。）花碱，（研如粉；）（三錢。）山查肉，（一兩。）連翹，（半兩。）半夏，（皂角浸一宿；）（一兩。）右爲末，炒神麴糊丸，如蘿蔔子大，每服二十丸，空心米飲下，名阿魏丸。治小兒食積，服如蜘蛛狀，肚痛，小便白濁。

【用法】酒浸軟，研用。入丸藥時，將他種粉藥；乘濕加酒研磨爲粉末，或製爲丸劑。

【用量】每次一格蘭姆，至三格蘭姆。

【編者說明】阿魏消肉積，殺小蟲，故能解毒辟邪，治瘧痢極效。○時珍曰：四川譚君病瘧半年，方用眞阿魏，好丹砂各一兩，研勻米糊丸，皂子大，空心參湯服一丸卽愈。治瘧以水飲下，治痢以黃連木香湯下，瘧痢亦多起於積滯故爾。外用有阿魏膏；貼之，治一切痞塊結核，諸證頗效，

●阿片

【別名】鴉片，霞片，阿芙蓉，罌粟泡。

【產地】產東印度，土耳其，埃及，波斯，日本等國；及我國雲南，貴州，四川等省。

【分科】屬罌粟科植物；取用其果實割破滲出之漿，煉製入藥。
【形態】爲暗褐色不整之塊，遇熱度則柔軟，試燃以火，立卽膨脹。
【成分】含有嗎啡之成分；尚有植物鹽基，並護謨，樹脂，脂肪，蜡分，糖分，粘液素，蛋白質，灰分等。
【性味】味苦辣，性帶麻醉，有劇毒。
【作用】入胃時，能刺激神經，令人發嘔，旋卽被麻醉；疼餓等知覺，均行消失，胃分泌亦減少。至腸，亦能刺激腸壁神經，使腸壁失去知覺；同時分泌減少，蠕動遲緩，由腸壁次第吸入血中，由末梢神經而達腦部，腦廻先受其激，旋卽被阻。蓋由嗎啡直接行於腦血中，非自腦中之神經所致，其激腦功程所顯之狀。如令人感情隆重，志願暢達，幻想異常，敏銳過人；同時亦雜有紊亂之思想，性慾亦異常抗進。若服大量，或服時過久，竟能令大腦完全麻醉，全身知覺咸失，心跳緩慢，呼吸亦促迫而死。
【功效】用爲麻醉藥，有鎭靜腸蠕動機之功用。常用於下利，赤痢，霍亂，腸出血，急性腸閉塞諸症，並治脫肛不止，澀精氣。
【處方】新中藥著：同安息香，龍腦，大茴香；治胃粘膜炎。佐肉桂，丁香，良薑，甘草；治腸結核。
新本草綱目：阿片，(二錢。)黃連，沈香，砂仁，黃蘗，甘草，(各三分。)爲末，小麥糊丸，如梧子大，朱砂爲衣，名如神丸；治痢疾。
【用法】燒烟吸入，或呑服。或浸酒飲。
【用量】一次千分之五格蘭姆，至百分之一格蘭姆。

【禁忌】習慣性便祕。

【反藥】葱，蒜，鹽，醋，石灰，橘皮。

●阿仙藥

【別名】兒茶，孩兒茶，百藥煎。

【產地】產於東印度。凡屬於豆科，茜草科。棕櫚科植物，其樹心，樹皮，樹葉，果實等，皆含有單甯酸，均可收採造成水製越幾斯，以供應用；凡充藥用者，須精選佳品。

【形態】阿仙藥之種類不同，故形態亦不一。有爲暗褐色不整之硬塊，外面無光澤，破碎面爲貝殼狀，色黑褐，光澤似蜡。有爲骰子形或稜柱狀之小片，外現暗褐色，破碎面作灰黃色，無光澤。有爲板片狀之硬塊，色黑褐，有光澤。

【成分】含有多量之單甯酸；此外尙有加台品等質。

【性味】味酸，鹹，甘，性平。

【功效】專用爲止血收歛藥。淸肺化痰，解熱，治久痢，脫肛，去濕，止渴；治下血，及口舌生瘡。

【單方】新本草綱目：淸肺，止咳；用阿仙藥，訶梨勒，荊芥穗，(等分。)爲末，薑汁塗蜜丸，如芡實大，每噙一丸。腸癰內痛；用大棗去核與核同焙，阿仙藥，(等分。)爲末，每服一錢，溫酒下。臁瘡出黃水久不愈者：用阿仙藥末，唾調敷瘡外；並以貫衆煎湯日洗一度，洗後敷藥。男婦血淋；用阿仙藥，車前子，炒黃連，(各三錢半。)木香，(二錢。)滑石，(一錢。)共爲末，空心燈草湯服二錢。刀傷，腫瘍；以阿仙藥，沈香，丁子，(各一分。)爲細末摻之。脫肛不收；阿仙藥末，煉蜜塗上。

【用法】研爲粉末用之。

【用量】五分至一錢。

●附子

【產地】產四川山野，亦可種植，冬播而春生苗；卽附烏頭旁生而大者，故名附子。

【性味】味辛甘，性大熱，有大毒。

【功效】爲扶元回陽，補火退寒要藥：主治寒濕痿躄，癥瘕積聚，命門火衰，脾胃虛寒。又兼治霍亂轉筋，陽氣暴脫，及眞寒假熱，陽氣欲散；療寒痰，濕痰，寒痛陰疽。

【用量】普通一錢至三錢。

【禁忌】一切陽症火症，熱症，陰虛內熱，血液衰少症，均忌；又忌豆汁，畏飴。

【編者說明】稟雄壯之質，有斬關奪將之氣；故仲景四逆眞武白通諸湯多用之，其有功於生民者甚大。金匱八味丸，爲陰火不足者設；錢仲陽六味地黃丸，爲陰虛設。附子乃補陽之品，必妨涸水；熱附配麻黃，發中有補。麻黃附子細辛湯，麻黃附子甘草是也。生附配乾薑，補中有發；乾薑附子湯，附子理中湯是也；又附子無乾薑不熱，得甘草性緩，得桂則補命門，不可不知。

●青皮

【別名】小青皮，青橘皮。

【產地】產廣東，福建，浙江等省；同陳皮，乃橘之未黃而色青者。

【性味】味苦辛，性寒，無毒。

【功效】爲散積消痞，除痰，發汗要藥。主氣逆脅痛，小腹疝痛；治堅癖，消乳腫，療膈氣。

【用量】普通五分至錢半。

【禁忌】誤服立損眞氣，不可單用；必與參朮芍藥等補脾藥同行。肝氣虛者均忌。

【編者說明】青皮沉降；治肝胆之病，乃引經之藥。破滯削堅，皆治在下之病，有滯氣破滯氣，無滯氣當損真氣；陳皮治高入脾肺，青皮治低入肝胆，故人多怒，有滯氣，脇下有鬱積，或小腹疝疼，用之以疎通肝胆，行其氣也。炒黑則入血分，清脾湯內用青皮疎利肝邪，則癖自不結也。木香檳榔丸，有青皮推蕩食積，破氣瀉熱也。

●青蒿

【別名】香蒿，草蒿。

【產地】自生於河岸或海濱，處處有之。

【分科】屬菊科植物；入藥用其葉。

【形態】葉爲複葉而細裂，葉面平滑，梢端之葉幾如線狀。

【性味】味苦，性寒，無毒。

【功效】爲清虛熱要藥：中醫用以治虛勞，骨蒸，煩熱盜汗，瘧痢虛熱，血中伏熱，且能明目。生搗，敷金瘡，自能止血。男女勞瘵，瘦疲，用青蒿葉細剉，入水三升，煎至一升半，去滓，亦可煎爲膏；和丸，如梧子大，臥時溫酒下二十丸。虛勞，寒熱，骨蒸，煩熱，童便製爲末，烏梅湯下；或以人參麥門冬爲佐，煎膏爲丸。食後，米飲下二十丸；水煎，洗瘡疥。

【單方】新本草綱目：一切傷痕，用生青蒿揉碎，敷之。蜂蠆螫傷，揉青蒿葉敷螫處。

【用法】揉生葉，用其汁，或以神麯製之，亦有浸童便用者。

【用量】一錢至二錢。

【禁忌】產後氣虛，內寒作瀉，及飲食停滯，泄瀉者均忌；又凡產後脾胃薄弱，忌與歸地同用。

【編者說明】青蒿最清少陽，其性輕浮，治骨蒸勞熱；若有肝逆，嫌乎升矣！著名方劑有秦艽鼈甲散

：（青蒿，鱉甲，柴胡，知母，秦艽，地骨皮，當歸，烏梅；）治骨蒸風勞，斂汗止嗽。有青蒿鱉甲湯：（青蒿二錢，鱉甲五錢，生地四錢，知母二錢，丹皮二錢；）治溫病，夜熱早涼，解肌無汗。

●青黛

【別名】花青，藍菁，藍露，靛花，靛青，澱花，螺青，羅青，青缸粉，青蛤粉，螺子黛，螺兒青。

【產地】產皖北贛南等地，他處亦有之。

【分科】屬蓼科植物；卽藍葉製成之。

【形態】爲無臭無味，輕鬆之青藍色粉末。

【成分】青黛之主要成分，爲藍素；尙含有蛋白質，膠質，無機物等。

【性味】味鹹，性寒，無毒。

【功效】爲解散熱毒要藥：用以治小兒驚癇，並諸般咬傷；兼爲止血及諸瘡藥。主散五臟鬱火，治時疾熱狂，與大青同功；幷敷熱瘡蟲咬，治小兒丹毒，疳熱，敷癰疽。

【單方】新本草綱目：蟲刺傷；青黛，雄黃末，水和塗。臁瘡：先用鹽湯洗，再以青黛，加輕粉少許，塗布。

【處方】新本草綱目：輕粉，青黛，（各一分。）天竺黃，（二分。）黑牽牛末，（五分。）同研末，蜜成丸如豌豆大，一歲一丸，溫薄荷湯下。

【用量】三分至一錢。

【附錄】藍汁：卽藍葉之汁，主解一切毒，百藥毒，天行熱狂，遊風熱毒，腫毒，吐衂血，金瘡血悶，煩渴，女人產後血暈。

藍澱：卽藍汁中和有石灰者；主解諸毒，敷熱瘡，小兒禿瘡熱腫，其止毒拔毒及殺虫之功，更勝於藍。

●青葙子

【別名】草決明，青襄子，還瞳子，草蒿，天靈草，野雞冠，野雞頭，崐崙草，雞冠莧。

【產地】產南方暖地田野。

【分科】屬莧科之野雞頭；入藥採其種子熟者。

【形態】爲扁圓形之種子，大分許，色黑，極類雞冠花子。

【性味】味苦，性微寒，無毒。

【功效】爲眼科要藥：主鎭肝明目，治赤障，青盲翳膜；並治蟲疥惡瘡。

【用量】五分至三錢。

【禁忌】虛寒之人，火衰目病者不宜。

【編者說明】古人理眼，有青箱子丸。青箱子內經中不言治眼，惟藥性論，日華子始言治肝明目，今人多用治眼；殊與經意不相當。然用之治目，往往有驗，尤可徵據。

●青鹽陳皮

【功效】主消痰，降氣，生津，開鬱，運脾調胃，解毒安神；與陳皮性同而較潤。

●夜叉籐

即何首烏籐，詳何首烏條。

●玫瑰花 又名紅玫瑰。

【產地】產浙江及江蘇最多，他處亦有之。

【分科】屬薔薇科植物；入藥爲玫瑰之花。

【形態】爲輪形花瓣，壺狀花托，外面密生刺，內部藏多數雌蕊，花瓣色紫紅。

【成分】主要素爲單寗酸，沒食子酸；餘爲葡萄糖，灰，纖維。

【性味】味微苦而濇，呈弱酸性反應。

【功效】用爲收斂藥，醫治月經過多症；

性稍收斂，功能刷淨汚液，令體內清潔强壯。胸病，吐血，勞欬，肺瘍，白帶下，月經過多，下瀉等症，法用花與砂糖研和冲服；或泡湯代茶飲之。

【單方】新中藥著：佐川芎，白芍，生地，柴胡，黨參，茯苓，生草，黃連；治月經過多症。

【用法】須用新鮮有芳香之花瓣製藏，香氣散，則無效。研細末吞或新鮮煎服。

【用量】五分至錢半。

【反藥】綠礬，胆礬，明礬，卵白，代赭石，禹餘粮。

●屋下敗茅

詳白茅根附錄。

●前胡

【別名】全胡，血籐，西天蔓，射香菜，蜘香菜。

【產地】自生於山野之間，各處皆有，以產浙江吳興者爲勝。

【分科】屬繖形科植物；入藥用其根。

【形態】爲類似柴胡之根，外面色汚黑，內部白色，質柔韌，氣芳香。

【性味】味苦；或作甘辛。性微寒，無毒。

【功效】用爲祛痰降氣藥：主治時邪痰氣，小兒疳熱，痰熱，哮喘，咳嗽，嘔逆，痞膈，霍亂。解風寒，理胸腹。（按前胡，柴胡，俱是風藥；但前胡性升，柴胡性降，爲不同耳。）

【處方】新本草綱目：前胡，厚朴，茯苓，紫蘇子，檳榔，草豆蔻，（各一兩。）橘皮，木香，（各三分。）用生薑半分，水煎服，名前胡散。治腹虛脹滿，不思飲食。

【用法】去蘆頭，洗土氣，剉，乾，焙用；或剉，浸竹瀝，乾，焙用。

【用量】七分至三錢。

【禁忌】凡陰虛火熾，凝結爲痰而嗽，頭痛不因於痰，而由陰血虛，內熱心煩，外現寒熱而非外感者忌用。

【編者說明】前胡辛以暢肺解風寒，甘以入脾理胸腹，苦泄厥陰之熱，寒散太陰之邪；其功長於下氣，故能治痰熱，欬逆嘔泛諸疾。氣下則火降，而痰亦隨之降矣；所以有推陳致新之績，爲治風痰要藥。

●南瓜

【別名】番南瓜，　蠻南瓜。

【產地】多種植於園圃田野，處處有之。

【分科】屬胡蘆科植物；服食取用其果實。

【形態】爲巨大漿果，多爲扁球圓形，有縱溝數條，表面有疣瘤，初呈綠色，後變橙黃色，中藏多數扁橢圓形種子。

【成分】含有多量澱粉。

【性味】味甘，性溫，無毒。

【功效】用作驅蟲劑，尤多用於驅除絛蟲。熟食，主補中益氣。

【用法】剖瓜，晒乾爲粉末用之。

【用量】三錢至五錢。

【禁忌】多食則發腳氣，及黃疸病；若同羊肉食，令人氣壅。

●南瓜蒂

【功效】能保胎，易於小產者宜之。又焙研爲末，敷疔瘡。

●南沙參

即南方所產之沙參，詳見沙參條。

●南天蠋

【別名】牛筋，　男犢，　楊桐，　南蠋

，染菽，南天竹，烏飯草。

【產地】產江浙湖北等省，爲山野自生，或栽植庭園之常綠灌木。

【分科】屬小蘗科植物，其葉與實，俱入藥；子名南蠋子，葉名南蠋葉。

【形態】葉由多數披針形小葉而成，數回作羽狀，實作小球狀，初綠色，至冬成熟，則呈美麗之赤色；時有亦變形爲黃色或白色者。

【成分】含祕魯培林；亦含衰化輕。

【性味】葉苦酸濇；子酸甘，性平，無毒。

【功效】專用作強壯藥：葉強筋，益氣力，止泄，除睡，久服則長年，令人不饑；子強筋骨，益氣力，固精駐顏。

【單方】新本草綱目：小兒百日咳；用白南天蠋實，燒焦服之。

【用量】一錢至三錢。

【附註】凡變白之藥，都是氣味苦濇，有妨脾胃；惟南天蠋氣味和平，兼能益脾。

●厚朴

【別名】川朴，劉朴，赤朴，厚皮，重皮。

【產地】產四川，河南，陝西，湖南等省，生山谷中。

【分科】屬木蘭科之落葉喬木；入藥爲厚朴之皮。

【形態】皮厚而寬，有鱗皺，色深紫而棕。

【性味】味苦辛，性溫，無毒。

【功效】爲下實散滿祛濕健胃要藥：主溫中益氣，消痰下氣，氣血痺，濕霍亂；治中風，傷寒，頭痛，反胃，冷痛，腹滿，喘咳，殺腸中蟲，治腹內雷鳴虛吼，宿食不消，去結水，破宿血。

【用量】普通七分至二錢。

【禁忌】性能耗血，凡脾胃虛者忌之；孕婦無故亦忌用。

【反藥】惡澤瀉，磁石，寒水石，忌豆。

【編者說明】厚扑之用有二：平胃一也，去腹痞二也；而孕婦忌服，雖除腹痞，若虛弱人宜斟酌用之，誤服脫人元氣；惟寒濕脹，氣鬱滯者可用，乃結者散之之神藥也。厚扑氣溫能瀉陽明之實，平胃散用之；佐以蒼朮，正爲瀉胃中之濕，平胃土之太過，以致中和而已。著名方劑，有三物香薷飲：（厚扑，藊豆，香薷），和脾清暑，除濕散滿。厚扑溫中湯：（陳皮，甘草，茯苓，乾薑，草蔻，木香），治腹痛濡瀉，痞滿嘔吐等症。厚扑生薑半夏人參湯；治發汗後，腹痞滿者。小分清飲：（茯苓，猪苓，扑厚，澤瀉，枳殼，米仁，）治小水不利，濕痞脘滿，膀胱氣化失司，及景岳小和中飲，大和中飲等。】

●威靈仙

【別名】能消，壽祖，鐵脚威靈仙。

【產地】產河南，陝西，山東等省，南方亦間有之。

【分科】威靈仙有二種，一屬玄參科之九蓋草；一屬毛茛科之鐵線蓮，入藥俱用其根。

【形態】九蓋草，即草本威靈仙；自生於山地之多年生草，人家亦多植之，春從舊根抽出圓莖，高三四尺，葉作深綠色，廣披針形，邊緣有鋸齒，每節對生五葉，重疊數層，夏日莖頂開長六七寸之穗狀花，花爲白色或青紫色之六片合瓣花冠。鐵線蓮，即鐵脚威靈仙；爲蔓生灌木狀之多年生草，以葉柄纏絡他物，葉爲複葉，於花梗基部，對生卵圓形小葉，夏季開花，大一寸許，爲白或青色之六片花。鐵脚威靈仙，一株叢生數十條長根，外部呈黑色，或黑褐色，內部爲黃色之木質，木易折，木部較皮部爲小；通常概用鐵脚威靈仙。

【成分】主要素爲威靈仙酸；餘爲單寧酸，樹膠，樹脂，揮發油。

【性味】味微辛鹹；或作苦，性温，無毒。

【功效】爲痛風要藥，又用作利尿及通經藥：醫治肋間神經痛，止痛治風，主通周身經絡，去新舊積滯，治風濕痰氣，一切冷痛，行風袪風，上下皆宜。

【處方】新中藥著：合當歸，防風，牛膝，沙參，甘草，香附子，藿香，麻黃，芍藥，杏仁；治肋間神經痛。

新本草綱目：威靈仙，（十二兩。），零陵香，乾荷葉，藁本，藿香，白芷，甘松，（各半斤；）名燥洗藥。每用二兩生絹盛於釜內，用水十二筒，熬數沸，於無風房內淋浴；治一切風疾燥痒，以之淋洗。

【用量】五分至三錢。

【禁忌】體温增高，盜汗，及痎瘧，口渴，身熱者；均忌。又忌火，及茗麵。

【編者說明】威靈仙屬木，治痛風諸風之要藥也。在上下者，皆宜服之，尤效。其性好走，亦可橫行，能治風痺，通十二經脈；能搜剔經絡隧道之風濕，以化錮蔽之頑痰，氣壯者服之，有捷效。

●枳椇子

【別名】結留子，雞距子，雞橘子。

【產地】產四川，雲南，廣東等省；其樹高大，可作木材。

【分科】屬鼠李科植物；入藥用其果實。

【形態】果梗似雞爪，捩轉成肉質狀，色紫褐，氣如李子，其上端結實，形圓，大如豆，色紫褐，有光澤，中藏子三粒，子圓，或扁橢圓，成於革質，胚乳爲肉質。

【性味】味甘，性平，無毒。

【功效】爲清熱利尿，解酒要藥：主止渴除煩，去膈上熱，止嘔逆，利二便；治酒毒酒醉不醒。辟蟲毒。

【用量】普通二三錢。

【禁忌】多食發蚘蟲，如貯酒之屋，以枳椇爲柱，則酒味皆薄。

【編者說明】枳椇子甘平無毒，解酒毒，辟蟲毒；多食發蚘虫。時珍曰：一男子年三十餘，因飲酒過度，身熱大發：又兼房勞縱慾，精神虛乏，乃服補氣血之藥，加葛根以酒服，微汗出，人反困憊，熱如故，此乃氣血虛，不禁葛根之升散也。必須雞距子，解其毒；遂煎藥中，加而服之乃愈。枳椇本草止言木能敗酒；而丹溪朱氏治酒病，往往用其實，其功亦同也。

●枳實

【別名】洞庭，粘刺，破胸槌。

【產地】產陝西，河南，等省。

【分科】屬芸香科植物之果實，大抵將柑橘類接枳樹而生。

【形態】大小相和，小者如無患子，或如黑豆，大者剖分，肉反張如碁子大，皮厚，青黑色，爲上品。從日本高麗來者，往往以臭橙，香橙，及未成熟之柚；所製之膺品，不堪入藥。

【性味】味苦，性寒，無毒。

【功效】爲破氣行痰要藥：有祛痰，利尿，發汗消化之效。主破結實，消脹滿，治胸脅痰癖，心下痞痛，消食散血，去胃中濕熱。

【處方】新本草綱目：大黃，（一錢二分。）枳實，（九分。），厚朴，（六分。）以水二盞，煎取六分服，名小承氣湯；治腹滿而大便難者。

【用量】五分至二錢。

【禁忌】肺氣虛弱，脾胃虛，中氣不運，而痰壅喘急，及咳嗽陰虛火炎，與一概胎前產後，均忌。

【編者說明】枳實瀉痰，有衝牆倒壁之功；滑竅破氣之藥也。心下痞，及宿食不消，並宜枳實黃連。好古曰：益氣，則佐之以人參白朮乾薑，破氣，則佐之以大黃，牽牛，芒硝；所以言益氣，而復言消痞也。非白朮不能去濕，非枳實不能除痞；故潔古制枳朮丸方，以調脾胃。張仲景治心下堅大如盤，水飲所作，枳實白朮湯服之，腹中軟，即消也。枳實枳殼功用相同，大抵皆能利氣，枳殼主高，枳實主下，高者主氣，下者主血，則枳實不獨治下，而枳殼不獨治高也。著名方劑，有芍藥枳朮丸：（赤芍，白朮，枳實，陳皮）。枳殼散：（枳殼，香附，白朮，檳榔）。溫胆湯：（二陳湯加枳實，竹茹）。導痰湯：（二陳湯加胆星，枳實）。枳實執豉湯，執子枳實厚扑湯，枳實理中丸等。

●枳殼

【產地】枳實老者為枳殼，皮薄而中虛。

【性味】味苦酸，性微寒，無毒。

【功效】主風癢痲痺，通利關節，勞氣欬嗽，背膊悶倦，散留結胸膈痰滯，逐水消脹滿，大腸風，安胃，止風痛，遍身風疹，肌肉如麻豆，惡瘡腸風，痔疾，心腹結氣，兩脅脹滿，關膈壅塞。

【用量】五分至錢半。

●枸櫞

又名香櫞，詳香櫞條。

●枸杞子

【別名】赤寶，靈龍，地仙子，地節子，青精子，枸棘子，却老子，甜菜子，明眼草子，雪壓珊瑚。

【產地】處處有之；其子名枸杞，根皮為地骨皮。

【分科】屬茄科植物；入藥為其子實。

【形態】為類似蕃椒之紅色圓形或橢圓形漿果，中有無數種子。

【性味】味甘苦，性平；或作寒，無毒，苗葉性涼。

【功效】用爲滋養强壯藥：滋腎，養肝，生精，潤肺，主五內邪熱，周痺風濕，堅筋骨，補精氣，治虛勞明目。

苗葉：除煩，益志，補五勞，七傷，去皮膚骨節間風，消熱毒，散瘡腫；並作飲代茶。

【用法】酒浸一宿，搗爛，炙，用爲煎劑。

【用量】子用五分至一錢五分，葉用八分至二錢。

【禁忌】凡有外邪實熱，脾虛有濕及腸滑者忌。

【編者說明】枸杞子著名方劑有杞菊地黃丸：（杞子，甘菊，熟地，萸肉，山藥，丹皮，茯苓，澤瀉）治肝腎不足，虛火上浮，目視不明，羞明怕光，迎風流淚。七寶美髯丹：（枸杞子，何首烏，牛膝，赤苓，菟絲子，歸身，破故紙，）治氣血不足，腎虛無子，遺精崩帶；此補血腎之方也。

●柿子

【產地】柿樹，爲高大之落葉喬木，處處有之，種者極多，種類亦繁。

【分科】屬柿樹科植物；爲其果實。

【形態】果實爲漿果，有凹楞，初時青綠色，熟則現紅黃色。

【成分】未熟實，含有多量之鞣酸；成熟實，富於糖分。

【性味】未熟實，味澀；成熟實，味甘，性寒，無毒。

【功效】未熟實，能止血止瀉；成熟實，有解酒之效。又主清熱化痰，生津止渴，治腸胃不足。

烘柿：主通耳氣，治腸胃不足，解酒毒，壓胃間熱，止口乾，續經脈氣。

肺霜：主補虛勞不足，開胃澀腸，消

痰止渴，潤心肺，療肺痿心熱咳喇，潤聲喉，治反胃，咯血，血淋，腸澼，消腹中宿血，愈痔漏下血，咽喉口舌瘡痛。

【用量】生柿，爲止血止瀉解酒，服食無定量；乾柿入藥，普通三四錢。

【禁忌】生柿同蟹食，令人腹痛作瀉，或大吐，用木香濃汁飲之可解。

【編者說明】柿性甘涼，乃脾肺血分之菓也。故有健脾澀腸，治嗽止血之功；蓋大腸者乃肺之合，胃之子也。眞正柿霜，乃其精液入肺，病上焦藥尤佳。飲酒食紅柿，令人易醉，或心痛欲死。別錄言：解酒毒失之矣，凡柿同蟹食，最易腹痛作瀉，因二物俱寒也。一道者云：惟木香可解，乃磨汁灌之，卽漸醒而愈矣。

●柿蒂

【產地】卽取柿之蒂晒乾，亦有用串柿之蒂入藥。

【性味】味濇，性平，無毒。

【功效】用治呃逆，欬逆，胸滿等疾。

【處方】新本草綱目：丁香，柿蒂，（各一兩。）薑，（五片。）水煎服，名柿蒂湯；治咳逆。

【用量】五分至錢半。

●柏子仁

【別名】椈仁，側柏仁。

【產地】爲常綠樹，山野園庭多栽植，處處有之。

【分科】屬松杉科植物；入藥採用側柏種子之核仁。

【形態】果實作倒卵圓形；大四五分許，內有黃白之仁，如麥粒大。

【成分】含多量之揮發油。

【性味】味辛甘，性平，無毒。

【功效】用作滋養强壯劑；主養心氣，潤身燥，除風濕，治痹痛，療恍惚虛損，養肝舒脾。久服令人潤澤美色，耳目聰明。

【處方】新本草綱目：柏子仁，（去油；）牛膝，（酒浸；）卷柏，（各五錢。）澤蘭，續斷，（各二兩。）熟地黃，（一兩。）蜜成丸，米飲下，名柏子仁丸。治經行復止，血少神衰。

【用法】蒸熟，晒乾，去殼，炒用。

【用量】一錢至三錢。

【編者說明】柏子仁其氣清香，能透心肺，益脾胃，古方十精丸用之；為滋陰之要藥。其性多燥，久得之益脾土，以滋其肺，肺與大腸相表裏，潤腸之功極大。著名方劑有柏子仁丸：（人參，牡蠣，五味子，麥麵，白朮，麻黃根，半夏，柏子仁，）治心血，汗自臥出，養心寧氣；兼止盜汗。柏子仁湯：（柏子仁，人參，茯苓，陳皮，甘草，麝香，）治腸胃中津液極少，脈虛微無力，大病艱清會。

●柞木　又名鑿子木。

【產地】產山野中，處處有之，葉經冬不凋，木皮入藥。

【性味】味苦，性平，無毒。

【功效】主利竅；治婦人難產，療黃疸鼠瘻。

【禁忌】胎前勿服。

【用量】二三錢至五六錢。

●柳樹　又名楊柳。

【產地】多生近水處，各處均有之。

【成分】含有水楊酸。

【性味】味苦，性寒，無毒。

【功效】主解毒治瘡。柳華：主風水黃疸，痂疥，惡瘡，治濕痺，四肢拘攣膝痛。柳葉：主惡疥痂瘡，馬疥，煎水洗之，續筋骨，長肉，止痛，治白濁丹毒。柳枝及柳根：主痰熱淋疾，可為浴湯，洗風腫搔痒，煮酒嗽齒痛，熨諸痛腫，煎服治黃疸白濁。

【用量】內服三四錢；外用無定量。

【附錄】檉柳：又名西河柳，味甘鹹，性溫，主開發升散，治瘡瘍，發痘疹，解毒透肌，療剝騍馬血入肉毒，以大片火炙熨，并煮汁服。水楊：楊柳枝垂謂之柳，枝硬謂之楊，多生近水處，故名水楊；亦曰蒲柳。味苦，性平，無毒。主發痘瘡，以水楊枝煎湯浴之；治癰腫，久痢赤白。

●柳葉菜

【產地】產水邊，爲自生之多年生草。

【分科】屬柳葉菜科植物；其莖葉花根皆入藥。

【形態】葉作卵圓形，類柳葉而對生，邊緣有鋸齒，缺葉柄，至夏秋則變紫紅色，夏月於莖梢葉腋，開大二分許之淡紅色四瓣花，下生長子房，萼亦四片。

【功效】爲緩性收斂藥：治經久下利下血，婦人月經過多症。淹滯下利，先投以瀉劑，掃淨胃腸污液；乃用此藥爲末，一錢或錢餘，日服兩次。

●柴胡

【別名】茈胡，地薰，芸蒿，山菜，茹草。

【分科】屬繖形科植物；入藥用其根。

【形態】根外面暗褐色，內面黃白色。

【品類】有河源柴胡，南柴胡北柴胡之別；但採其根入藥。

【性味】味苦，性平；或作微寒，無毒。

【功效】中醫用爲解熱藥：功能散三焦肝胆諸經之熱邪，主治寒熱瘧疾，口苦耳聾，頭痛眩暈。療寒，時疫，內外熱，往來寒熱如瘧狀；諸熱，肌熱，婦人熱入血室，瘧疾，腸中停積，目昏，赤痛，障翳，解血結氣聚；又爲治瘡之特效藥。

【處方】新本草綱目：柴胡，（八分。）黃芩，人參，甘草，生薑，大棗，（各三分。）半夏，（六分。）以水二盞四分，煎成一盞二分，去滓，再煎成六分服；名小柴胡湯。治胸脇苦滿，或寒熱往來，或嘔吐者。

【用法】去蘆頭，浸米泔，洗淨土氣，剉乾用。

【用量】五分至錢半；大劑三四錢。

【禁忌】凡體虛氣升嘔吐，及陰虛火熾炎上，法所同忌。

【附錄】銀柴胡：柴胡之產於陝西銀州者，色黃白而大，味甘，性微寒。凡熱在骨髓者，非此不除，為清熱涼血之品，優於發散而推陳致新；治虛勞者，恆酌用之。

【編者說明】邪在半表半裏，胆為清淨之府，無出無入，法宜和解，小柴胡湯是也。故後人凡發瘧以柴胡為君；無痛不發瘧，故用半夏為使，無熱不成瘧，故以黃芩為佐，恐邪入裏，故加參甘以補中。大柴胡湯：（柴胡，大黃，半夏，枳實，黃芩，白芍），治陽邪入裏，表證未除，裏證又急者；故後人治寒熱，柴胡為最要之藥。

●省頭草

又名蘭草，詳蘭草條；其嫩者名佩蘭，詳佩蘭條。

●紅花

【別名】黃藍，紅藍花。

【產地】產北各方地，今處處有之，園圃亦可栽植。

【分科】植菊科植物；入藥為其花瓣。

【形態】筒狀花冠，頭狀花序，總苞如葉狀，自邊緣有銳鋸齒之片而成，花為黃紅色。

【成分】主要素為赤色素。

【性味】味辛，性溫，無毒。

【功效】為活血行瘀要藥：能去瘀血，生新血；用於婦人經血之病。亦為發汗解熱藥；主暴吐紫血，產後血暈，痘瘡血熱有毒，治月經不調，腹中結塊。

【處方】新中藥著．同生地，牛膝，白芍，沙參，當歸，益母，川芎；治經閉。

【用法】浸酒飲，或水煎服。

【用量】普通五分至錢半。

【禁忌】過用紅花，能使血行不止而斃；孕婦忌用。

【附錄】藏紅花：紅花之產於西藏者，性味同紅花；主活血通經，治吐血，（各種痞結沖湯服。）但以入沸水如血，可沖四次不變色者爲眞。

番紅花：紅花之產於新疆者，味甘性平無毒。主活血開鬱，治心憂氣悶，驚悸，傷寒發狂；今多用爲開胃行經之品。

土紅花：紅花之產於福建者，根葉入藥。味甘，性微寒，無毒，（或作有毒）；治勞熱瘴瘧，骨節疼痛。

【編者說明】紅花活血行血之功極大，不宜常用，愼用爲是；若瘀阻不化，用之極效。產後惡露不行，胞衣不下皆效；無瘀者忌之。

●紅豆蔻

卽高良薑之子，詳高良附錄。

●胖大海

【別名】安南子，大洞子。

【產地】產安南大洞山中，生陰地，以水泡之，層層脹大，故名。

【性味】味甘淡，性寒，無毒。

【功效】主清火消毒，治吐衂，乾咳，牙疼，赤眼，一切熱疾；火閉痘症。綱目：火閉痘，服之立起；治一切熱症，勞傷，吐衂，下血，消毒，去暑，時行赤眼，風火牙痛，虫積下食，痔瘡漏管，乾咳無痰，骨蒸內熱，三焦火症，療諸瘡毒。

【用量】普通二三錢。

●胡瓜　又名黃瓜。

【產地】多種於田野，處處有之。

【性味】味甘，性寒，有小毒。

【功效】主清熱解渴，利水道，治小兒熱痢，水病肚脹；入芒硝風乾，爲末，點火眼赤痛，咽喉腫癰。

【用量】普通爲食品，入藥無定量。

【禁忌】多食，動寒熱，發瘧疾，積瘀熱，發痃氣，令人虛熱上逆，少氣，損陰血，發瘡疥脚氣，虛腫百病；天陰病後不可食之；小兒切忌食。

●胡桃

【別名】核桃，胡核，吳桃，羌桃，唐楸子，播羅子，陳平珍果。

【產地】產陝西河南北方等地。

【分科】屬胡桃科植物，爲胡桃樹所結果實之子仁。

【形態】核作淡褐色，有凸凹頗深之紋，圓而堅，中隔褐色之子皮，皮內包藏子仁，仁爲白色胚乳，形若雙翼。

【成分】藥效上之成分，是否爲脂肪油，尚未可知；惟其營養之價值，則爲水分，蛋白質，脂肪，無窒素，有機物，纖維，灰分。

【功效】用爲滋養強壯藥：主補氣養血，潤肌黑鬚，益命門，治虛寒；其皮斂肺濇精。多食胡桃，令人肥健，又能潤肌膚，黑鬚髮；久食則利小便，去五痔。又補氣化痰，益命門，利三焦，溫肺，潤腸，愈損傷，治石淋，虛寒，喘咳，腰脚腫痛，心腹疝痛，血痢，腸風，散腫毒，發痘瘡。

【單方】新本草綱目：疝氣發作，心腹腰

痛；胡桃焙枯，酒服。

【處方】新本草綱目：胡桃肉，白茯苓，（各四兩。）附子，（一枚，去皮尖；）薑黃，蛤粉，（各一兩半。）蜜爲丸，名胡桃丸。治消腎病，因房慾無節，及服丹石，或失志傷腎，遂致水弱火强，口舌乾，精自出，或小便赤黃，大便燥實；或小便大利而不甚渴。

【用法】去核，仁剉碎，凡先炒後剉用。

【用量】普通爲服食品，入藥二三錢。

【禁忌】多食動氣脫人眉，生痰動腎火；凡肺家有痰熱命門火熾，陰虛吐衄等症，均忌。

●胡荽

【別名】元荽，芫荽，香荽，延荽，園荽。

【產地】園圃多種植，俗名香菜，處處有之。

【分科】屬繖形科植物；根葉子均入藥用

【形態】莖細長中空，葉互生，薄而平滑，色淡綠，脚葉往往消失，多爲單羽狀或複羽狀，裂片廣闊，上葉更分裂若細線，有麻醉性之惡臭；根似紡錐，作白色而向各方彎曲。

【性味】味辛，性微溫，無毒。

【功效】爲透發要藥：主發痧痘，透邪毒，辟不正之氣，可以煮酒噴用。又主消穀，治五臟，補不足，利大小腸，通小腹氣，拔四肢熱，止頭痛，療痧疹豌豆瘡不出，（作酒噴之立出。）通心竅，治蕩風，（用熱餅裹食。）

【用量】普通一二錢；外用無定量。

【禁忌】有狐臭，口臭，䘌齒，及脚氣，金瘡者，皆不可食；令病加甚。

【反藥】凡服一切補藥及藥中有白朮丹皮者，不可食此。

●胡荽子

【別名】元荽子，香荽子，高柴子，延荽子，芫荽子，薰荽子，園荽子，胡荽子，臙荽子。

【形態】果爲分裂果，形圓，色黃白；或黃褐，中分二房，子粘附殼內。

【成分】百分中含有揮發油一分，脂肪十三分，餘爲蛋白質，單寧酸等。

【性味】味辛，性温，無毒。

【功效】用作驅風，健胃，袪痰藥：往日中醫，則用作痘瘡藥。食五葷或蘆薈等臭物者，續食此實，口卽不臭；食菌中毒，服此實卽解。

【用量】一分至五分。

●胡麻

【別名】方莖，巨勝，油麻，脂麻，狗蝨，鴻藏。

【產地】產高田山地園圃間，處處有之。

【分科】屬胡麻科植物；入藥用其種子。

【形態】爲扁平細小之種子，有黑白黃三種。

【成分】有效成分爲脂肪，蛋白質，無窒素有機物，灰分水分等。

【性味】味甘，性平，無毒。

【功效】爲滋養强壯藥：主長肌肉，補虛羸，滋潤五臟，利大小腸；其油亦作解毒用。又補肺氣，益肝堅，塡精髓，堅筋骨，明耳目，耐饑渴，涼血，解毒；嚼敷小兒頭瘡。

【處方】新本草綱目：胡麻，（十二兩。）荆芥穗，（八兩。）苦參，（八兩。）甘草，（五兩。）何首烏，（十兩。）威靈仙。（十八兩。）爲末，名胡麻散。每服二錢；薄荷茶，或酒或蜜湯調服，治脾肺風毒，攻注遍身，皮膚搔癢，或生疥瘡，或瘡久不瘥，或面上遊風，或紫白癜風，頑麻等疾。

【用法】入水中試之，去浮者，取沉者，晒乾，酒攪拌蒸過，再晒乾用。

【用量】一錢至三錢。

●胡麻油

【別名】麻油，清油，芝麻油。

【產地】即胡麻種子，榨出之脂肪油。

【形態】爲淡黃色或金黃色之油狀液體，露置之，不易乾。

【成分】爲脂肪油，及無窒素有機物。

【性味】有特殊之臭氣；味甘，性微寒，無毒。

【功效】用爲解毒藥：又能利大小腸。陳久之油，能解毒及消諸般毒，殺諸虫；腫痛，塗之極驗。產後胞衣不下，多服用之。

【單方】新本草綱目：腰痛；服胡麻油少許。虫入耳中；滴入胡麻油少許。中河豚毒；飲胡麻油可解。

●胡椒

【別名】木椒，糊椒，昧履支。

【產地】產南方熱帶地，及東西印度諸島，北美西部，以及南美地方。

【分科】屬胡椒科植物；爲胡椒所結之果實。

【成分】爲胡椒素，軟樹脂，揮發油，脂肪，護謨，澱粉，有機酸，鹽類等。

【形態】黑胡椒未熟之肉果，作球圓形，帶褐黑色，徑一分半至二分許，無果梗，外皮有皺襞，作網膜狀，中藏一子，子有胚乳，子芽在其小腔中。

【性味】味辛，性大温，無毒。

【功效】用作健胃，消化，驅風，齒痛藥；又作香辛料。主煖胃；（服少許，多食則發腸炎。）快膈，下氣，消痰；治寒痰，食積，腸滑，冷痢，陰毒，腹痛，胃寒，吐水，牙齒浮熱作痛，（合蓽茇散之。）殺一切魚肉鼈蕈毒，食料宜之。

【單方】新本草綱目：中寒氣，手足冷，腹痛；用胡椒五分，酒煎服。霍亂用胡椒十四五粒，嚼爛，白湯下。中風卒倒；胡椒粉，吹入鼻中。

【處方】新本草綱目：胡椒；蓽撥，乾薑，款冬花，甘草，陳皮，良薑，細辛，（各二兩。）白朮，（一兩半。）爲末，煉蜜丸，如梧子大，每服十五丸，温水下，日再服，名胡椒理中丸。治三焦肺胃虛寒，欬逆，嘔吐，腹脅脹滿，不能飲食。

【用法】研末用或棵粒吞服。

【用量】普通五分至錢半。

【禁忌】凡血分有熱，陰虛發熱，咳嗽吐血，咽乾口渴，熱中暴冲，目昏口臭，齒浮鼻衄，臟風臟毒，痔漏泄澼等症。如誤服，令諸病即時加劇；多食損肺，令人吐血，走氣助火，昏目發瘡。

【附錄】白胡椒：爲胡椒成熟之肉果，果皮既去，故外面光滑，色灰白，或黃白，主治九種心痛，療胃痛，用大紅棗去核七個，每個內入白胡椒七粒，蒸七次，共搗爲丸，如綠豆大，每服七丸，温水下；痛止胃中作熱作飢，則以粥飯壓之，即安，此方寒食痰飲皆治。又以白胡椒，杏仁，桃仁，梔子，各七粒搗末，用蛋白飛麵，和敷末滿月小兒足心，男左女右，可永除驚風。

●胡桐淚

【別名】胡桐瀝，胡桐鹼。

【產地】產甘肅一帶，爲胡桐樹脂。

【性味】味苦，性大寒，無毒。

【功效】主瀉熱，殺虫，治風熱，牙蛀，牙痛；又主大毒熱心腹煩滿，水和服之取吐。牛馬急黃黑汗，水研二三兩，灌之立瘥。又瘰癧非此不能除；咽喉熱痛，水磨掃之取涎。

【用量】普通一二錢。

【禁忌】其性苦寒，古方稀用；今多作爲口齒病之外用藥。內服過量，卽令人吐。

●胡黃連　又名胡連。

【產地】產波斯國及我國西部，生海畔陸地，今南方亦有之。

【分科】醫家屬玄參科代之，其實誤也；故基本植物與形態等，迄無人知。

【形態】市上所售者，根似地黃，粗約二三分，外面色黃白，有疣狀突起，內作紫黑色，有白點五小點。

【性味】味苦，性寒，無毒。

【功效】用作健胃殺虫藥：治小兒疳積，肚脹，潮熱發焦；功能入肺胃而清濕除熱，去心熱，益肝膽，厚腸胃，治骨蒸勞熱，五心煩熱。

【處方】新本草綱目：胡黃連，（一分。）朱砂，（半兩。）牛黃，（一分。）麝香，（半分。）犀角，（一分。）爲散，用乳汁調下，名胡黃連散；治小兒驚熱不退。

【用量】一分至一錢。

【禁忌】凡陰血太虛，眞精耗竭，胃氣脾陰俱弱者忌用。

【反藥】惡菊花，玄參，白鮮皮；忌猪肉。

●胡盧巴

【別名】胡巴，苦豆，蘆巴，胡蘿

蔔，蘆巴子，腎曹都尉，番蘿蔔子。

【產地】爲一年生草本，產北方各地。

【分科】屬豆科植物；入藥用其種子。

【形態】種子作斜方形，色淡黃，或黃褐，長二分許，厚一分許，子皮極薄，略有皺襞，質頗堅，臍帶在一角之中央，內作黃色，微帶油氣，其臭峻烈不快，類似澱粉。

【成分】含粘液質，脂肪油，揮發油，單寧酸，苦味質，黃色等。

【性味】味微苦，性溫。

【功效】用爲滋養緩和藥：煖丹田，壯元陽，治腎冷，陽氣不能歸元。（同附子，硫黃。）治癥瘕，冷氣；（同茴香，巴戟，川烏，楝實，吳茱萸；）治寒濕脚氣。與茴香，桃仁合用，則治膀胱及小腸之氣痛。

【處方】胡盧巴，吳茱萸，川椒，萆薢，蒼朮，（各二錢。）爲末，每服三錢，早晨白湯調下，治寒疝衝心，及奔豚癥瘕，腹中挺痛等。

【用法】洗淨，酒浸一宿，晒乾，蒸熟用，或炒過用。

●苦瓜

【產地】產福建廣東等省；色青，處處有之。

【性味】味苦，性寒，無毒。

【功效】瓜，主除邪熱，解勞乏，清心明目。子，益氣壯陽。

【用量】普通爲食品，少入藥，故無定量。

●苦薏

【產地】爲多年生草，生於山野路旁，處處有之。

【分科】屬菊科植物；入藥爲苦薏之花。
【形態】開黃色花，類菊花，外圍爲舌狀花冠，中部爲筒狀花冠。
【性味】味苦辛，性溫，無毒。
【功效】中醫用治癰疔，瘰癧等。煎酒服，以渣敷之。
【用量】五分至一錢五分。

●苦參

【別名】白莖，地槐，苦骨，野槐，菟槐，虎麻，苦蘵，岑莖。
【產地】產江蘇，安徽，四川，浙江；各地山野，及田畔溼地俱有之。
【分科】屬豆科植物；入藥採用其根。
【形態】爲長大黃白色之宿根，形似牛蒡。
【成分】含植物鹽基，名爲「瑪篤林。」
【性味】味苦，性寒，無毒。
【作用】入胃能刺激胃神經，增加胃分泌，而促進消化力；入腸能激腸之蠕動，使大便易排出，一部分由腸壁吸收而入血，能增加血液循環之力。
【功效】用作健胃驅虫藥：治神經性消化不良症，習慣性便祕。補陰益精，養肝胆，安五臟，利九竅，生津止渴，明目止淚；治溫病，血痢，腸風，溺赤，黃疸，解酒毒。
【單方】新本草綱目：心腹卒痛，熱痛；對苦參煎服。食諸野菜魚介禽獸而中毒；取苦參用醋煎服。
【處方】新中藥著：和玄參，黃連，大黃，獨活，枳殼，防風，黃芩，甘草；治神經性消化不良症。合澤瀉，梔子仁，竹葉；治習慣性便祕。
【用法】浸酒飲，或水煎服。

【用量】五分至錢半，多至三錢。
【禁忌】久服損腎氣；直腸粘膜炎忌服，肝腎虛而無大熱者忌。
【反藥】反藜蘆，菟絲子，貝母。

●苦菜

【別名】荼，苦苣，苦蕒。
【產地】處處有之，經冬不死。
【性味】味苦，性寒，無毒。
【功效】主明目，除熱，治癰瘡，黃疸，調經脈，去邪氣。久服；耐寒安心益氣。
【單方】藏器：搗汁飲，除面目及舌下黃，其白汁塗疔腫拔根，滴癰上立潰。
【用量】普通二三錢。
【禁忌】脾胃虛寒者不可食；又不可共蜜食。

●苦匏　又名苦壺盧。

【產地】產山西，他省亦有之；瓤及子入藥。
【性味】味苦，性寒，有毒。
【功效】主治水腫，利小便，通淋，治瘡。吐蚘虫，治癰疽惡瘡，疥瘡及齲齒有虫齲者；又可制汞。
【用量】普通二三錢，大劑無定量。
【禁忌】服苦匏過分，吐利不止；惟以黍穰灰汁可解。
【附錄】敗瓢：乃以匏瓠破開爲之者，味苦，性平，無毒，陳久者良；主消脹，殺虫，治痔漏下血，崩中，下赤白。

●丁苦茶　又名角刺茶。

【產地】產安徽；卽以安徽之茶，加苦丁葉焙製而成。
【性味】味甘苦，性寒，無毒。
【功效】爲涼肝散風要藥：主散肝風，清頭目，治血旺多子，涼子宮，使絕孕，治耳鳴，耳聾，聤耳流膿，活血脈。

【用量】普通八分至錢半。

【禁忌】氣血虛耗者不宜。

【編者說明】角刺茶產自安徽，土人至春季採之，焙燥成茶。因此茶有涼血之功，故婦女服之可終身不孕，為斷產祕藥；亦治喉症口舌諸瘡，耳內流膿等症，為外科中常用之藥。

◎苦丁葉　又名枸骨葉。

【性味】味微苦，性涼，無毒。

【功效】主止渴生津。可用以代茶；治白癜風，祛風散瘀，活血堅筋，能養精神，安五臟。去刺入紅棗同熬膏用，可療勞傷失血痿軟等症。

◎苦楝子

【別名】仁棗，楝實，川楝子，川苦楝，金鈴子。

【產地】楝樹，處處有之；為自生之落葉喬木。

【分科】屬苦木科植物；為楝樹之子實。

【形態】實作橢圓或球圓形，大五六分，初綠，熟黃下垂。

【成分】含有一種苦味質。

【性味】味苦，性寒，有小毒。

【功效】中醫用於心腹痛疝氣等；又用為健胃藥，其煎汁可殺虫。能導小腸膀胱之熱，通小便，為疝氣要藥；亦治傷寒，熱狂，熱厥，腹痛，殺三虫，療疥瘡。

樹皮：用作驅虫劑。其浸汁，可注殺菜虫；又常用以驅虱。

葉晒乾為粉末：撒布於稻及烟草，以驅害虫；或煎湯灌注蔬菜。

子實：用於皮膚乾裂，凍裂，凍瘡等有效云。

根皮煎酒：可塗疥癬；或用治小兒蚘虫。

【用法】去核及果皮，將果肉浸酒稍焙用。

【用量】七分至二錢。

【禁忌】脾胃虛寒者忌之。

●范志麯 詳神麯附錄條。

●苧麻

【產地】產閩蜀江浙等省，各處亦均有之。苗高六七尺，皮有靭性，剝之可績布製繩；根入藥。

【性味】味甘，性寒，無毒。

【功效】爲解熱消瘀要藥：主小兒赤遊丹毒，天行熱疾，大渴大狂，金瘡傷折，胎前產後心煩，漏胎下血，諸淋血血淋；搗貼赤遊丹毒癰疽，發背，止血易痂，雞魚骨鯁。

【用量】普通五分至二錢。

【禁忌】病人胃弱泄瀉，及諸病不由血熱者均忌。

●茄子

【別名】落蘇，崐崙瓜，草鼈甲。

【產地】多種植於園圃，處處有之；其形有長有圓，有白有紫，種類頗多。

【性味】味甘，性寒，無毒。

【功效】主散血消腫。煨煅用，治腸風下血；醋摩敷腫毒。老裂者，燒灰治乳裂。

【用量】普通二三錢。

【禁忌】多食腹痛下痢，女人能傷子宮；凡久冷人不可多食。損人動氣，發瘡及痼疾，秋後多食損目。

●茈胡 即柴胡，詳柴胡條。

●茉莉

【別名】玉麝，冰雅，奈花，抹利

，抹麗，抽花，縵華，雅友。

【產地】產廣東及各地，多栽植於花園中。

【分科】屬木樨科植物；入藥採用其花。

【形態】開五瓣之花朶，暮開朝落，花係單瓣，色白香甚，大可如錢；頗類梔花。

【性味】味辛，性熱，無毒。

【功效】花蒸油取液，作面脂頭澤；長髮，潤燥，香肌，亦入茗湯。

根味辛，性熱，有毒。用酒磨一寸服，則昏迷一日乃醒，凡跌損骨節，脫臼接骨者，用此則不知痛也。

【用量】不可多用，斟酌而定。

●郁李仁

【別名】棣仁，爵李，棠棣仁，車下李，山梅子，鬱李仁。

【產地】產陝西甘肅等省，爲高四五尺之灌木，庭園多種植之，各處亦均有，俗名棠棣子。

【分科】屬薔薇科植物；入藥取用其實中之仁。

【形態】實作球圓形，生綠熟赤，實中有核，爲白色尖圓形之子仁，狀類桃仁而小，被有褐色薄皮，有香氣。

【性味】味辛苦而甘，性平，無毒。

【功效】爲潤燥，破血，洩氣，行水要藥。主大腸氣滯，關節不通；治大腹水腫，四肢浮腫。破結氣，利水道；併和龍腦點赤眼。

【單方】新本草綱目：心卒痛如刺；用郁李仁三四枚嚼爛，溫湯送下。

【處方】新本草綱目：郁李仁，大黃，牽牛，（各一兩。）芒硝，甘遂，（各半兩。）木香，（三錢。）爲散，每服二錢，入生薑自然汁，和如稀糊服，名濬川散。治水腫脹急，大便不通，大實大滿症。

【用法】用紙包去油用之。或浸湯去皮用之；或浸生蛋一宿，漉出，陰乾研如膏用之。

【用量】一錢至四錢。

【禁忌】性專下降，乃治標救急之藥；非可常用，津液不足者忌之。

【編者說明】郁李仁甘苦而潤，其性降，故能下氣利水，按宋史錢乙傳云，一乳婦因悸而病，既愈，目張不得瞑，責郁李仁醉飲之，使醉即愈，所以然者，目系內連肝胆，恐則氣結，胆橫不下，郁李能去結，隨酒入胆，結去胆下，則目能瞑矣，此蓋得肯綮之妙者也。

●相思子

【別名】紅豆。美人豆，唐小豆，相槵子，郎君子。

【產地】產南方熱帶地方；印度，美洲，非洲，琉球及台灣。

【分科】屬豆科相思樹之種子。

【形態】種子形圓似球，又似卵，類赤小豆，色深紅，有光澤，臍部之周圍有黑斑，故紅黑各半，甚美麗，子皮堅硬，內有柔軟色白之胎芽。

【成分】含有帶褐黃色之粉末，爲可溶性之類似蛋白質。

【性味】味苦，性平，有小毒。

【功效】用以解熱殺虫，並治眼炎，疥瘡。去心腹邪氣，止熱悶頭痛，治風痰瘴瘧，殺腹臟及皮膚一切虫。除蠱毒；取十二枚研服，即當取出。

【處方】新中藥著：合葛根，白芷，半夏，乾薑，升麻，大黃；醫治疥瘡，洗患部。同硫黃共研，敷患口。

【產地】產於暖地之山林中，處處有之。

【分科】屬芸香科植物；爲烏山椒之子實。

【形態】果實似山椒，熟則變爲紅色，氣味亦極想似，烏鴉喜食，故名烏山椒。

【功效】用以治霍亂，中暑，食傷諸症；與吳茱萸同。

【用法】去果梗，浸熱湯取出，剉炒，聽用。

【用量】五分至錢半。

●韭菜

【別名】個人菜，草鐘乳，起陽草，長生韭。

【產地】爲蔬菜之一；多播種於田野園圃，處處有之。

【分科】屬百合科植物；其葉，莖，子，根俱入藥。

【形態】莖爲鱗狀，生於地下；莖細長扁平，性質柔軟。一根發生，長可尺許，色綠可愛；夏月抽莖，頂端開六瓣小白花，連綴而爲繖形花序，後結三稜之果，中藏黃色扁平之小種子。

【成分】含揮發油；此油之主要成分，爲硫亞立耳。

【性味】味辛微酸，性溫濇，無毒。

【功效】葉莖：用以治噎膈，反胃，吐血，衄血，等症。韭子：主補肝腎；用以治陰萎，遺精，遺尿等症。

【單方】新本草綱目：膈病忽發，食物不通；用生韭絞汁，每日飲一小杯。喉腫，飲食難進；用韭搗碎，敷項間。小兒頭瘡；韭葉擂爛，敷瘡上。男女夢會洩精；用韭子二錢，微炒研末，食前酒服。腎虛夢遺；用生韭子三十粒，空心鹽酒服。

【用法】韭子蒸熟晒乾，去黑皮，炒黃用。

【用量】五分至錢半。

【禁忌】多食神昏，胃氣虛而有熱者忌；又忌與蜜及牛肉同食。

●香附

【別名】香稜，夫須，水莎，莎草根，水巴戟，草附子，香附子。

【產地】產生於田野路旁，處處有之，海濱尤多。

【分科】屬莎草科植物，入藥爲香附之塊根；苗及花亦入藥。

【形態】新根旁生鬚根，類塊爲一株，外部黃赤色，內部濃褐色，頗堅實。

【成分】含有揮發油。

【性味】味甘辛，性微寒，無毒。

【功效】專用作通經藥：功能通行全身，開鬱通經，消食化痰；主治脹滿腹痛，胎產諸症，爲女科良劑。止諸痛，治多怒，多憂，痰飲，胕腫，腹痛，痞滿，積聚，霍亂吐瀉，腎氣，脚氣，癰疽，瘡瘍，吐血，便血，崩中，帶下，月候不調。

【單方】新本草綱目：積氣暈倒；用香附子末，白湯服下。疝氣衝逆，痰盛塞嗌；用香附子末，浮石末，（等分）白湯加生薑絞汁同服。齒齦出血；用香附子炒黑爲末，敷之。卒聾；用香附子爲末，炒，同萊菔子煎湯服下。

【處方】新本草綱目：香附子，（四兩。）陳皮，（二兩。）茯神，甘草，（炙，）（各二兩。）爲末，名柳氣散。治婦人氣滯于血，變生諸症。

【用量】五分至三錢。

【禁忌】月事先期，誤用則愈先期；又忌鐵。

【附錄】莎草苗，莎草花：即香附之苗及花，氣味同香附，主丈夫心肺中虛，風及客熱，膀胱連脅下時有氣妨，皮膚瘙癢癮疹，飲食不多，日漸瘦損，常有憂愁心忪少氣等症。收苗及花二十餘斤，剉細以水二石五斗，煮至一石五斗，浸浴令汗出五六度，其瘙癢即止，四時常用，癮疹風永除。煎飲，散氣鬱，利胸膈，降痰熱。

◉香蕈　又名香菌。

【產地】多寄生於桐柳枳椇本上，種類甚多，處處有之。

【性味】味甘，性平，無毒。

【功效】主益氣，治風，破血，利腸胃。松蕈，治溲濁不禁，食之有效。

【用量】普通爲食品，少入藥。故無定量。

【禁忌】生於山僻處者，有毒，能殺人；雨後叢生形色俱異者，以銀針刺之，色變黑者，俱有毒，不可食。中其毒，用豆腐或地漿水解之。

【附錄】蘑菰：味甘，性寒，無毒；主益腸胃，化痰理氣。

◉香薷

【別名】香葇，香茸，香菜，香茹，石解，莖薷，清涼種，蜜蜂草。

【產地】爲生於山野路旁之一年生草，處處有之。

【分科】屬脣形科薙刀香薷之葉；及花穗，入藥。

【形態】葉對生，作卵圓形，邊緣有鋸齒，類紫蘇葉，葉莖俱有毛茸；秋季於莖梢，開小紫花，相綴作穗狀，花於一側相連，稍反張，作薙刀狀。

【功效】用作發汗及利尿藥：功能清暑熱水溼，發汗利尿，治霍亂轉筋；水腫，嘔逆，口氣，脚氣，單煑服之。

【處方】新本草綱目：香薷，（十兩。）厚朴，（五兩。）橘皮，伏苓，（各三兩。）黃連，（二兩。）甘草，（五錢。）爲細末，名香薷散。治暑熱，霍亂，吐利腹痛。

【用量】五分至二錢。

【禁忌】過服令人多汗，傷人元氣；反使表虛而易於感邪。

●香櫞

【別名】枸櫞，佛手柑。

【產地】產福建，廣東，江南亦多有之，實大如掌，其皮如橙入藥。

【性味】味辛酸，性溫，無毒。

【功效】主下氣，除心頭痰水，心下氣痛。

【用量】普通七分至錢半。

【禁忌】多用耗氣，虛人愼之。

●香蕉

詳甘蕉條。

●香楂子

卽榲桲，詳榲桲條。

●扁蓄

【別名】扁竹，扁蔓，扁辨，王芻，百節，萹蓄草，百節草，道生草，粉節草，猪牙草。

【產地】多繁殖路旁之草本。

【分科】屬蓼科庭柳；入藥爲扁蓄之葉莖。

【形態】全體類蓼，葉厚互生，根强潤，深入土中，吸收肥料。

【性味】味苦，性平，無毒。

【功效】治黃疸，霍亂，腹痛等，又去小孩蚘虫，殺虫疥，利小便，治熱淋。

【用量】普通一錢至三錢。

【禁忌】無濕熱者勿用。

●炮薑

詳乾薑條。

●枯芩

詳黃芩條。

●凌霄花

【別名】陵苕，紫葳。

【產地】爲自生山中或栽植庭園之蔓生木本，莖生氣根。

【分科】屬紫葳科植物；入藥爲紫葳之花。

【形態】爲黃赤色不整齊之火花，有五瓣花冠。

【性味】味甘酸，性寒，有毒。

【功效】概用作通經藥；但此係毒物，入厥陰血分，能去血中伏火，破血，袪瘀血。

【禁忌】孕婦忌用。

●夏枯草

【別名】夕句，燕面，乃東，血見愁，鐵色草，猪屎草，筋骨草。

【產地】爲山野自生之宿根草，處處有之；四川產爲良。

【分科】屬脣形科植物；入藥爲夏枯草之葉莖。

【形態】莖作方形，高五六寸，葉對生，作長橢圓形，前端尖，邊緣有細鋸齒，葉腋多茸毛，於莖頂葉腋，叢生淡紫色或白色脣形花，後結實；此草至夏枯死，故有夏枯草之名。

【性味】味苦辛，性微寒，無毒。

【功效】中醫用作瘰癧藥；又治子宮病，血道，(子宮及陰戶粘膜炎等)眼病等。主養陰血，散積毒；治目珠痛夜甚，陰腫赤白帶下，消暑清溼，寒熱瘰

【編者說明】凌霄花及根，甘酸而寒，莖葉帶苦，手足厥陰經藥也，行血分，能去血中伏火，故主產乳崩漏諸疾，及血熱生風之證也。

●夏枯草

【別名】夕句，燕面，乃東，血見愁，鐵色草，猪屎草，筋骨草。

【產地】爲山野自生之宿根草，處處有之；四川產爲良。

【分科】屬脣形科植物；入藥爲夏枯草之葉莖。

【形態】莖作方形，高五六寸，葉對生，作長橢圓形，前端尖，邊緣有細鋸齒，葉腋多茸毛，於莖頂葉腋，叢生淡紫色或白色脣形花，後結實，此草至夏枯死，故有夏枯草之名。

【性味】味苦辛，性微寒，無毒。

【功效】中醫用作瘰癧藥；又治子宮病，血道，(子宮及陰戶粘膜炎等)眼病等。主養陰血，散積毒；治目珠痛夜甚，陰腫赤白帶下，消暑清溼，寒熱瘰癧，鼠瘻，頭瘡，破癥，散癭結氣，脚腫溼痺。

【處方】新本草綱目：藿香，甘草，桔梗，青橘皮，陳橘皮，柴胡，紫蘇，半夏，白朮，白茯苓，白芷，厚朴，川芎，香附子，夏枯草，(各等分。)加薑棗水煎服，名加味藿香散。治氣毒瘰癧，外受風邪，內傷氣鬱，以致頸項作腫，肩背強痛，四肢不舒，寒熱如瘧，及胸膈不利。

【用量】一錢至三錢。

【編者說明】夏枯花，禀純陽之氣，大治瘰癧，其形或如馬刀，或如重臺高疊，或如蛇盤環項，皆可散其少陽之結氣，不問已潰未潰，頗得實效，又治目珠疼，羞明怕日淚溢，屬厥陰少陽二經，治之如神，以陽治陰也。

●射干

【別名】玉燕，夜午，扁竹，草薑，烏吹，烏扇，鳳翼，鷱乾，秋蝴蝶，野萱花，紫金牛，仙人掌。

【產地】自生於各地山中，爲多年生草本，處處有之，園圃亦可栽種。

【分科】鳶尾科植物；入藥用其根。

【形態】根似良薑而瘠，其內色白，外則黃百，叢生鬚根。

【性味】味苦，性寒，有毒。

【功效】爲清火解毒，散血消痰要藥：主治咽喉腫痛，欬逆上氣，及水腫吐酸；用作下劑，降實火，利大腸，治積痰瘀血，熱氣結毒。

【處方】新本草綱目：射干，犀角屑，桔梗，升麻，（各三分。）訶子，紫蘇子，茯苓，枳殼，檳榔，（各一兩。）甘草，木通，木香，（各半兩。）水煎服，名射干散。治咽喉中如有物妨悶噎塞，疼痛悶亂，嚥物不下。

【用量】普通錢半至三錢。

【禁忌】凡脾胃弱，臟寒，氣血虛，病無實熱，均忌。

【編者說明】時珍曰，射干能降火，故古方治喉痺咽痛爲要藥，孫眞人千金方，治喉痺有射干膏；張仲景金匱玉函方，治欬而上氣，喉中作水雞聲，有射干麻黃湯；又治瘧母，鱉甲煎丸亦用射干，皆取其降厥陰相火也，火降則血散，腫消而痰結自解，癥瘕自除矣。

●徐長卿

【產地】產山東，陝西，甘肅，等省。

【形態】如細辛微粗而長；徐長卿乃人名，嘗以此藥治邪病，人遂人名之。

；他如慢性痔疾，粘液漏洩，或慢性咽喉炎，白帶下。

【用量】七分至二錢。

●栗子

【產地】處處有之；以山東，河北，及天津良鄉爲勝。

【成分】含有澱粉，糖分等。

【性味】味甘鹹，性温，無毒。

【功效】主益氣，補腎，厚腸胃，令人耐饑；生食治腰脚不遂。

【單方】蘇恭：療筋骨斷碎，腫痛，瘀血，生嚼塗之有效。

【用量】普通爲服食品，入藥無定量。

【禁忌】小兒不可多食，生則難化，熟則壅氣，往往膈食生虫致病；凡患風水者亦忌之。

●栝樓

【別名】天瓜，天棘，瓜蔞，地樓，樓活，澤姑，澤茹。

【產地】爲山野自生之蔓草，處處有之；產陝西者良。根名天花粉，實名瓜蔞，實之皮曰瓜蔞皮，中含仁甚多，曰瓜蔞仁；俱入藥。

【分科】屬葫蘆科植物；入藥爲栝樓之實，及其根皮子仁。

【形態】實爲橢圓形，較王瓜大而稍短，至秋成熟，色作黃赤，中有黃瓤。瓤中有子，黃褐色；其子仁名栝樓仁，爲褐綠色，作長扁圓形，含多量脂肪。根如葛根，或作連珠狀，外面黃褐色，內部白色，含多量澱粉。

【成分】子仁含多量脂肪，根含多量澱粉。

【性味】仁，味甘，性寒，無毒。

【功效】仁，用作祛痰鎮靜藥；根之功效

，與天花粉同。瓜蔞仁；補肺降氣，能清上焦之火，使痰氣下降，爲治嗽要藥；又能生津利腸，通乳消腫，治結胸，胸痺。瓜蔞根，卽天花粉；主治消渴，煩滿大熱，通乳消腫。

【處方】新本草綱目：瓜蔞實，枳殼，半夏，桔梗，（各一兩。）爲末，薑汁打糊成丸，名瓜蔞實丸。治胸痞，痛徹背脊，喘急生悶。

【用法】栝樓仁稍炒用。

【用量】七分至二錢。

【禁忌】脾胃虛寒作泄者忌。

【反藥】惡乾薑，畏牛膝，反烏頭，忌鐵。

●桂心

卽肉桂心，詳肉桂附錄。

●桂枝

【產地】產廣西，及東印度。

【分科】屬樟科植物之桂，其新幹及枝之外皮，剝下陰乾，卽桂枝也。

【形態】外面現紅褐色之薄皮，闊五分許，質堅，作螺旋狀，或兩邊向肉卷縮，甚至卷轉如管，表面稍粗，有白色縱紋，皆隱隱隆起；裏面現褐色，亦不平滑，破折之處，幾盡平坦，不作纖維狀。

【成分】中含桂皮油，樹脂，護謨，粘液質，糖質，單甯酸等。

【性味】味辛甘，性大熱，無毒。

【功效】中醫視爲治衝逆之要藥：主利肝肺氣，心腹寒熱冷痰，霍亂轉筋，頭痛腰痛，出汗，止煩，止唾，欬嗽，堅筋骨，通血脈，理疎不足，治手足大熱，通乳消腫。

【處方】新本草綱目：瓜蔞實，枳殼，半夏，桔梗，(各一兩。)爲末，薑汁打糊成丸，名瓜蔞實丸。治胸痞，痛徹背脅，喘急生悶。

【用法】栝樓仁稍炒用。

【用量】七分至二錢。

【禁忌】脾胃虛寒作泄者忌。

【反藥】惡乾薑，畏牛膝，反烏頭，忌鐵。

【編者說明】瓜蔞古方全用，後世乃分子瓤各用，皆能治痰潤肺？其性甘潤補肺，潤能降氣，胸中有痰者，乃肺受火逼，失其下降之令，今得甘緩潤下之助，則痰自降，宜其爲治嗽之要藥也，且又能洗滌胸膈中垢膩鬱熱，爲治消渴之聖藥。時珍曰，張仲景治胸痹不得臥，心痛徹背者，有瓜姜薤白湯(瓜蔞，薤白，白酒，半夏)，王氏小陷胸湯(瓜蔞，川連，半夏)，治結胸病，在心下者，按之則痛。其仁以滌胸中痰火，潤腸滌穢之功爲巨，其根治煩熱大渴，以生津液爲臣。其皮潤下消痰，爲力較緩，此其別也。

●桂心

即肉桂心，詳肉桂附錄。

●桂枝

【產地】產廣西，及東印度。

【分科】屬樟科植物之桂，其新幹及枝之外皮，剝下陰乾，即桂枝也。

【形態】外面現紅褐色之薄皮，闊五分許，質堅，作螺旋狀，或兩邊向肉卷縮，甚至卷轉如管，表面稍粗，有白色縱紋，皆隱隱隆起；裏面現褐色，亦不平滑，破折之處，幾盡平坦，不作纖維狀。

【成分】中含桂皮油，樹脂，護謨，粘液質，糖質，單甯酸等。

【性味】味辛甘，性大熱，無毒。

【功效】中醫視為治衝逆之要藥：主利肝肺氣，心復寒熱冷痰，霍亂轉筋，頭痛腰痛，，出汗，止煩，止唾，欬嗽堅筋骨，通血脈，理疎不足，治手足痛風，無汗能發，有汗能止。

【處方】新本草綱目：桂枝，芍藥，大棗，生薑，（各七分半。）甘草，（五分。）用水一盞四分，煎成六分，名桂枝湯。治上衝頭痛發熱汗，出惡風者。

【用量】三分至二錢。

【禁忌】凡陰虛火炎，溫病大熱，喉症血症，均忌。

●桃仁

【別名】脫核仁，脫核嬰。

【產地】處處有之，以產河南陝西者為良。

【分科】屬薔薇科植物；入藥為桃核之仁。

【形態】為白色扁平尖卵圓形之仁，被有褐衣，且有縱皺。

【成分】雖含有苦扁桃油等，但其量極微。

【性味】味苦甘，性平，無毒。

【功效】中醫用於咳嗽，血病，風痛藥：主行瘀血，治血暈，血瘕，血積，血痢，經閉，欬逆，上氣，皮膚血熱燥癢，畜血發熱如狂；宜用香附子為使。

【用法】臨用浸湯去皮，剉炒黃用。

【用量】一錢至三錢。

【禁忌】凡經閉由於血枯，產後腹痛由於血虛，大便閉澀由於津液不足者，均忌。雙仁者有毒，不可食。

【附錄】桃奴：即桃實不熟懸於樹梢，經冬不凋，作黑色塊者。味苦，性微溫，有小毒；治吐血諸藥所不效者。

桃葉：擇用鮮桃葉，煎湯浴身，有治霍亂，腹痛之等功效；須於夏初浴之，因其亦含有亞蜜格答林成分也。

【編者說明】桃仁苦以泄滯血，甘以生新血，故破凝血者用之，其功用有四，治熱入血室一也，泄腹中滯血二也，除皮膚血熱燥癢三也，行皮膚凝滯之血四也，肝者血之源，血聚則肝氣燥，肝苦急，急食甘以緩之，桃仁之甘以緩肝散血，故張仲景抵當湯（桃仁，䗪虫，大黃），用之治攻積化瘀，桃仁承氣湯（桃仁，芒硝，大黃，桂支，甘草），治熱結膀胱，小腹痕，而小便自利，大便必黑，其人如狂，知者畜血下集，生化湯（當歸，川芎，益母 桃仁，炮姜），治產後血瘀不下，腹痛甚者，爲必用之物。

●桑葉　又名霜桑葉。

【產地】處處有之；爲落葉喬木，山野田園，皆能栽植。

【分科】屬桑科植物，入藥爲山桑樹之葉，經霜後採用。

【形態】葉爲廣卵圓形，末端尖銳，底部作心臟形，邊緣有鋸齒，有時分三裂至五裂，葉面作淡綠色。

【性味】味苦甘，性寒，無毒。

【功效】中醫用治諸風，爲散熱，除風，涼血，明目要藥：主除寒熱，通關節，治咳嗽，消渴，赤眼，瘡癬，止盜汗，止金瘡血。煎湯洗目，去風淚，洗手足，去風痺。末服，止盜汗。湯火傷，燒枯油調敷。吐血，茶煎汁，放冷服，每服三錢。

【用量】五分至錢半。

【禁忌】凡火衰氣弱，肺家虛寒者勿用。

【編者說明】桑葉乃入肺胃二經之藥，然泄風明目之功，獨能勝任；經霜後採用之，功效尤奇，輕可去實，桑葉菊花連翹銀花之類是也，清熱瀉邪，有桑菊飲，清氣生津，清燥救肺湯，眼科用之有實效。

●桑白皮

【別名】伏蛇，蔓食蠶，桑根白皮。

【產地】處處有之；即山桑樹根之皮，晒乾用之。

【形態】根皮淡褐色，性堅硬，剝去外皮，而取其白色之內皮。

【性味】味甘辛，性寒，無毒。

【功效】用作利水及鎮咳藥，治吐血，熱渴，水腫，腹滿，臌脹，益氣開胃，消痰，瀉肺火，利水道，縫金瘡。

【處方】新本草綱目：桑白皮，青橘皮，（各一兩，）檳榔，（一兩半，）木香（半兩，）大黃（一兩，）牽牛子，（二兩，）杏仁，（一兩）共爲末，煖生薑童便，調下二錢，名桑白皮散，治脚氣腹脹滿，壅閉，喘息。

【用量】普通五分至三錢。

【禁忌】肺虛無火，因風寒而咳嗽者均忌，又忌鐵。

【編者說明】東垣曰桑白皮甘以固元氣之不足，而補虛，辛以瀉肺氣之有餘而止嗽，瀉邪所以補正也，故肺中有水氣，及肺火上熾者宜之，宋醫錢乙瀉白散（桑白皮，地骨皮，甘草，粳米），治身熱喘腫，瀉肺中伏火，即此意也。

●桑枝

【產地】即山桑樹枝，處處有之。

【形態】枝柔軟，青褐色。

【性味】味苦，性平，無毒。

【功效】主袪風清熱逐濕，消食，補肺，益腎，通關節，利小便，治口渴，風痺乾燥，四肢拘攣，風氣水氣，上氣眩暈，肺氣咳嗽，風熱臂痛，灸癰疽發背，內證通絡，外證補托，久服利關節，除風溼。

【編者說明】蘇頌曰，不冷不熱，可以常服，抱扑子言，內經云一切風藥，不得桑煎不服，桑枝能利關節，除風寒溼痺諸痛也，又治外症，癰疽，陰疳，瘰癧，流注，臁瘡，發背等症，久不愈者，未潰則拔毒止痛，已潰則補接陽氣，久服不患偏風，誠良藥也。

●桑椹。

【別名】人精，桑仁，桑實，文武實。

【產地】即山桑樹之果實，處處有之。

【形態】形橢圓，大似小指，形如蛇苺，初生綠色，熟則色變紫黑，表面凸凹不平，含漿汁極多；內含圓形小仁，種子懸於其內。

【成分】含葡萄糖，蘋果酸等質。

【性味】味甘酸，性溫無毒。

【功效】主明目，聰耳，利五臟，治關節痛血氣，止消渴，清熱安神，並治習慣性便祕。搗汁飲，解中酒毒；釀酒服，利水氣消腫；熬膏，名文武膏，治瘰癧結核。

【處方】新中藥：合大黃，桃仁，木香，枳殼，柴胡，訶子，甘草，治習慣性便祕。

【用法】搗汁煎服。

【用量】每次五格蘭姆，至十格蘭姆。

●桑寄生

【別名】寄屑，苑童，寓木，桑絡，桑上寄生，桑上羊兒藤。

【產地】暖地不飼蠶之老桑樹，其枝間寄生一種宿木，自桑樹之皮部抽莖而出，苑似插枝於他木者然，處處有之。

【分科】屬於桑寄生科之宿木，以銅刀和根，枝，莖，葉，採取入藥。

【形態】其高二三尺，其根在枝節之內，其葉圓而微尖，厚而柔，面青，有光澤，背淡紫有茸，四月開白花，其子黃色，大如小豆，汁粘稠者爲良，生桑樹者爲佳，但難得耳。

【性味】味苦，(或作甘)性平，無毒。

【功效】專用爲婦人藥：功能補肝腎，堅筋骨，益血，下乳，安胎，主治腰痛背強，女子內傷崩漏，懷孕胎漏，產後餘疾；外用散瘡瘍，癰腫，追風濕，去痺，療金瘡。

胎動腹痛，用桑寄生一兩半，阿膠半兩，艾葉半兩，水一盞半，煎取一盞，溫服；或去艾葉。

【處方】新本草剛目：獨活，桑寄生，杜仲，牛膝，細辛，秦艽，茯苓，桂心，防風，芎藭，乾地黃，人參，甘草，當歸，芍藥，(各二兩，)水煎服，名獨活寄生湯，治腰痛攣脚，重痺緩弱。

【用量】五分至三錢。

【禁忌】忌見火。

●桔梗

【別名】木便，白藥，梗草，苦梗，盧茹，苦桔梗，吉祥杵。

【產地】自生於山野向陽之地，爲多年生草本；處處皆有，花園中亦栽植之。

【分科】屬桔梗科植物。入藥採用其根。

【形態】根類沙參而屈曲，外現黃褐色，內部白色，直下肥厚。

【成分】其有效成分，爲沙波甯質。

【性味】味苦辛，性微溫，無毒。

【功效】用爲宣肺祛痰藥：功能治痰壅氣逆，胸脅氣痛，利咽喉，治肺癰，利五臟腸胃，補血氣，除寒熱風痺，溫中，消穀，療咽喉痛。

【處方】新本草綱目：甘草(二錢，)桔梗

（一錢，）用水一盞八分，煎成六分服；名桔梗湯，治痰病逼迫，及咽中急痛，而有膿血，或粘痰者。

【用法】去蘆頭，米泔水浸，削去腐處，剉，焙用。

【用量】五分至二錢。

【禁忌】凡攻補下焦藥中勿入，氣逆上升，不得下降，及邪在下焦，均忌。

【編者說明】活人書云，治胸中痞滿，用桔梗枳殼，取其通肺利膈下氣也，既上行而又能下降，此何故乎，蓋肺主氣，肺金清，濁氣自下行耳，乾嗽乃痰火之邪，鬱在肺中，宜桔梗以開之，痢疾腹痛，乃肺金之氣鬱在大腸，亦宜桔梗開之，總之，桔梗乃開肺之品，載諸藥上浮，能引苦泄峻下之劑，至於至高之分。

●浮萍草

【別名】苻，水萍，水花，水衣，水蘇，水白，蛙食，魚食，九子萍，紫背浮萍。

【產地】浮生於河中及池沼水面，處處有之。

【分科】屬浮萍科植物，夏日採收入藥，葉大而面青紫背者良。

【形態】三葉相集，浮生於水面，葉爲扁平之倒卵圓形，大二三分，面綠色，有光澤，背紫紅色。下有鬚根。

【性味】味辛，性寒，無毒。

【功效】爲解熱及利尿藥：主袪風發汗，下氣行水，透風疹丹毒，止瘙痒，治熱狂，浮腫，痲痺，癘風，小便不爽，目赤翳膜；外治敷瘡腫，燒煙，辟蚊，煮濃汁浴，治惡疾瘡癩遍身。

【單方】新本草綱目：毒蛇咬傷，毒虫螫傷，採鮮浮萍搗汁，塗敷。水腫，服乾浮萍一錢。衄血，浮萍研末，吹入鼻中。

【處方】新本草綱目，浮萍，當歸，川芎，芍藥，荊芥，麻黃，甘草，（各二錢。）入葱白二枝，水煎，乘熱服，出汗；名浮萍散，治諸風癬癩。

【用量】五分至二錢。

【禁忌】證非大實大熱者，不可輕用；表虛自汗者亦忌。

●浮小麥　詳小麥附錄條。

●海紅　又名海棠梨．詳梨條子。

●海藻

【別名】神馬草，海湯草。

【產地】產於各地沼海暗礁；種類頗多，但藥用，則用馬尾藻。

【分科】屬褐色藻科之馬尾藻。

【形態】長三四尺至五六尺，莖細而分歧，互生狹長葉，葉腋有大一分餘之黑色圓形氣胞，壓之，則破裂有聲，其葉莖生鮮時，呈黑色，入溫湯則變綠。

【性味】味鹹，性寒，無毒。

【功效】概用作利尿藥：主除熱軟堅，治癭瘤瘰癧，癰腫老痰，通血脈，利小便，療皮間積聚，腹中上下雷鳴，下十二水腫。

【用量】五分至三錢。

【禁忌】脾家有溼者忌。

【編者說明】與昆布同功，而力稍緩。

●海帶

【功效】乃海藻之一種，能下水消癭，主治婦人病，療風，功同海藻。

●海桐皮　詳梧桐子附錄條。

●海金沙　又名海金砂。

【產地】爲山野多年生羊齒類植物．產貴州及湖南；江浙川陝，亦皆有之。

【性味】味甘，性寒，無毒。

【功效】爲通淋利溼要藥：主諸淋急痛，小便不利，傷寒熱狂。

【用量】普通一錢至二三錢。

【禁忌】小便不利及諸淋由於腎虛，眞陰不足者均忌。

【編者說明】海金砂通利小腸膀胱血分藥也，古云治溼不利小便，非其治也，此藥清利水道，則清渴自分，諸淋自通矣，張子和曰溼熱利小便，亦釜底抽薪之義也。

●烏芋

即荸薺詳荸薺條。

●烏梅

【產地】爲梅樹之實，處處有之。

【分科】屬薔薇科植物．採梅樹未熟之實，剝皮去核薰黑而製成。

【成分】含有種種有機酸。

【性味】味酸澁，性溫，無毒。

【功效】用於解熱，發汗，健胃，下痢殺蚘要藥．功能斂肺，濇腸，消腫，解毒，生津，止渴，殺虫；治久嗽，瀉痢，反胃，骨蒸，勞熱。

【單方】新本草綱目：心腹辛痛，用烏梅湯煎服之。痢疾：用好茶，乾薑。烏梅等分爲九服。

【用法】下痢：以烏梅肉一棵爲煎劑，一次服下。感冒，以烏梅一棵撕碎，投於熱湯加小量之砂糖服食。

【用量】一錢至三錢。

【禁忌】凡風寒初起瘧痢未久者均忌；多食損齒傷筋，忌猪肉。

【附錄】白梅：乃青梅鹽漬製成者，味酸鹹，性平，無毒。有清涼之效，用爲熱性病之止渴藥；又有殺菌之效；用爲傷寒霍亂之預防藥。又主消痰，止霍亂，解酒毒，治瀉痢煩渴，下血血崩，和藥點痣，蝕惡肉，刺在肉中者，嚼傅之卽出。亦止刀箭傷出血。綠萼梅：乃梅之枝跗皆綠者，結實多雙，其花主開胃散鬱，生津止渴，解暑滌煩，利肺氣，平肝氣，解胎毒，消瘰癧，功用較常梅爲良；婦人方中多用之。

【編者說明】烏梅所主諸病，皆取其酸收之義，惟張仲景治蚘厥，用烏梅丸，及虫䘌方中用者，卽取其得酸卽止之意，蓋血得酸則斂，得寒則止，得苦則濇故也，烏梅肉燒存性，研細末，敷於惡瘡胬肉上，一日夜，可去其大半，再上一日而平，殺蟲收斂之功，始基於此方也。

●烏頭

【別名】烏喙，奚毒，耿子，毒公，金雅，川烏，草烏頭，土附子，雙鸞菊。

【產地】各處之高山均產之；產四川者名川烏，與附子同種，稱爲附子之母。

【分科】屬毛茛科植物，爲烏頭之塊根。

【形態】根形似錐，極類萊菔，長二寸至四寸，橫徑半寸至大半寸，表面有鬚根，折去之痕蹟，色棕，內部色白，質極脆易折。

【成分】含耶普阿哥尼丁，爲極毒之植物鹽基。

【性味】味辛，性熱，有大毒。

【功效】有麻醉與鎭痙之效，用於腹痛，胸痛頭痛，足痛，關節痛等症；醫治疝痛，風痛，偏癱，瘰癧，癌腫，腦性痙攣性小兒麻痺，黑內障眼等。又主諸風，風痺，半身不遂，除寒冷，溫養，臟腑，去心腹痞，感寒腹痛。

【單方】新本草綱目：除頭虱。用烏漬置水中半日，用其水塗髮。

【處方】新中藥：和人參，白芍，甘草，砂仁，治腦性痙攣性小兒麻痺；合白朮，木瓜，肉桂，牛膝，青皮，治疝痛；佐蒼朮，白芷，乳香，沒藥，當歸，牛膝，治偏癱。

新本草綱目：川烏頭(一兩)茴香(三兩，)蒼朮(二兩，)酒糊丸名三仙丸，補腎與膀胱順氣搜風，兼治耳聾目暗。

【用法】用爲煎劑，每食前三十分時服，但分量錯誤，往往有中毒之虞。

【用量】每次一格蘭姆十分之三，至二格蘭姆。

【附錄】天雄：乃附烏頭旁生而變形者，性味同烏頭，惟有毒，宜製用。

●烏桕

【產地】爲暖地所產之落葉喬木，處處有之。

【分科】屬大戟科植物，入藥爲烏桕樹之根皮。

【形態】樹高一丈至三丈餘，葉互生，作廣卵圓形，前端尖，夏月於梢上生花穗，綴黃色單性小花，秋末結長三四分黑色扁圓形之實，表面皮有白粉，中藏三子，如豆大，皮部含有多量脂肪。

【性味】味苦，性涼。

【功效】用作利水劑，性沈而降，利水道，功勝大戟；又能解砒石毒。

【用量】五分至一錢五分。

【附錄】桕油：爲種子榨出之脂油，甘涼無毒，塗髮變白爲黑，服一合，令人下痢，去陰，下水氣。

●烏樟　又名釣樟。

【產地】爲落葉灌木，產暖地山中。

【分科】屬樟科植物，入藥爲烏樟之根皮。

【形態】幹高七八尺至一丈，葉爲長橢圓形或披針形，前端尖，三五葉簇生，初夏於生新葉之前，枝梢先開黃色小花，作繖狀；實黑色圓形，大二三分。

【成分】木部及葉，實，皮部，俱含有揮發油。

【功效】用作止血藥；以根皮刮屑，止金瘡血甚驗。

【用量】普通多外用，故無定量。

●烏藥

【別名】研藥，房花，旁其，臺麻，臺烏，矮樟，鰟魮，比目沈香。

【產地】產兩廣及湖南浙江等地；爲常綠灌木。

【分科】屬樟科植物，及防已科二種植物，入藥俱用其根。

【形態】爲外部紫褐色，內部黃白色之根。

【品類】一爲樟科之天台烏藥，其形如天門，冬而大，兩端尖，中部肥大，成連珠狀，傍有鬚根，粗三四分，長四五寸許，以新者爲良品；一爲防已科之衡州烏藥，形如木根，不作連珠狀，爲下品。

【性味】味辛，性溫，無毒。

【功效】中醫用於中風，中氣，霍亂等；又爲行氣止痛要藥。主疏利胸腹邪逆之氣，婦人血氣，小兒腹中諸虫，治氣壅腫痛，中風，中氣，膀胱冷氣，反胃吐食，療貓犬百病。

【處方】新本章綱目：烏藥，木香，茴香，(塩炒)良薑(炒，)青皮，檳榔，川楝子等(各等分，)，巴豆(七十粒，)先以巴豆微打破，同川楝子，麩炒黑，去麩及巴豆，和餘藥爲末，酒下，名天台烏藥散，治小腸疝氣，牽引臍腹疼痛。

【用法】去粗皮，稍焙用，或生用。

【用量】七分至二錢。

〔編者說明〕烏藥辛溫香竄，能散諸氣，故嚴氏治中風中氣諸症，用烏藥順氣湯（烏藥，陳皮，白芷，姜蠶，枳殼，桔梗，麻黃，甘草，炮姜），先疎其氣，氣順則風散，身溫爲中風，身冷爲中氣，中風多痰涎，中氣無痰涎，以此爲辨，又治七情鬱結，上氣急逆，用四磨湯（人參，枕香，烏藥，梹榔），降中兼升，瀉中兼補也。

●烏蘞莓

【別名】龍葛，龍草，五爪龍，五葉蔦　五潑藤，五葉籐，五葉莓。

【產地】爲山野自生之多年蔓草，處處有之。

【分科】屬葡萄科植物。入藥採烏蘞莓之根。

【形態】根爲黃白色，長一二尺，其粗如指，搗之有汁。

【性味】味酸苦，性寒。

【功效】治癰腫，癤瘡，虫咬，搗汁敷之；又一切腫毒，並用五葉籐一握，生薑一塊，（或大蒜亦可）入好酒一盌絞汁，熱服出汗，以渣敷之卽散。

【用量】普通一二錢。

●狼牙

【別名】狼子　狼齒，犬牙。

【產地】處處有之；其根黑色若犬之牙故名。

【性味】味苦，性寒，有毒，

【功效】主治邪熱惡瘡，殺腹臟一切虫；又煎汁洗，治浮風瘙痒；煎服，止赤白痢。

【用量】普通五分至錢許；外用無定量。

【禁忌】多用以外洗陰部瘡痒；內服，有毒宜慎用之。

●狼毒

【產地】產山西陝西等地，

【形態】葉似商陸及大黄，莖葉上有毛，其根皮黄色，肉白色，以實重者爲良，輕者爲劣。

【性味】味辛，性平，有大毒。

【功效】主破積聚，治九種心痛；又治連年積冷，流注心胸，及落馬墮車，瘀血中惡等症、用於積年疥癩，惡疾風瘡，經年癬瘡生痂，爲末敷之甚效。

【處方】新本草綱目：狼毒，（炙香）吳茱萸，（湯泡）巴豆，（去心取霜）乾薑，（炮）八參，（各一兩）附子，（去皮）（三兩，）共爲末，練蜜爲丸，如梧子大，空腹溫酒下，名九痛丸，治九種心痛。

【用法】陳者爲良，浸醋，炒用。

【用量】一分至三分。

【禁忌】有大毒，用之宜慎，畏密陀僧。

【附注】九種心痛：乃一蟲，二蛀，三風，四悸，五食，六飲，七冷，八熱，九氣。

●狼把草

【產地】爲繁生於田畦水濱之一年生草，處處有之。

【分科】屬菊科植物，入藥爲狼把草之葉莖。

【形態】莖高達二尺餘，其葉或裂爲三，或裂爲五，作卵圓披針形，邊緣有粗鋸齒，每節對生。

【成分】含有稍多量樹脂，蜡，極少量揮發油，苦味質；及多量鞣酸，無機鹽類，粘液質。

【性味】味苦，性平，無毒。

【功效】用爲健胃，袪痰，利尿藥：能治肺病，及赤白久痢，小兒大腹痞滿，丹毒寒熱。又可染鬚髮。治積年癬，天陰卽痒搔出黃水者，搗末摻之。

【用量】五分至錢半。

【編者說明】狼杷草開胃治欬，兼利小便，用者不多，而朝鮮漢城人民，以爲治肺之功效頗大，據醫學家研究查考，究未能證實特效之處。

●益母草　詳茺蔚子條

【別名】大札，益明，貞蔚，猪麻，負担，小胡麻，千層塔，天芝麻，反魂丹，臭鬱草，透骨草，鬱臭苗。

【產地】多生原野間，及近水處。

【分科】屬脣形科植物，入藥採用其葉莖。

【形態】春日抽莖，入夏莖高三四尺，莖作方形，有縱溝，每節對生有長柄之葉，葉作深裂三，各片更有深缺刻，似烏頭葉，其莖頂之葉，則似艾葉，裏面俱色綠，葉間輪生淡紫色之小形花，一花常結四子，是名茺蔚子，亦入藥用。

【性味】味辛微苦，性寒，無毒。

【功效】用作通經收斂藥：消水行血，去瘀生新，調經解毒，治血風，血暈，血痛，血淋，胎漏，難產，崩中帶下；更消疔腫，乳癰，通大小便，以作面藥，使面容光澤，作浴湯，治癮疹；搗汁服，主下水，消惡毒疔腫，乳癰丹遊等毒，幷敷之。又服汁，主治胎死腹中，及產血脹悶；滴汁入耳，治聤耳。

【處方】新本草綱目：益母草，柴胡，半

夏，當歸，牡丹皮，黄芩：水煎服，治婦人經前經後，感冒頭痛，發熱譫語，忘見煩躁，類似傷寒，此乃熱入血室也。

【用量】七分至二錢。

【禁忌】忌火並銅鉄器。

●益智仁

【別名】英華庫，益志子。

【產地】產福建，兩廣，及安南等地。

【分科】屬蘘荷科植物，其子實即名益智仁。

【形態】係蒴果，大於縮砂，形長圓，色暗黑，項端有小嘴，中藏細小種子，色紅褐，作多角形。

【性味】味辛，性温，無毒。

【功效】用以治遺精，小便餘瀝，及夜中尿多諸症；為壯元理虛要藥。功能益脾胃，補心腎，澀精氣，通氣鬱，治嘔吐泄瀉崩帶。

【用量】八分至二錢。

【禁忌】凡證屬燥熱，病人有火者不宜用，滑精因氣因熱而崩濁者忌用。

【編者說明】劉元素曰，益智辛熱，能開發鬱結，使氣宜通，本是脾藥，主君相二火，在桔梗丸則入肺，在四君子湯則入脾，在大鳳髓丹則入腎，三臟互有子母相關之義，當於補藥中兼用之。勿多服。

●破故紙

又名補骨脂，詳補骨脂條。

●秦皮

【別名】梣皮，石檀皮，苦樹皮，苦櫪皮，樳木皮，細辛木皮。

【產地】產陝西河南等地，為山野自生之落葉喬木。

【分科】屬木犀科植物，採其樹皮陰乾入

藥用。

【形態】樹皮平滑，色青綠，以水漬之，立變碧青。

【成分】含有一種越幾斯，謂之木膠；又有一種白蜡質。

【性味】味苦，性寒，無毒。

【功效】中醫主用爲眼藥：洗眼去目中青翳白膜，又爲收歛除熱要藥，主痢疾帶下，男子少精，治風濕痺，除肝熱，補下焦。

【處方】新本草綱目：滑石，（搗研）黃連，（去鬚）秦皮，（各十兩）爲末，沸湯泡，温熱頻洗目，名秦皮散：治大人小兒風毒紅眼，腫痛痒澁，眵淚昏暗，甚者羞明等目疾。

【用量】五分至三錢。

【禁忌】胃虛食少者忌服。

【反藥】畏吳茱萸，苦匏，防葵。

【編者說明】秦皮功用有四，治風溼邪成痹，青白幻翳遮晴，女子崩中帶下，小兒風熱驚癇。秦皮色青，木小而高，有清陽上升之象，乃是肝胆之藥，目爲肝竅，故明目退翳，厥陰下痢，仲景有白頭翁湯（白頭翁，秦皮，川柏，川連），皆苦以堅之意也。

秦艽

【別名】秦瓜，秦仇，秦糺，秦膠，網草。

【產地】生山谷中，陝西，河北，河南等地均產之。

【分科】一說屬於霝林科，未得其證，不敢臆斷，日本醫學家以屬毛茛科之牛扁充之，實截然不同也。

【形態】根作土黃色，互相糾纏，長約一尺餘，粗細不等，入藥以根有羅紋相交者爲佳。

【性味】味苦辛，性平，無毒。

【功效】中醫用以治風溼，功能清風熱，治溼熱，主寒熱身痠痛，黃疸酒毒，養血，榮筋，安胎，利大小便，解酒毒，去頭風。

【處方】新本草綱目：大黃，（煨四錢）秦艽，枳實，（各一錢，）澤瀉，當歸梢，皂角仁，白朮，（各五分）紅花（少許）桃仁，（三十個，）入水三盞，煎至一盞，去滓，食前熱服，名秦艽當歸湯，治痔漏，大便燥結疼痛；惟忌房事，戒食酒溼麪大辛熱物。

【用法】去蘆頭，洗淨土氣，剉焙用。

【用量】五分至錢半。

【禁忌】下部虛寒及小便不禁者，均忌。

【編者說明】風溼相博，疼痿不仁，陽明有溼，不能束筋骨，而利機關，以致遍體痲木，骨蒸潮熱，漸成風癆，秦艽鱉甲散主之（地骨皮，柴胡，青蒿，當歸，知母，烏梅，秦艽，鱉甲），大秦艽湯亦主之（羌活，細辛，防風，川芎，白芷，黃芩，二地黃，石羔，當歸，白芍，甘草，茯苓，白朮）。

●秦椒

【產地】產陝西甘肅等地；今各處亦均有之。

【分科】屬芸香科植物，入藥爲秦椒之果實。

【成分】含有揮發油。

【性味】味辛，性溫，有毒。

【功效】主溫中去寒，除風邪氣，治風溼痺，喉痺吐逆，疝瘕老血，堅齒髮；明目；有催進食慾之效，用於慢性胃炎，此外霍亂齒痛亦用之。

【用法】用爲煎劑，或以其粉末，開水過下；齒痛，則以其煎汁含之，如有空洞，則以其粉末吹入之。

【用量】五分至錢半。

◉秫米

【別名】黃米，糯秫，糯粟，黃糯。

【產地】產北地，爲黃色圓形之細粒。

【性味】味甘，性微寒無毒。

【功效】主宜暢肺氣，養陰，利大腸，治夜不得眠；又治筋骨攣急，殺瘡疥毒熱，療漆瘡，生搗和蛋白敷之，犬咬凍痛，嚼敷之。

【用量】一錢至三錢。

【禁忌】多食能擁五臟氣，動風，使人迷悶；小兒不宜多食，以其性黏滯，易成黃積病也。

【編者說明】時珍曰，秫者肺之谷也，肺病宜食之，故能去寒熱，利大腸；大腸者，肺之合，而肺病多作寒熱也，千金治肺瘧方用之，取此義也。靈樞經，岐伯治陽盛陰虛，夜不得眠，半夏秫米湯主之，取其益陰氣而利大腸也，大腸利則陽不盛也。

◉茶葉　又名茗

【產地】產福建，浙江，江西，安徽，湖北，雲南等處，他省亦多有之。

【分科】屬山茶科植物，爲茶樹之葉。

【形態】葉作長橢圓形，長一寸許，呈深綠色，有光澤，邊緣有細踞齒。

【品類】有綠茶及紅茶二種。

【成分】含有咖啡鹼，揮發油，單甯質等。

【性味】味苦微甘，性微寒，無毒。

【功效】用作興奮神經及利尿藥，功能下氣消食，去痰熱，除消渴，清頭目，醒昏睡，利小便解酒食油膩燒炙之毒；又治疲勞性精神衰弱症。

【用量】五分至一錢。

【禁忌】大渴及酒後飲茶，水入腎經，令

人瘦，去人脂，使人不睡，飲冷茶則聚痰，空腹最忌，服威靈仙，土茯苓者忌飲茶。

【編者說明】茶之飲也宜熱，冷則聚痰，空腹最忌之，茶苦而寒，最能降火，火為百病，火降則頭目清矣，且茶體輕浮，採摘之時，芽蘖初萌，正得春升之氣，味雖苦而氣則薄，，乃陰中之陽，可升可降，清利頭目，蓋本諸此。

●荔枝

【別名】大荔，山芝，天芝，丹芝，瓊珠，福果，荔錦，細枝。

【產地】產福建廣東等地，為常綠樹。

【分科】屬無患樹科植物，採取其實及核入藥。

【形態】為茶褐色近球圓形之果實，形狀酷似龍眼，被有鱗形皺襞之殼皮，破之，內部空虛，正中有核，稍附果肉，氣味俱類龍眼。

【性味】味甘，性平，無毒。

【功效】荔枝實：主散寒祛濕，止煩渴，頭重，心躁，背膊勞悶；治瘰癧瘤贅，赤腫疔瘡，發小兒痘瘡。

荔枝核：味甘，性溫濇，無毒。治癩疝，氣痛，婦人血氣刺痛，心痛，小腸氣痛。荔枝殼：主痘瘡不出，煎湯飲之。

【處方】新本草綱目：荔枝核，（四十九粒）橘皮，（連白九錢，）硫黃，（四錢），共研細末，鹽麵打糊為丸，如綠豆大，遇痛，黃酒下九丸，良久再服九丸，亦可長服，治疝氣及心痛方。

【用量】五分至一錢五分。

●茜草

【別名】牛蔓，地血，地紅，地蘇，風車草，過山紅，過山龍。

【產地】生山谷中，為多年生蔓草，或自生，或種植，處處有之。

【分科】屬茜草植物，入藥取用其根。

【形態】根形如圓柱，大若稻桿，或如羽莖，多帶殘莖，幹根有多數之節，外面色紅或紅褐，久置空氣中，則色變深。

【成分】主要成分，為阿里乍林，與勃兒富林；阿里乍林與葡萄糖抱合之糖原質，謂之魯培利台栗克酸，因受發酵作用，而生阿里乍林。

【性味】味酸鹹，性寒，無毒。

【功效】用為通經藥：主活血，行血，治吐血，下血，月經不通，月經不止，骨節風痛，折跌損傷，涼無病之血，行已傷之血；又治風痺，黃疸，血暈，血崩，痔瘻，瘡癤。為利尿藥，用於心臟病；為發汗藥，用於風邪。

【處方】新本草綱目：茜草根，艾葉，（各一兩），烏梅肉（五錢，）蜜成丸，名茜梅丸治衄血無時。

【用量】一錢至二錢。

【禁忌】病人雖見血證，若加泄瀉，飲食不進者忌用；又忌鐵及鉛。

【編者說明】茜根色赤入營，氣溫行滯，味酸入肝而走血，專於活血行血，瘀血得熱而行，濕疾得燥而開，素體血少者，則愈刼愈虛，而病更深矣。

●茯苓

【別名】伏靈，雲苓，松腴，雪腴，兔絲，不死麵，萬苓精。

【產地】產雲南及各省山中大松樹下。

【分科】屬茸類之帽蕈科植物。

【形態】爲大小不同之塊，大如兒頭，表皮極厚，臃腫如疣，乾則現黑褐色，而生細皺，內部爲肉質粒狀，色白或淡紅。

【品類】白色質堅實者，名白茯苓，爲上品；淡紅色質輕虛者，名赤茯苓，爲下品。

【成分】主要成分，爲四克聖，餘爲水及灰質。

【性味】味甘，性平，無毒。

【功效】爲利水藥，用於水腫病與淋病；又爲強壯藥，用於衰弱者。主胸脅逆氣，憂恚驚恐，治煩滿欬逆，水腫淋瀝，能除濕益燥，開胃平嘔，除虛熱，安心神。

【處方】新本草綱目：半夏，茯苓，橘皮（各一兩）枳實，桔梗，甘草，（各五錢。）加生薑七片，水煎服，名茯苓湯，治痰飲手足麻痺多睡眩冒。

【用量】普通一錢至四錢。

【附注】土中之松根，生出一種如菌蕈之物，即謂之茯苓；生於黑松之地者，名曰白茯苓；生於赤松之地者，名曰赤茯苓，其抱松根而生者，則名茯神；抱蘇根生者，名蘇茯苓。

【附錄】赤茯苓：性質功用與白茯苓同，尤能利竅行水，破結氣，瀉小腸膀胱濕熱，凡外感證多用之。

茯苓皮：主利水道，開腠理，治水腫膚脹，行水而不耗氣，勝於大腹皮。

【編者說明】茯苓有行水之功，補益心脾，不可缺也，其用有六，利竅而除溼，益氣而和中，治驚悸，生津液，小便多者能止，小便結者能通，素問云，飲食入胃，淤溢精氣，上輸於肺，通調水道，下輸膀胱，觀此則知淡滲之藥，俱皆上行，而後下降，非直下行也，陽虛則飲聚，仲景用苓姜朮甘湯主之，苓桂朮甘湯主之，金匱腎氣丸亦主之，而茯苓之功用通補咸宜，古今方中，用者頗多。

●茯神

【產地】即抱松根而生者，詳茯苓條。

【形態】較茯苓質鬆，須去皮及心內木入藥用。

【功效】主治略同茯苓，但茯苓入脾腎之用多，茯神則入心之用多，爲安神要藥：主止驚悸，多恚怒，開心益智，治風眩風虛，心虛健忘，心下堅滿，辟不祥。

【用量】錢半至三錢。

【禁忌】病人腎虛，小水不禁者用忌。

〔附錄〕茯神木：乃茯神心內木也，又名黃松節，主治偏風口面喎斜，毒風筋攣不語，心神驚掣，虛而健忘，脚氣痺痛，肝風內煽，發厥不省人事；加乳香，木瓜，療風寒濕痺，諸筋攣縮，行步艱難。

●茴香

【別名】蘹香，八角，大茴，八月珠。

【產地】產甘肅兩廣，及安南各地。

【分科】屬木蘭科植物，入藥爲茴香之果實。

【形態】爲酷似莽草實之車輻狀果實，其蓇葖果作小艇狀，由六個至八個而成，較之莽草實頂端不尖，且少彎曲。

【成分】爲揮發油，(呼大茴香油)綠性固油，樹脂，越幾斯，苹果酸，石灰，糖質，單寧等。

【性味】味辛，性溫，無毒。

【功効】用作興奮及驅風藥：功能健胃，祛風，溫腎，驅寒，主煖丹田，補命門不足，開胃下食，調中止嘔，逐寒濕，治疝癩，陰痛。

【用量】二分至五分。

【禁忌】腎胃多火，陽道數舉，得熱則嘔

者，均忌。

【附注】茴香有大茴小茴兩種，大如麥粒，出寧夏者爲大茴，他處出而小者爲小茴，功用相彷；其八角茴香，係舶來品；入藥用俱炒黃，方劑中多用治疝氣，餚饌中則作爲香料。

【編者說明】茴香有大小二種，大茴香性烈燥熱，多食傷目發瘡，食料不宜過用；小茴香，性平理氣開胃，夏月去蠅辟臭，食料宜之，古方有去鈴丸，用茴香二兩，生姜四兩，入鹽一兩，爲末糊丸，空心鹽酒下，茴香得鹽，則引入腎經，發出邪氣，腎不受邪，病自不生。亦治小腸疝氣，有效。

●茵芋

【別名】茵蕷，莞草。衛與，卑共，卑山竹。

【產地】自生於深山幽谷之陰地，處處有之。

【分科】屬織形科植物，入藥爲茵芋之葉莖。

【形態】葉對生，酷似榕葉，形橢圓，厚而帶赤，金邊，革質。

【成分】含有茵芋精，爲毒質。

【性味】味辛苦，性微溫，有小毒。

【作用】入胃後略能激刺膵液神經，使膵分泌增多，出幽門而至十二指腸，及小腸內，次第被吸收而入血，由末梢神經被刺激而傳達于大腦，大腦亦被激而麻醉，同時血液之循環與細胞之新陳代謝，亦遲滯而緩慢。

【功效】治振顫麻痺，筋肉拘攣；煎注蔬菜殺虫。

【處方】新中藥：同附子，天雄，烏頭，秦艽，女萎，防風，躑躅，花細辛，桂心防已石南，治振顫麻痺。

【用量】每次一格蘭姆十分之四，至一格蘭姆半。

【禁忌】丸有慢性消化不良症者忌用。

●茵陳蒿

【別名】因塵，白蒿，家茵陳，石茵陳。

【產地】為生於山野或河岸沙礫之多年生草，處處有之。

【分科】屬菊科植物，入藥用其葉莖。

【形態】其葉類似青蒿而背白，又類似胡蘿蔔葉，莖高二三尺，互生銀鼠色細葉，愈上而愈細，作絲狀。

【品類】茵陳蒿有二種·山生者，曰山茵陳，野生者曰野茵陳，以山茵陳為良；又有綿茵陳，係採集細葉莖者。

【性味】味苦，性平微寒，無毒。

【功效】治風濕，療黃疸，利小便，有解熱，發汗，淨血三種作用，為黃疸之特效藥，主治脾胃溼熱，天行時熱，周身發黃，以此為君。

【處方】新本草綱目：茵陳蒿，(四兩)黃芩(三兩，)枳實(二兩，)大黃(三兩，)搗篩蜜為丸，名因陳丸，療黃疸，遍身面目悉黃，小便如梔子汁。

【用量】一錢至四錢。

【禁忌】蓄血發，黃者忌用。

【反藥】伏磠砂，忌火。

【編者說明】張仲景治傷寒，熱甚發黃，身面悉黃者，用之頗效，茵陳枳子大黃湯治溼熱，枳子柏皮湯，治燥熱，此二方治陽黃也，韓祇和治陰黃用茵陳附子湯，皆以茵陳為君主，而佐以大黃附子，各隨其寒熱也。

●茺蔚子

【產地】多生於原野及近水處，即益母草之子實。

【性味】味辛苦，(或作辛甘，)性微寒，無毒。

【功效】為去瘀生新，通調月經，及產後

要藥。主明目，益精除水氣，療血逆大熱頭痛心煩，與益母草功用相同。

【用量】一錢至三錢。

【禁忌】凡血崩，及瞳子散大者均忌用。

【編者說明】茺蔚子活血行氣，有補陰之功，故名益母；凡胎前產後，所恃者血氣也，胎前無滯，產後無虛，以其行中有補也，治婦女經脈不調，胎產一切血氣諸病妙品也。

●荊瀝

【產地】為落葉灌木，每植庭園中，以供玩賞，處處有之。

【分科】屬馬鞭草科之牡荊，採其根而瀝其汁，是名荊瀝。

【製法】採牡荊根，截為段，長尺許，架火上炙之，根之兩端，自有液瀝出，收而用之。

【性味】味甘，性平，無毒。

【功效】用為祛痰藥；主除風熱，化痰涎，開經絡，行血氣，治中風，失音，驚癇，痰迷，眩暈，煩悶，消渴，熱痢，為治風痰要藥。

【用量】三分至一錢。

【禁忌】氣虛食少者忌用。

【附錄】牡荊實：味苦，性溫，功能除骨間寒熱，通利胃氣，止欬逆，下氣；炒焦為末飲服，治心痛及婦人白帶。

牡荊葉：治脚氣腫滿，及血淋；除腰脚氣濕痛；兼能通經水，治霍亂。

●荊芥

【別名】京芥，薑芥，假蘇，一捻金，再生丹，如聖散，獨行散。

【產地】為一年生草本，自生於山野或栽植園圃，處處有之。

【分科】屬脣形科植物，其花穗，葉莖，俱入藥用。

【形態】莖直立，高一二尺；葉作長披鍼

形，其端尖銳。

【成分】含有揮發油與樹脂。

【性味】味辛，性溫，無毒。

【功效】爲風病，血病，及瘡毒要藥；又爲胎前及產後聖藥。功能祛風理血，發汗退熱，主治寒熱頭痛，諸風瘡毒，清頭目，利咽喉，治傷寒，頭痛，身强，項直，口面喎邪，目中黑花；其氣溫散，能助脾消食，通行血脈；治吐衄，腸風，崩中，血痢，產後血暈。

【處方】新本草綱目：荊芥穗，天南星，草烏頭，（各五錢）石膏（一兩，）共爲末，茶蘸汁薄荷水煎，名荊芥散，治傷寒頭痛立效。

【用量】五分至錢半。

【禁忌】凡表虛有汗，血虛寒熱，陰虛火炎面赤，因而頭痛者均忌。

【反藥】反魚蟹，驢馬肉。

【編者說明】荊芥長於祛風邪，散瘀血，破結氣，消瘡毒，故爲風病血病瘡病之要藥，其治風也，有古拜散，治婦人產後血去過多，營衛虛而腠理疏，易於中風，賈氏散生丹，華陀愈風散，許學士謂有神聖之功，藥下可立待應效，惟服荊芥，忌食魚蟹，宜愼之。

●荊三稜

【別名】三稜，削堅都尉。

【產地】爲多年生草本，自生於池沼陵澤濕地，湖南湖北，俱有出產。

【分科】屬莎草科植物，入藥用其根。

【形態】爲黃白色之根，狀似小芋，頭端較尖，三四塊連合爲一，具黝黃色之鬚根，質堅實沉重。

【性味】味苦，性平，無毒。

【功效】功同香附子，用爲鎮痙藥；又爲散血，行氣，消積要藥。主治積聚，血結，腹痛，氣腸，飲食不消，經絡不調；又治老癖癥瘕，積聚結塊，產後惡血，血結，通月水，墮胎，止痛利氣。

【處方】新本草綱目：三稜，甘草，益智，縮砂，莪朮，青皮，（各等分，）共爲末，名三稜散，每服一錢治氣積腹痛。

【用量】五分至錢半。

【禁忌】氣弱胃弱者忌服，又能墮胎。

●草烏

【別名】草頭烏，土附子。

【產地】產山野中，處處有之；其根狀似烏頭。

【性味】味辛，性溫，有大毒。

【功效】爲搜風，勝濕，袪痰，攻毒要約：主風痛，麻木，寒濕，冷痰；通經絡，利關節，破積聚；治癰瘡癤腫；又治痃癖氣塊，齒痛，益陽事，强志，其汁煎之名射罔，殺禽獸。

【用量】八分至二錢。

【禁忌】性大毒，苟非風頑急疾，切勿輕用。

【反藥】反半夏，瓜蔞，貝母，白歛，白芨，豆豉；畏飴糖，黑豆。

●草決明

又名青葙子，詳決明子附錄。

●草豆蔻

【別名】豆株，豆蔻，家尊，漏蔻，寶蔻，草豆仁。

【產地】產福建，廣東，及東印度，非洲，熱帶等地。

【分科】屬蘘荷科植物，爲草豆蔻之子實。

【形態】結實若龍眼，而形微長，其仁大

如縮砂仁。

【性味】味辛，性溫，無毒。

【功效】用爲健胃解毒藥：功能健脾，煖胃，破氣，開鬱，燥濕，祛寒，除痰，化食，治瘴癘，寒瘧。

【用量】五分至錢半。

【禁忌】凡瘧不由於瘴，心胃痛，由火而不由寒，瀉痢脹滿，或小水不利，由暑氣濕熱者均忌。又忌鐵。

【附錄】草果：草豆蔻與草果雖是一物，然微有不同，草果有外皮且堅厚黑皺；草豆蔻露仁，如無外皮，二物主治同，但草豆蔻氣味和，草果氣味猛。

【編者說明】草豆蔻能散滯氣，消膈上痰，若明知身受寒邪，日食寒物，胃脘作痛，方可溫散，用之如鼓應桴，或溼鬱結成病者亦效；若熱鬱者不可用，恐積溫成熱也，必用枳子之劑，若與知母同用，治瘴瘧寒熱，取其一陰一陽，無偏勝之害，蓋草果治太陰獨勝之寒，知母治陽明獨勝之熱也

。

●蚤休

【別名】蚩休，草河車，草甘遂，重樓金線。

【產地】生於深山陰濕之地，處處有之。

【性味】味苦，微寒，有毒。

【功效】主散結導熱，治寒熱，瘧疾，癲疾，癰疽，瘰癧；解蛇虫毒，（用醋磨敷，）

【用量】內服五分至一錢，外用無定量。

【禁忌】其性寒，不宜多服，元氣虛者忌之。

●馬勃

【別名】灰包，馬包，馬胞，灰菰，馬尼菌，馬屁勃，牛屎菰。

【產地】產山林陰濕地，及腐木或庭園久

腐處。

【分科】屬菌類之一種。

【形態】初生作白色球狀，如馬糞，及長大，外面作暗褐色，質輕如綿，中含無數細子，其熟者，觸之發塵烟。

【性味】味辛，性平，無毒。

【功效】專用作止血藥：功能清肺，利咽，解熱止血，內用主喉痺咽痛；外用敷治諸瘡。

【用法】去膜以拌揉，少以水調呷，治喉痺咽痛。

【用量】五分至一錢。

【編者說明】馬勃生園中久腐處，及溼地腐木上，紫色虛軟，狀如狗肝，彈之粉出，韓文公所謂牛溲馬勃，俱收並畜者是也，時珍曰，馬勃清虛上浮，肺經藥也，故能清肺熱，欬嗆咽喉不利者，東垣治大頭病，用普濟消毒飲。

●馬蘭

【產地】為草本小植物，處處有之，根與葉俱入藥。

【性味】味辛，性平，無毒。

【功效】主破血，清熱，瘧痢，痔瘡，（搗汁用。）又主破宿血，養新血，止鼻衄吐血，合金瘡，斷血痢，解酒疸，及諸菌毒蠱毒；生搗塗蛇咬。

【用量】普通二三錢。

●馬兜鈴

【別名】王黃瓜，王室瓜，玉寶瓜，兜鈴苗，兩金藤，都淋藤。

【產地】為生於原野路傍之多年蔓生草，處處有之。

【分科】屬馬兜鈴科植物，入藥取用其子實。

【形態】實為褐色卵圓形，長一寸，闊六七分，被有薄皮，中有多數白色扁平種子，類似楡實。

【性味】味苦，性寒，無毒。

【功效】用作祛痰劑：功能清熱，降氣，主祛痰止渴，治肺氣上急。根：有靑木香根之名，爲淸血藥，通經藥；但不宜多服。

【處方】新本草綱目：人參，百合，訶子，罌粟殼，(微炒)天門冬，生地黃，紫苑，知母，馬兜鈴，靑木香，(各一錢，)陳皮(七分，)甘草(三分，)加生薑烏梅水煎，食後服，名補肺百合湯，治喘促咳逆，久服他藥不愈者。

【用量】五分至二錢。

【禁忌】肺虛寒咳嗽，或寒痰作喘者均忌。

【編者說明】馬兜鈴體輕而虛，熟則懸而四開有肺之象，故能入肺淸熱而降肺氣，錢乙補肺阿膠散用之，非取其補肺，乃取其淸降也，邪去則肺安矣。

●馬齒莧

【別名】五方草，五行草，五色莧，長命菜，鼠齒莧，九頭獅子草。

【產地】爲自生於園圃之一年生草，田野間處處有之。

【分科】屬馬齒莧科植物，入藥取用其葉莖。

【形態】春季生苗，平臥地上，分岐成長，莖圓，微帶赤色，葉厚而對生，作長橢圓形，葉莖俱係多汁肉質，表而滑赤，夏季於葉腋開大二分許之黃色五瓣花，後結實，實橫裂，中藏小黑色粒子。

【性味】味酸，性寒，(或作温)無毒。

【功效】主散血，解毒，殺虫治疳痢諸淋，帶下；又治毒虫及毒蛇刺傷等；作膏塗淫癬白禿杖瘡，飲汁治反胃諸淋，其子明目除翳。

【單方】新本草綱目：爲毛虫所螫引赤疼痛，搗馬齒莧貼之。爲蝮蛇咬傷，用馬齒莧葉莖同搗，飲其絞汁三杯。乾癬，擂馬齒莧貼之。

【用量】普通二三錢。

【禁忌】性寒滑，不可多食，又不可與鼈同食。

●馬醉木 又名梫木

【產地】爲山野自生之常綠樹，庭園亦栽植之，以供賞玩。

【分科】屬石南科植物，入藥爲馬醉木之葉。

【形態】葉互生，爲革質，作長卵圓形而稍尖，邊緣有細鋸齒。

【成分】有毒質。

【功效】用作殺虫劑：治疥瘡，毛蝨，以馬醉木葉煎湯洗滌。毒蛇咬傷，以馬醉木爲細末摻之。菜圃生小長黑虫時，以此葉煎湯，放冷水灌之，可殺虫。

【用量】爲外用藥，不可內服，故無定量。

【附注】牛馬若食此葉，即作醉狀，故名馬醉木；鹿食之，則不時角觝。

●馬鞭草

【別名】馬折，馬鞄草，杜牛夕，鐵掃箒，鳳頸草，龍牙草。

【產地】爲原野自生之多年生草，亦有栽植庭園以供玩賞者。

【分科】屬馬鞭草科植物，入藥爲馬鞭草之葉莖。

【形態】莖作方形，高二三尺，葉對生，初似菊葉，後作三尖，更分裂爲羽狀，邊緣有細鋸齒。

【性味】味苦，性微寒，無毒。

【功效】專用作清血通經藥：主破血通經，行血活血，治癥瘕，癰毒，水腫，膨脹，金瘡等。

【用法】搗塗癰腫，及蠼螋尿瘡，男子陰腫。癥瘕血瘕，久瘧，破血殺虫；搗爛煎取汁熬如飴，每空酒服一匙。

【用量】普通一錢至二錢。

【禁忌】無血停，水積者，勿用；又忌火。

●馬藺子

【別名】蠡實，馬楝，劇草，豕首，旱蒲，荔實，三堅，馬帚，鐵掃帚。

【產地】爲山野自生之宿根草，產陜西河南一帶，各處園圃亦栽植之。

【分科】屬鳶尾植物，入藥爲馬藺之種子。

【形態】結莢實中有種子形扁小，帶赤色。

【性味】味甘，性平，無毒。

【功效】能治寒疝諸疾，皮膚寒熱，利大小便，療金瘡，產後血暈，消一切瘡癤，止吐衄，消酒毒。

【用量】普通一錢至三錢。

●馬錢子

【別名】苦實，番木鼈，馬前子，番胡桃子，苦實把豆實。

【產地】爲常綠樹，產西藏，及東印度與錫蘭島。

【分科】屬馬錢科植物，入藥爲馬錢樹之種子。

【形態】種子，形扁圓稍灣曲，色灰黃，直徑約二十粍，表面生毛茸，胚堅硬如角質，中藏約七粍之芽胎，芽胎向種子邊緣，伸出蹤直之子根，其部位稍隆起，胚乳細胞，皮壁甚厚，不現胞孔。

【成分】為馬錢霜，及布魯西涅等。

【性味】味苦，呈酸性反應。

【功效】用作神經興奮藥：治神經衰弱症，腦貧血。

【單方】新本草綱目：為狂犬所咬，用馬前子一錢，浸水一碗，約經一時，時飲少許，一日飲完；一日或二三日卽愈。

【處方】(一)新本草綱目：馬錢子(五分)甘草(一錢半，)為末，白湯飲下，名馬錢散，每服一錢或二錢，日三，解猘犬毒。

(二)新中藥：合薄荷，麝香，龍腦，丁香，肉豆蔻，治神經衰弱症；佐菸葉，樟腦，砂仁，當參，甘草，治腦貧血症。

【用法】浸湯中，擽去上皮剉細用，搗爛煎服。

【用量】一次極重量為一格蘭姆半。

【禁忌】精液漏及失眠症忌用；又忌鐵。

●降眞香

【功效】主療折傷金瘡，止血定痛，消腫生肌；亦治內傷或怒氣傷肝吐血。燒之，辟天行時氣；小兒帶之，辟邪惡氣。上部傷，瘀血停積胸膈間，按之痛，或並脅肋痛，此吐血徵象也，急以此香刮末，入藥煎服之。

附錄。

●桂心

卽肉桂心，詳肉桂條

●浙貝母

詳貝母條。

骨碎補

【別名】猴薑，猢猻薑，石菴蕳，

【產地】產廣東陝西，及淮浙等地，生長石上，根入藥用。

【形態】根似薑而細。

【性味】味苦，性溫，無毒。

【功效】用爲閃傷折損藥：主補骨行傷，治風血疼痛，養筋絡，固精髓，療齒痛，止久瀉；又療惡疾蝕爛肉，殺虫。

【單方】新本草綱目：研末，以猪腎夾煨，空心食，治耳鳴及堅處，久泄牙疼。

【用量】普通一錢至三錢。

【禁忌】不宜與風燥藥同食。

【編能說明】骨碎補入科婦血氣藥，蜀人治筋骨傷損，取根搗篩，煮黃米粥和裹傷處有效，故能入骨固齒，以其能補腎骨，蓋腎主骨，齒爲骨之餘也，雷公用以治耳鳴，因耳亦腎之竅也。

高良薑

【別名】良薑，蠻薑，埋光烏藥。

【產地】爲多年生草；產山西，福建，及東印度等地。

【分科】屬蘘荷科植物，爲高良薑之地下莖入藥用。

【形態】爲圓柱狀匍匐莖，如萊菔，鬚根頗多，長約二寸，粗約四五分，外面多節環，且有細皺紋，表面呈赤褐色，內部白色，

【成分】含有揮發油，辛味性樹脂，越幾斯，澱粉，膠質等，

【性味】味辛，性大溫，無毒。

【作用】能刺激胃壁神經，使消化機能抗進；亦能刺激腸壁血管，使之收縮。傷寒霍亂等菌遇之，即感強烈之刺激而死。

【功效】用作芳香健胃藥：主煖胃，散寒，消食，醒酒，治胃脘冷痛；又治初期虎列拉，橫隔膜驚攣，急性腸加答兒。

【處方】（一）新本草綱目：良薑，桂花，甘草，（各一兩，）蒼朮，香附子，（各五錢，）共爲末，名桂花散，每服二錢，沸湯服，治脾積氣痛。

（二）新中藥：同半夏，白茯苓，陳皮，甘草，治胃液缺乏症；和當歸，草豆蔻仁，治胃痛；佐白芍，蘇木，治急性腸加答兒。

【用量】五分至一錢五分。

【禁忌】胃火作嘔，火熱注瀉，心虛作痛者均忌。

【附錄】紅豆蔻：乃高良薑之子，味辛，性溫，無毒；主治腸虛水瀉，心腹絞痛，霍亂嘔吐，解酒毒，消瘴霧毒氣，去宿食，溫腸腹，治反胃虛瘧。

【編者說明】噫逆胃寒者，而以高良姜爲要藥，人參茯苓佐之，爲其溫胃，能散胃中寒邪，凡男女心口一點痛者，乃胃脘有滯，或有蟲也，用高良姜，及疎氣化蟲藥，焙研爲末，服之立止。

●鬼督郵

【產地】生山東，陝西，甘肅等地，與徐長卿一類二種。

【性味】味辛苦，性平，有毒。

【功效】主治中惡，心腹邪氣，溫瘧，疫疾，強腰腳，益旅力。

【用量】八分至錢半。

【禁忌】有毒，宜愼用。

●側柏葉

【別名】柏葉，叢柏葉。

【產地】爲常綠樹，庭園多種植之。

【分科】屬松杉科植物，入藥爲側柏樹之

葉。

【形態】葉甚小，如鱗片，頗似扁柏。

【成分】含有揮發油，樹脂，單寧酸等。

【作用】入胃中，略能促進胃分泌，同時又能止其過量之醱酵；入腸能增加腸之斂性；至血中，稍有收縮血管，凝固血球之功。

【功效】中醫用治吐血，衄血，痢血，及赤白崩血，爲滋陰涼血要藥，治婦人月水過多，冷風濕痺，敷湯火傷，生肌殺虫。

【單方】新本草綱目：湯火傷，用側柏葉搗爛貼之。

【處方】（一）新本草綱目：側柏葉，（炙，）芍藥，（各等分，）每用三錢，酒水煎服，治婦人月水不絕。

（二）同連翹，忍冬，桔梗，生地，丹皮，梔子炭，甘草，治鼻衄。

【用法】浸粳米泔，或浸酒，焙乾用，煎服。

【用量】一錢至四錢。

【禁忌】畏菊花，諸石，忌麵及鐵質。

●側柏子殼

【功效】和雞蛋白調服，解砒霜毒。其子仁，爲滋養强壯藥：用於陰痿與衰老者。

●側柏枝節

【功效】治風痺，歷節風，療虫疥。

●側柏油

【功效】外用治諸癬癰毒，遊丹，禿瘡，頭面耳部黃水瘡；殺虫蝨。

●側柏根皮

【功效】主涼血，生毛髮。治火灼爛瘡。

●莽草實

【別名】石桂，菵草，舶茴香。
【產地】爲暖地山中自生之常綠樹，產廣東及日本各地，伊豆地方尤多。
【分科】屬木蘭科植物，爲檰樹之子實。
【形態】爲有覆果七八個集合之實，相連於中心之短軸，作車輪狀，每覆果頂端，尖銳灣曲，中藏扁圓形黃褐色有光澤之種子，子皮脆弱，胚乳含油氣。
【成分】含有揮發油，脂肪油，樹脂，單甯，糖質等。
【功效】爲眼科良藥：功能去眼熱，於爐甘石加莽草實煎水洗眼，治眼病。
【用量】此爲外用藥，故無定量。

●乾漆

【產地】產四川安徽等地
【分科】屬漆樹科植物，爲漆樹流出脂液之自然乾者。
【形態】爲黑色蜂窩狀輕塊。
【性味】味辛，性溫，有毒。
【功效】用作通經藥：此外用治勞瘵，喉痺等，主破瘀血，續筋骨，治風寒濕痺，積滯，疝瘕，蛔虫，心痛，閉經。
【用法】敲碎，入土器，置炭火上，燒至烟止用之。
【用量】五分至一錢。
【禁忌】生者不可用能損腸胃，若胃虛大瘡及無瘀血者忌用。
【反藥】畏川椒，紫蘇，雞蛋及蟹，忌油脂。

●乾薑

【產地】處處有之，卽以母生薑切片，在冬日於風日中透乾製成者。

【性味】味辛，性溫，無毒。

【功用】爲除熱散結要藥：主溫中逐寒，回陽通脈，治四肢逆冷，中寒霍亂，冷痛疝氣，寒瀉腹痛，開臟府，宣脈絡。

【用量】六分至二錢。

【禁忌】久服傷陰損目，刼耗津液，凡陰虛欬嗽吐血，表虛有熱，汗出自汗盜汗，臟毒下血，因熱嘔惡，火熱脹痛，均忌。

【附錄】炮薑：乃乾薑之炮黑者，主除胃冷，溫經止血，治產後兒枕骨痛，惡露不行，行而不多，血塊腹痛，能通滯，和榮，補虛消瘀。著名方劑，有生化湯，（當歸，川芎，桃仁，炮薑，）治產後以上諸病。煨薑：主和中止嘔，與大棗同用，取用行脾胃之津液，而和營衞，比生薑而不散，比乾薑而不燥。

【編者說明】干姜生辛炮苦，生則逐寒邪而發表，炮則除胃冷而守中，多用則耗元氣，是壯火食氣故也，須以生甘草緩之，用五味子斂之，同人參用以溫胃也，能引血藥入血分，氣藥入氣分，白通湯（干姜，附子，葱白，人尿，猪胆汁）用之，熱劑中加入寒品，使得入陰而回陽也，苓姜朮甘湯（茯苓，干姜，甘草，白朮）用之，治中焦脾胃虛寒，不能運化，痰飲內聚，凡血虛之人，吐血衄血下血，有陰無陽者，亦宜用之，乃熱因熱用，從治之法也，然血症究屬熱者居多，用之不可不慎也。

◉乾地黃

【產地】卽地黃根絞汁晒乾者，爲多年生草本，多生於川澤黃土之地，或栽植於園圃，處處有之。產陝西河南者最良。

【性味】味甘，性寒，無毒。

【功效】爲滋陰養血要藥：功能涼血熱，滋肝腎，養心，益肺，通血脈，逐血痺，塡骨髓，長肌肉；又主男子五勞五傷；女子傷中胞漏下血，破惡血，溺血，利大小腸，去胃宿食，飽力斷絕，補五臟內傷不足，益耳目，除皮膚燥，去諸濕熱。

【用量】二錢至四錢。

【禁忌】凡病人脾胃弱，大便泄，產後不食或瀉，及胸膈多痰，氣道不利者均忌；又忌銅鐵及茶。

【編者說明】地黃入血分之主藥，亦爲婦女之要藥，故能補腎中之元氣，仲景元味丸，以之爲諸藥之首，天一所生之源也，四物湯（乾地黃，白芍，當歸，川芎），治藏血之臟，以之爲君者，癸乙同歸一治也，生地黃酒炒則不妨胃，熟地黃姜汁炒，則不泥膈，此皆得用地黃之精微者也。

●荸薺

【別名】烏藥， 地栗。

【產地】生水田中，處處有之，以江北出產爲最多。

【分科】屬莎草科植物，取其地下之塊根。

【形態】根類似慈姑，而形扁圓，大六七分，外皮有紅有黑，內部則皆白色。

【成分】其含有糖水，澱粉質。

【性味】味甘，性微寒，無毒。

【功效】爲消導要藥：用以治黃疸，或解宿食；主除胸中實熱，療五種膈氣，消食，化痰，溫中，益氣，消風毒，治誤呑銅物，又可作粉食，開胃，明耳目。

【用量】普通作食品，入藥無定量。

【禁忌】性冷，有冷氣人不可食，食之令人腹脹氣滿，小兒秋季食多，則臍下結痛。

●荷葉

【產地】爲藕所抽出之莖葉，產湖澤陂池，處處有之，亦有種植於庭園者。
【成分】含多量之單寗酸。
【性味】味苦，性平，無毒。
【功效】爲止血藥：用於吐血；又爲解毒，用於魚毒或菌毒；此外痔疾，腰痛，疝痛等。
主治血脹，腹痛，產後胞衣不下，酒煮服之。消水腫，治吐血，咯血，衄血，下血，溺血，血淋，崩中，產後惡露，損傷敗血，生發元氣，裨助脾胃，發痘瘡，澀精氣。
【用法】用於止血解毒藥，以乾燥葉爲煎劑服之；用於痔疾，腰痛，疝氣等，以乾燥葉用多量之水煎湯，將腰部浸入。
【用量】內服十格蘭姆至十五格蘭姆；外用無定量。

●荷梗

【功效】即荷葉或荷花之梗，主通胃氣，治瀉痢，以生鮮者爲良。

●商陸

【別名】白昌，昌陸，馬尾，莧陸，夜呼，章陸，牛舌根，杜大黃，樟柳根。
【產地】爲多年宿根草，多生於山野陰地，處處有之。
【分科】屬商陸科植物，爲山牛蒡之根。
【形態】形似羅蔔根，外面淡褐色，內部灰白色，出售者多截作三寸許，再切成片。
【品類】有赤白二類，赤者有毒，白者入藥用。
【成分】其有毒成分，名曰「費脫拉克託

克辛」爲一種樹膠。

【性味】味苦，或作辛，性寒，有毒。

【功效】爲水腫利尿要藥：主治水腫，瘕疝，脚氣，脹滿；能疏五臟，散水氣，通利大小腸，並可敷癰瘡，並治咽喉痛

【單方】脚氣，脹滿，水腫，用商陸根，和赤小豆，水煎服；急喉痺，用商陸根，醋，煎濃汁，塗喉外。無名腫毒，用商陸根入鹽少許，搗和塗敷。

【處方】新本草綱目：吳茱萸，芒硝，芫花，（各三兩，）商陸（四兩，）甘遂（一兩，）糊丸或蜜成丸，名平水丸，治脚氣，腫滿，水病及下病。

【禁忌】虛人禁用。生根決不可用，若誤服有致命之虞；赤者有毒傷人，祇堪貼臍。

【編者說明】商陸苦寒，其性下行，專以行水，與大戟甘遂，蓋異性而同功，胃氣虛弱者不可用，古人治腫滿，小便不利者，以赤根搗爛，入麝香三分，貼於臍心，以帛束之，得小便利，其腫卽消。

●密蒙花

【別名】水錦花，永不凋。

【產地】產四川，蜀州，及利州甚多。

【分科】屬馬錢科植物，入藥取用其花

【形態】其花細碎，數十房成一朵，冬生春開，微紫色。

【性味】味甘，性平微寒，無毒。

【功效】用爲眼科要藥：主平肝清熱，治青盲赤腫，眵淚，肝氣攻眼，眼目紅腫，羞明畏光，小兒疳氣，或痘毒攻眼。

【處方】新本草綱目：密蒙花，蒺藜，羌活，木賊，石決明，菊花，（各等分，）爲末，每服一錢，食後，清茶調

下，名密蒙花散，治風氣攻眼，兩眼風眵多淚，並暴赤腫。

【用量】五分至二錢。

●常山

【別名】亘草，恆山，鴨尿草，翻胃木。

【產地】爲落葉小灌木，自生於山野陰濕之地，陝西，河南，四川，江浙均有之。

【分科】屬芸香科植物，其根謂之常山，其葉謂之蜀漆，同入藥。

【形態】根似荊根細長屈曲，色黃，內部充實，其最細者，稱雞骨常山。

【成分】含有祕魯培林，與黃連同。

【作用】有胃中，微有激胃神經，使胃粘膜之分泌增加；至腸中，略能激腸之蠕動，使積糞緩緩排出；入血中，即刺激中樞神經，使體溫下降，又能減少窒素之排出，以阻止體溫之升高，且可使固有溫度次第消失之。

【功效】爲驅痰截瘧要藥：主祛老痰積飲，治新久諸瘧，能引痰上行使吐，下行使下，逐水，消腫，殺虫，療蠱。

【處方】新中藥：合縮砂仁，檳榔，草果，三稜，蓬朮，青皮，治瘧疾。

新本草綱目：常山，黃連，香豉，（各三兩）附子（二兩）共爲末蜜成丸，名常山丸，療瘴瘧。

【用法】去蘆頭，洗淨，酒浸，炒用，煎服。

【用量】七分至三錢。

【禁忌】凡眞氣虛者忌用，

【反藥】反砒石，玉竹，忌葱白，菘茗。

【附錄】蜀漆：即本藥之葉，功同常山，雷斅曰：「春夏用蜀漆，秋冬用常山。」

【編者說明】常山爲治瘧之要藥，性暴悍，善驅逐，能傷眞氣，病人稍近虛怯，不可用也，生用則上行必吐，熟用則氣稍緩，少用亦不致吐，得甘草則吐，得大黃則利，得烏梅則入肝，得小麥竹葉則入心，得秫米麻黃則入肺，得龍骨附子則入腎，得草果檳榔則入脾，蓋無痰不成瘧，水在上焦，則常山能吐之，水在脇下，則常山能破其澼，而下其水，但須行血藥品佐助之，而收十全之功。

●敗瓢

即匏之剖開久而陳者，詳苦匏條附錄。

●敗醬草

【別名】敗醬，鹿腸，鹿首，馬草，澤敗，苦菜。

【產地】生川谷間，爲自生之多年生草，處處有之。

【分科】屬敗醬科植物，入藥爲其根。

【形態】根作紫白色，狀類柴胡。

【性味】味苦酸，（或作鹹）性平，（或作寒）無毒。

【功效】主治赤眼，障膜，努肉，聤耳，癰腫，結熱，破凝聚血，化膿爲水。

【用量】普通一二錢。

【禁忌】性專下洩，無瘀者忌，又忌葱。

●接骨木

【別名】木英，扦扦活，野黃楊，章漆木，續骨木。

【產地】爲落葉灌木，或自生山野，或種於人家之墻角。

【分科】屬忍冬科，採其葉陰乾入藥，其枝亦充藥材。

【形態】枝條繁茂，高可丈餘，葉爲奇數羽狀複葉，皆對生，小葉爲長卵圓形，邊緣有鋸齒，葉面平滑。

【性味】味甘苦。

【功效】除用爲發汗藥外，打傷，挫傷等，並可服用，又爲患部之罨法料，能接續折傷之筋骨，除風痺，齲齒，可作浴湯。

【單方】新本草綱目：跌打損傷，任取接骨木某處，摘下水煎，連飲二三碗，並熏洗痛處。中魚介禽獸諸肉之毒，採接骨木新鮮之葉，絞取汁服，即解。

【用量】七分至二錢。

●旋花

【別名】美草，筋根，天劍草，打碗花，狗兒釋，拖腸草，掛金燈，續筋根，鼓子花，牽枝牡丹。

【產地】爲多年生蔓性草本，多自生於原野道旁。

【分科】屬旋花科植物，以其莖葉花根，作藥材用。

【形態】莖細長，左旋纏繞他物而成長，葉爲箭狀，又似戟，長二三寸，中片特長，末端稍凸而尖，其側片則極短，具長葉柄，皆互生，盛夏葉腋開合瓣花，色淡紅，狀似喇叭，類牽牛花而小，朝開暮謝，果實爲扁平之蒴果，內分三室，室藏種子數粒，根色白，細如筋，雖寸寸切斷，仍能生長爲一體，其繁植力頗強也。

【性味】味甘滑微苦。

【功效】用爲利尿藥：益氣利小便，久服續筋骨，合金瘡。

【用量】五分至錢半。

●旋覆花

【別名】殳菊，夏菊，盜庚，滴漏

，盛椹，六月菊，金沸草，金錢花，野油花，滴滴金，飛天蕊，疊羅黃。

【產地】為多年生草本，自生於原野之濕地，亦有種於園圃以供賞玩者。

【分科】屬於菊科植物，入藥者，採摘其單瓣花，去蕊與蔕，陰乾用。

【形態】花黃色，大如錢，其形若菊，排列為頭狀花序，其周圍之花，為舌狀花冠，中心之花，為筒狀花冠，有單瓣，雙瓣二種。

【性味】味辛苦微鹹，性溫，無毒。（或作有小毒）。

【功效】用為健胃祛痰藥：主治積氣，脅下滿，驚悸，除水，去五臟間寒熱，補中，下氣，消痰結堅痞，唾如膠漆。

【處方】新本草綱目：旋覆花，半夏，橘紅，乾薑，（各一兩），檳榔，人參，甘草，白朮，（各五錢），加生薑，水煎服，名旋覆湯，加茯苓，名清陽除眩湯，治中脘伏痰，吐逆眩暈。

【用量】五分至二錢。

【禁忌】病人涉虛者，忌多服，冷利大腸，虛寒人禁用。

【編者說明】張仲景治傷寒，汗下後，心下痞堅，噫氣不除，有旋覆代赭湯（旋覆，甘草，生姜，代赭石，人參，半夏，大棗），肝氣鬱結，絡脈不和，有旋覆花湯（旋覆花，新絳，葱管），胡洽居士治痰飲，在二脇脹滿，如懸飲狀，有旋覆花丸，用者頗多。

●曼陀羅花

【別名】惡客，佛花，樔色，佛茄兒，醉仙桃，刺叭花，悶陀羅華。

【產地】為一年生草本，自生於山野路旁

，或種植園圃。

【分科】屬於茄科植物，花，葉，與種子，俱入藥用。

【形態】花作喇叭狀，又似漏斗，不全開花，花冠之邊緣，俱作五裂，葉爲尖卵圓形，其邊緣有三五不整之尖，葉柄頗長，面深綠，背淡綠，種子色褐黑，有光澤，扁平，形如雞心，有小窩點，中藏多白汁之胚乳與鉤狀之子葉。

【成分】含有非沃斯卻明，餘爲不揮發油，黏液質，樹脂，灰。

【性味】花，子，味辛，性溫，無毒。

【功效】葉與子，俱用於喘息，及痙攣咳嗽，他如神經痛，梅毒，癌腫，痛風等症，亦均用之。

花子治面上生瘡，曼陀羅花晒乾，研末少許，貼之。

【單方】面上生瘡，以曼陀羅花及子，同研細末，以水少許，解而塗之，片時，即不覺痛；葉莖陰乾爲粉末，作熏煙料，以葉少許，和烟草中，同吸其烟，用治咳嗽。

【用量】普通用分許。

【禁忌】花，葉，莖，與子，皆有毒，誤食之，立即狂亂不知人事。

【附注】此藥爲割症麻藥所不可少，惟須量病者身體強弱施之。

●梔子　又名山梔子。

【產地】南方及四川出產最多，處處有之。

【分科】屬茜草科植物，入藥取用其果實。

【成分】含有一種色素。

【性味】味苦，性寒，無毒。

【功效】爲瀉火要藥：主五內邪氣時熱，心煩懊憹，瀉三焦火，清胃脘血，治五種黃病，通小便，解消渴。

【用量】一錢至三錢。

【禁忌】凡脾胃虛弱，血虛發熱，心肺無邪熱，小便閉，由膀胱氣虛均忌。

【編者說明】梔子瀉三焦之火，及痞塊中火邪，最清胃脘之血，其性曲屈下行，能降火，從小便中泄去，其用有四，心經客熱一也，除煩躁二也，去上焦虛熱三也，治風四也。仲景治煩躁，用梔子鼓湯，蓋煩者氣也，躁者血也，內熱曰煩，爲有根之火，外熱曰躁，爲無根之火，故用梔子以治肺煩，香豉以治腎躁。

◉梧桐子

【產地】處處有之，樹幹端直無節，多子，皮，葉，子，皆入藥。

【性味】味甘，性平，無毒。

【功效】主烏髮，治瘡殺虫。

綱目：主治小兒口瘡，和雞蛋燒成性研摻；搗汁塗，拔去白髮，根下必生黑者；梧桐樹皮，味苦性寒無毒，燒研和乳汁塗髮，變變黃赤；煮湯熏洗治腸痔脫肛，療小兒丹毒惡瘡，殺三虫；葉，消腫毒，生毛髮，療癰疽發背，醋蒸貼之。

【用量】普通二三錢。

【禁忌】性熱助火，欬嗽多痰者勿食。

◉淡竹葉

【產地】爲生於山野路旁之草本植物，處處有之。

【分科】屬禾本科植物，入藥取用其葉，又有用根者。

【形態】葉互生，似竹葉，作廣披針形，前端尖，闊一寸許長六七寸；根爲纖維狀，附生如麥門冬之堅球根。

【性味】味甘苦，性寒，無毒。

【功效】用作利水藥：去煩熱，利小便，

清心，消痰解渴，主降心火，滌胃熱，治咳嗽喘急，其根墮胎，催生。

【用量】一錢至三錢。

【禁忌】因受寒而發熱，及痰不由風火燥熱者均忌。

【編者說明】竹葉之用有二，除新久風邪之煩熱，止喘促氣勝之上衝，竹葉配合之方，蓋者有竹葉石羔湯（竹葉，石羔，甘草，半夏，人參，粳米，生姜），治胃虛而汗多，煩渴而作嘔，竹葉玉女煎（竹葉，石羔，生地，麥冬，知母，牛膝），能清未盡之熱，而救已亡之液；竹葉涼膈散（芒硝，梔子，大黃，連翹，竹葉，甘草，黃芩，薄荷），治心火上盛，中焦燥實，大便祕結而不通，為救陰瀉熱之良劑。

●淡竹茹　又名竹茹。

【產地】淡竹乃竹之一種，產於燥地，處處有之。

【分科】屬禾本科植物，於鮮竹上削去青綠色之表皮刮取內皮白屑，供藥用。

【性味】味甘，性微寒，無毒。

【功效】用治吐血，肺痿衂血等，主清肺胃熱，開胃之鬱，以治嘔吐，清肺之燥，以祛痰濁，能涼血除熱，治上焦煩熱，吐血鼻血。

【單方】新本草綱目：呃逆不止，用竹茹白湯煎服。血淋，用竹茹五錢，水二碗，煎一碗，空心服。白赤帶下，取竹茹用火稍炙成粉，每次一錢，白湯服下。飲酒頭痛，用竹茹五錢，雞蛋一枚煎服。月經不斷，用竹茹微炙為末，每服三錢，用水一盞煎服。

【處方】新本草綱目：半夏，葛根，竹茹，甘草，生薑，大棗，或加前胡，水煎服，名竹茹湯，治胃熱嘔吐，手足心皆熱者。

【用量】錢半至三錢。

【禁忌】凡胃寒嘔吐，感寒挾食作吐，均

忌。又諸竹筍皆刻削損氣，虛人不可食。

【編者說明】竹茹能清上焦煩熱而止嘔，消肺胃之熱痰而涼血，開胃土之鬱，清肺金之燥，二陳湯加竹茹枳實，名溫胆湯，當神化痰，頗見奇效。

●淡竹瀝

又名竹瀝詳竹瀝條。

【編者說明】竹瀝性寒而滑，大抵因風火燥熱而有痰宜之，若寒溼胃虛，滑腸之人，服之則反傷腸胃，非助以姜不能行，經云，竹瀝味甘性緩，能治陰虛之有大熱者，寒而能補，胎前不損子，產後不礙虛，本草言其大寒，似與石羔黃芩同類。

●淡豆豉

【產地】豆豉為大豆所釀製者，處處有之，又有一種用黑豆釀製者，產江西。

【性味】味苦，性寒，無毒。

【功效】為解表除煩要藥：主散肺胃之熱，治傷寒煩悶，又主傷寒頭痛寒熱，瘴氣惡毒，煩躁滿悶，虛勞喘急，兩脚疼痛，殺六畜胎子諸毒。

【用量】普通一錢至三錢。

【禁忌】傷寒傳入陰經，與直中三陰經者，皆不宜用；熱結胸中，煩悶不安，此欲成結胸，法當下，不宜再汗，均忌。

【編者說明】凡得時邪，必先用葱豉湯服之，取汗即瘥，風溫發熱，有枳子豆豉湯，治心中懊憹，不得眠者，豉得葱則發汗，得鹽則能吐，得酒則治風，炒熟則止汗，亦麻黃根節之義也。

●淫羊藿

【別名】仙靈皮，棄杖草，放杖草，黃連祖，乾雞肋，三枝九葉草。

【產地】為宿根草，深山幽谷常生之，產四川北部。

【分科】屬小蘗科碇草，入藥取用其葉。

【形態】葉爲卵圓形，大二三寸，類杏葉，邊緣有細鋸齒。

【性味】味辛苦，性溫，(或作小寒)無毒。

【功效】專用作強壯藥：功能壯陽益精，治陽痿莖痛，堅筋骨，利小便，消瘰癧赤癰，下部有瘡；又治老人昏耄，中年健忘，一切冷風勞氣，筋骨攣急，四肢不仁，補腰膝，強心力。

【用量】二分至一錢。

【禁忌】凡虛陽易舉，夢遺不止，便赤口乾強陽不痿均忌。

【編者說明】淫羊藿甘溫能益精氣，能補命門，因陽旺而慾必不節，頻御女而精易外洩，蓋寡慾多男子，貪淫無子嗣，惟眞陽不足者宜之。

●淸風藤

【產地】產浙江天台山中，膝莖入藥。

【功效】主治風濕痺痛，一切風病，流注，歷節，鶴膝，麻痹，瘙痒，損傷，瘡腫，入酒藥中用。

【用量】普通二三錢。

【附注】服之作痒，如要痒止，冷水一口卽解。

●牽牛子

【別名】天茄，草金鈴，盆甑草，假君子，三白草，狗耳草。

【產地】爲一年生之纏繞草本，人家庭園多種植之。

【分科】屬旋花科植物，爲喇叭花之種子，有黑白二種，黑名黑丑，白名白丑，皆入藥用。

【形態】種子作三角形，黑者外面黑褐，內面白色。

【成分】含有康槐立林之毒分，爲一種樹脂。

【性味】味苦，(或作甘辛)性寒，(或作

熱）有毒。

【功效】爲緩和泄下藥，用於便祕與脚氣，功能瀉濕熱，利二便，主治水腫喘滿，治下焦鬱熱，通利上下，逐水消痰，殺虫墮胎。

【處方】新本草綱目：大黃（一兩）牽牛子（頭末）（半兩）爲細末名大黃牽牛散，每服三錢蜜湯調下，治相火之氣遊走臟腑，治大便祕結。

【用法】取成熟者，入水中試之，盡去其浮者，晒乾，隔紙炒爲粉末，收用；或以酒拌蒸，晒乾用；亦有用半生半炒者。

【用量】三分至二錢。

【禁忌】溼氣在血分，及脾胃虛弱人禁用。

【編者說明】牽牛黑者屬腎，白者屬肺，以氣藥引則入氣，以大黃引則入血，利大腸，下水積，色白者瀉氣分濕熱，上攻喘滿，破血中之氣，著名方劑有舟車丸（牽牛，甘遂，大戟，青陳皮，大黃，芫花，木香，輕粉），治燥實陽水飲癖；牛榔丸（黑牽牛，檳榔），治氣築奔衝，追蟲消積；利膈丸（黑牽牛，皂莢酥，姜汁），治三焦壅塞，涕唾痰涎。此數方皆爲攻決之猛劑，張子和云，病水之人，如長川泛濫，非杯杓可取，必以神聖決水之法治之，故名禹功散（黑牽牛，茴香，生姜）。

●甜瓜

【別名】甘瓜，果瓜，熟瓜。

【產地】多種植於田園，處處有之，蔓生，種類頗多，瓜瓤瓜子瓜蒂，俱入藥。

【性味】味甘，性寒滑，有小毒。

【功效】主止渴除煩熱，利小便，解暑毒，通三焦間壅塞氣，治口鼻瘡。

【用量】普通二三錢。

【禁忌】胃寒者勿食，多食作痢，凡瓜入

水沉者，子入水浮者，皆不可食。

●甜瓜子仁

【功效】味甘性寒無毒，主治腸癰，腹內結聚，破潰成膿；能潤腸清肺，和中止渴；治口臭，蜜和為丸，每旦嗽口後含之。

●甜瓜蒂

【功效】味苦，性寒，有小毒，主下水殺虫毒，消身面四肢浮腫，治欬逆上氣，及食諸果病，在胸腹中，皆吐下之，吐風痰熱涎，治風眩頭痛，癲癇喉痹，頭目有濕氣，療黃疸；得麝香細辛，去鼻中瘜肉，治鼻不嗅香氣。

●甜苦草

【別名】白草，穀草，白幕，排風。

【產地】各處山谷中均產之。

【分科】屬茄科植物，為其嫩枝入藥。

【形態】形似蜀羊泉而較小，莖亦蔓性，纏繞他木，惟葉常不分裂，邊緣有缺刻，莖葉皆平滑無毛。

【成分】含有一種毒質。

【性味】味甘苦，呈弱酸性反應。

【作用】在胃腸內，微有刺胃腸，令胃腸稍稍收縮，若服大量，則易惹起嘔吐痢瀉之患；入血中，能亢進心悸及呼吸，并能令汗腺之分泌增多，唾液及氣管粘膜之分泌亦被激而增加。

【功效】醫治偏頭痛。

【處方】新中藥：同桔便，連翹，蘇葉，細辛，薄荷，鈎籐，甘草，治偏頭痛。

【用法】煎服

【用量】每次一格蘭姆半至十格蘭姆。

●畢澄茄

【產地】產廣東及印度。

【分科】屬胡椒科植物，入藥爲其果實。

【形態】形如桐子而較大，色黑，具小蒂，含有圓硬白核，與胡椒極相似。

【成分】主要素，爲畢澄茄酸，餘爲揮發油，樹膠，樹膠，澱粉，灰等質。

【性味】味辛，性溫，無毒。

【作用】在胃內能刺激胃粘膜，令胃分泌增多，而助長消化之功能；入腸能激腸壁神經，使腸之吸收增加；入血後有直接刺激腎臟神經，使腎臟粘膜充血，利尿之力增進，而畢澄茄酸在尿中，化成化合物，能激尿道，而兼殺菌。

【功效】爲溫中開胃，散寒，解結，嘔吐，噦逆，要藥：主下氣消食，心腹氣脹，治冷氣痃澼，久吐不愈，去皮膚風，治腎氣膀胱冷，療白濁。

【處方】新中藥：合杜仲，黃芩，茯苓，車前，梔子，枳殼，陳皮，治白濁。

【用法】水煎服。

【用量】普通七分至二錢

【禁忌】凡血分有熱，陰虛發熱，咳嗽吐血，咽乾口喝，熱氣暴冲，目昏口臭，齒浮鼻衄，臟風臟毒，痔漏洩澼等症，如誤服，即令諸病即時加劇，均忌，多食損肺，令人吐血，走氣助火，昏目發瘡；又患胃出血，胃癌，腎臟炎症者忌服。

●紫草

【別名】地血，紫丹，紫果 紫芙，紫莿，璚芽，鴉御草。

【產地】為山野自生之宿根草，園圃亦可栽植，處處有之。

【分科】屬紫草科植物，入藥用其根。

【形態】根頗直，生者作牛蒡臭氣，皮肉俱有酸味；乾則根屈曲，粗似小指，外作暗紫色，有皺紋，內為黃白色，質輕虛，浸以熱水，則成紅色之液。

【成分】含有紫草紅一種色素，名『希哥甯，』蓋即亞攝知爾，化合物之一也。

【性味】味甘鹹，性寒，（或作溫平）無毒。

【功效】為痧痘要藥：主用以治惡瘡，功能活血涼血，透發解惡，利九竅，過二便，治心腹邪熱氣，五疸，水腫，節癬，惡瘡，小兒瘡及面泡。

【單方】新本草綱目：濕瘡內攻，用生紫草根煎服；小兒頭瘡，用紫草根為末，胡麻油調敷。

【處方】新本草綱目：紫草，連翹，鼠粘子，（各一錢）荊芥（七分，）甘草，山豆根，（各五分。）名紫草消毒散，水煎，不拘時溫服，治痘疹血熱，咽痛。

【用量】普通一錢至二錢。

【禁忌】痘已出而紅白及白陷，脾氣虛，大便利者忌之。

●紫參

【別名】牡蒙，青參，馬行，童腸，五鳥花。

【產地】為多年生草本，自生於深山溪澗之陰地。

【分科】屬蓼科植物，為珍珠菜之地下莖，入藥用。

【形態】為形似地黃之地下莖，但稍長，

每節約寸餘，卽有細條連續之，作連珠狀，外面色黑褐，收藏多年者，長約尺許，被以褐色粉衣。

【性味】味苦，性寒，無毒。

【功效】用爲破血通經藥：治諸血病及寒熱瘧痢，癰腫，產後惡露不行。

【用量】五分至二錢。

【反藥】畏辛夷。

●紫苑

【別名】白苑，青苑，茈苑，紫倩，夜牽牛，返魂草，萬金茸，白羊鬚草。

【產地】爲山野自生之多年生草本，庭園亦可栽植，處處有之。

【分科】屬菊科植物，入藥用其根。

【形態】爲一株叢生之細根，狀似細辛，外面色紅紫，質柔靭，折之不易斷。

【性味】味苦辛，性溫，（或作平）無毒。

【功效】爲祛痰止咳要藥：主治咳逆，痰涎，吐膿血，益肺氣，去蠱毒，痿躄，安五臟，療胸中寒熱，唾中膿血，五勞體虛，補不足，添骨髓。

【處方】新本草綱目：紫苑（三兩），知母，貝母，桔梗，茯苓，阿膠，（各一兩），人參（二兩），甘草，五味子，（各五錢），水煎服，名紫苑散，治咳吐有痰，虛勞肺痿。

【用量】五分至二錢半。

【禁忌】忌獨用多用，須與二冬百部桑皮等苦寒藥參用方無害，因其性溫，凡肺病咳逆喘嗽，亦皆由陰虛肺熱所致也。

●紫蘇

【別名】水蘇，赤蘇，香蘇，桂蘇

，桂荏，山魚蘇，白魚蘇。

【產地】爲一年生草本，多種植於園圃，處處有之。

【分科】屬脣形科植物，葉與子實，皆入藥用。

【形態】莖高三尺許，其形方，分莖有稜，具外逆之稀毛；葉作卵圓或廣橢圓形，末端帶尖，長二寸內外，邊緣有鋸齒，多皺襞，葉有柄，皆對生，背面多紫紅色，通體有芳香；種子黃褐色，如芥子大。

【性味】味辛，性溫，無毒。

【功效】中醫用爲下氣之藥；又爲發表，散寒，解毒要藥。功能降氣，化痰，發汗祛寒，主治傷風，寒熱霍亂，肺氣喘急，心腹脹滿，安胎，婦人胎前宜之。

【單方】新本草綱目：食蟹及魚介禽獸中毒，紫蘇葉煎湯服；積氣暈倒，紫蘇葉煎湯服；尤木香少許尤佳。入浴衄血，紫蘇葉煎湯服。一切傷痕，生紫蘇葉搗爛敷。

【處方】新本草綱目：紫蘇，桑白皮，青皮，五味子，杏仁，麻黃，甘草，（各等分），水煮服，名紫蘇散，治肺感風寒作嗽。

【用法】葉陰乾；用子實微炒用。

【用量】葉梗，七分至二錢；子實，錢半至三錢。

【禁忌】凡陰虛因發寒熱，或惡寒頭痛者，宜斂宜補，不可用紫蘇葉；火升作嘔者亦忌，若與鯉魚同食發惡瘡。

【附錄】蘇子：主上氣欬逆冷氣，及腰脚中濕氣，風節氣，調中止霍亂，消五膈，嘔吐反胃，消痰止咳，利大小便，治肺氣喘急。近世多用以降氣化痰，止咳定喘，子內含油，故能潤腸，至表散之力，則較葉少遜。

蘇葉：主發散，與蘇子同功，發散風氣宜用葉，清利上下宜用子。

近世多用以發散風寒，至化痰之力，則不如子也。

蘇梗：主順氣表散；葉，發汗散寒；梗，順氣安胎；子，開鬱降氣，消痰定喘。

近世多用以順氣止嘔，故能安胎，至表散之力，則不如葉；化痰之力，亦不如子也。

【編者說明】時珍曰味辛入氣，色紫入血，故同陳皮砂仁則行氣安胎；同藿香烏藥，則溫中止痛；同香附麻黃，則發汗解肌；同川芎當歸，則和血散血；同木瓜厚朴，則化溼解暑。又治霍亂脚氣。同桔梗枳殼，則利膈寬胸，同杏仁萊菔子則消痰定喘，其葉可解魚蟹毒。

●紫葳

即凌霄花，詳凌霄花條。

●紫菜

又別紫萸。

【產地】產南海中，附石而生，原爲青色，乾之則紫。

【性味】味甘鹹，性寒，無毒。

【功效】主治癭瘤脚氣，熱氣煩塞咽喉。

【用法】熱氣煩塞咽喉，煮汁飲之；病癭瘤脚氣者，宜食之。

【用量】普通二三錢。

●紫荆皮

【別名】紫珠，肉紅，紫金皮。

【產地】多種植於庭園，處處有之。

【性味】味苦，性平，無毒。

【功效】主破宿血，消腫毒，活血行氣，清熱利尿，治跌撲損傷。

【用量】普通一錢至三錢。

【附錄】花梗與葉同功，惟忌與魚類同食。

●紫花地丁

【別名】箭頭草，獨行虎，羊角子，

米布袋。

【產地】生平原及溝壑邊，夏開紫花，其葉似柳而微細，處處有之。

【性味】味苦辛，性寒，無毒。

【功效】爲除熱解毒要藥：主一切癰疽，發背，疔腫，瘰癧，無名腫毒，可內服外用，爲外科要劑，亦治黃疸喉痺。

【用量】普通一錢至三錢。

【附錄】紫花地丁解毒，功勝連翹，無所禁忌，但除外科方劑外，用者殊少；治陰疽，當與補托藥酌用。

●細辛

【別名】小辛，少辛，玉番絲，綠鬚薑。

【產地】產陝西及關外，今北地多有之，爲多年生草本，多生於山野陰地。

【分科】屬馬兜鈴科，入藥用其鬚根。

【形態】爲地下莖之副根，長三五寸，粗二三分，外淡褐色，內白色。

【品類】細辛，杜衡，爲同種屬之植物，市中每以杜衡，或以其他同種屬之鬚根，混充細辛，惟杜衡較細辛根粗，辛味少，有臊氣。

【性味】味辛，性溫，無毒。

【產地】中醫用爲面部風痛藥：功能散風祛寒，主治欬逆上氣，風百節拘攣，濕痺痛，齒痛，泄熱破痰，開竅行水。

【處方】新本草綱目：細辛，半夏，茯苓，桔梗，(各四錢)，桂枝(三錢)，甘草(二錢)，加薑四片，蜜半匙，水煎服，名細辛湯，治肺虛實不調，鼻塞多涕，咽中有痰而喘，項強急或痛。

【用量】二分至一錢。

【禁忌】凡內熱及火升炎上，上盛下虛，

氣虛有汗，血虛百痛，陰虛咳嗽均忌。

【編者說明】宗奭曰治頭面風痛，不可缺此，細辛治少陰頭痛，羌活治太陰頭痛，白芷治陽明頭痛，川芎少陽厥陰頭痛，成無已曰，水停心下，不行則腎氣燥，宜辛以潤之，細辛之辛以行水氣而潤燥，散水氣以去內寒，故仲景治少陰症，用麻黃附子細辛陽。

●莪朮

【別名】蒁藥，莪茂，廣茂，青薑，蓬朮，蓬莪朮，蓬莪茂。

【產地】為山野自生之宿根草，處處有之。

【分科】屬薑科植物，入藥為莪朮之塊根。

【形態】為芋狀之地下莖，外部黃褐色，內部暗色，大一二寸，中含澱粉頗多，其質亦作粉狀，味如樟腦。

【成分】含有淡黃色濃稠揮發油，樹脂澱粉等。

【性味】味辛苦，性溫。

【功效】為芳香健胃藥：用於消化不良，亦有用為通經祛痰藥者，功能破血消瘀，通經開胃，化食，解毒，止痛，治心腹諸痛，奔豚，痃癖；又治積聚諸氣。

【處方】新本草綱目：陳皮，半夏，茯苓，山查子，莪朮，三稜，砂仁，香附子，神麯，乾薑，枳殼，水煎服，名內消散，治過食寒硬之物，食傷，太陰，或嘔吐痞滿脹痛。

【用法】去粗皮用醋煮軟剉焙，或裹濕紙埋灰煨，剉焙，或剉之酒醋，再晒乾焙用。

【用量】五分至二錢。

●莨菪

【別名】行蓎，虎茄，狼蓎，天仙子，牙疼子，草牛黃。

【產地】為多年生草本，產海濱及深山幽谷中，各處均有之。

【分科】屬茄科植物，為莨菪之葉，莖，根，及種子，俱入藥用。

【形態】莖高尺餘，葉互生，為長橢圓形，稍帶尖，邊緣有淺鈍鋸齒；種子為茶褐色，類罌粟子；根為球莖，稍有彎曲，外面呈灰黃色，皺縮作結節狀，內部類白色，全形類薯蕷。

【成分】其種子，含有『阿篤洛濱』『歐沃斯吉亞敏，』餘為澱粉，及植物鹽基。

【性味】種子，味苦，性寒，或作溫，有毒。

【功效】用作鎮痙，鎮痛藥：主治癲癇，發狂，及其他神經諸病；亦用於腺腫及瘰癧等。

【用量】普通數厘至一分。

【禁忌】多服令人狂走，勿令子破，破則令人發狂。

【附注】食莨菪過多發狂，以甘草，綠豆，升麻，犀角等汁，並解之。

●莎草苗花

即香附之苗及花，詳香附條附錄。

●釵石斛

詳石斛條附錄。

●蛇床子

【別名】思益，馬牀，蛇米，蛇常，繩毒，棗棘，赤木草。

【產地】產海濱或下濕地，江北及關外皆有之。

【分科】屬繖形科植物，為濱芹之子實。
【形態】果實略圓，縱脊大，無毛，長約分許。
【成分】含有揮發油，更於其油中，發現有左旋性『皮嫩，』左旋性『加譔芬，』及異性『纈草酸。』
【性味】味辛苦，性溫，(或作平)無毒。
【功效】用為陰痿藥，及婦人陰痛藥：功能強陽益陰，補腎散寒，治陰痿囊濕，女子陰腫，陰痒，及腰痠，髀痹，帶下，脫肛，喉痺，齒痛，濕癬，惡瘡，風濕諸病；煎湯浴，去風痒。
【用量】七分至二錢。
【禁忌】腎家有火，下部有熱，及陽易舉者，雖有濕，宜斟酌用之。
【反藥】惡丹皮，巴豆，貝母，伏硫黃。
【編者說明】蛇床子治男子陽事不起，女人產後陰脫，以其能去風溼，而助陽氣也，是以陰腫痒，陰痛，以及脫肛，痔瘡，子宮寒冷諸患，皆可治矣。

◉蛇含草

【別名】蛇銜，威蛇，小龍芽，紫背龍芽。
【產地】產山野之地，處處有之。
【性味】味苦，微寒，無毒。
【功效】主治癰瘡，蛇咬，清熱，解毒，療心腹邪氣，腹痛濕痺，養胎，治小兒寒熱丹疹，驚癇，愈金瘡疽痔，鼠瘻瘡，頭瘍。
【用量】普通一二錢，外用無定量。

◉貫眾

【別名】伯萍，扁府，虎卷，管仲，貫中，貫節，貫渠，黑鴟頭，黑狗脊。
【產地】多自生山中溪畔，或深林陰處，

各處有之。

【分科】屬水龍骨科羊齒類植物，入藥爲貫衆之根。

【形態】根長四五寸，闊五六分，稍類烏，呈黑褐色。

【成分】含有單甯，揮發油，澱粉樹膠，糖質等。

【性味】味苦，性寒，有小毒。

【功效】中醫用治婦人諸血藥；又爲治滌虫特效藥。功能治腹中邪熱之毒，產後血氣腹痛，發斑痘，化骨鯁，殺虫。

【處方】新中藥：佐吳茱萸，槐白皮，胡粉，白蕪荑，杏仁，治絛虫。

【用法】焙用，搗碎煎服。

【用量】三分至三錢。

【禁忌】胃粘膜炎，直腸炎。

【反藥】畏大黃，草麻子，芒硝，巴豆。

【編者說明】王海藏治夏月痘出不快，快斑散（貫衆，赤芍，升麻，甘草，淡竹葉）用之。貫衆有毒，而能解腹中邪熱之毒，病因內感，而發之於外者多效，大江之南人多用以置之水缸中，可以解諸毒，辟穢惡，此法甚良。

●通草

詳木通條。

●連翹

【別名】三廉，連喬，大翹，連草，蔄華，旱蓮子，連異翹。

【產地】產山谷中及澤地，處處有之，四川產者爲勝。

【分科】屬木犀科植物，入藥爲連翹之實。

【形態】爲表面暗褐色短小之實，類玉椿實，有梢疣起之黃赤色斑點，其成熟者，裂爲二房，中有如含粟粒之種子。

【性味】味苦，(或作苦辛)性平，無毒。

【功效】中醫用作疥癬，及其他諸瘍內服藥：功能散結清火，散諸經血凝氣聚，主治瘡瘍，清火解毒，消腫排膿，殺虫止痛，通利小便。

【處方】新本草綱目：連翹(六分)，皂莢(四分)，爲末，以黃芪，桔梗，煎汁服之，名皂翹丸，治楊梅瘡末發者。

【用量】五分至三錢。

【禁忌】凡癰疽已潰及日久，火熱由於虛，與脾胃薄弱作泄者均忌；又忌火。

〔編者說明〕連翹之用有三，瀉心經客熱一也，去上焦諸熱二也，爲瘡家聖藥三也。東垣曰，十二經瘡藥中，不可無此，乃結者散之之義，惟陰疽貴乎補託，則禁用連翹，著名方劑，有銀翹散，清宮湯，其他外科方劑甚多，不勝枚舉。

●連錢草

【別名】海蘇，錢葛，地錢草，胡薄荷，積雪草。

【產地】爲原野自生之多年生草，處處有之。

【分科】屬唇形科植物，入藥用其葉莖。

【形態】葉作紫綠色心臟形，或腎臟形，邊緣有鋸齒，葉莖俱生粗毛茸。

【成分】含有揮發油，及單甯等。

【性味】味苦，(或作辛甘)性寒，(或作平)無毒。

【功效】用作強壯藥：功能滌毒養新，平欬止肺，並治小兒癇。主治火熱惡瘡，癰疽，丹毒，擣汁敷之。治小兒寒熱，腹內熱結，擣汁服之。

【用量】五分至二錢。

●野菊

【產地】多生田野間，處處有之，花小而黃。

【性味】味苦辛，性溫，有小毒。

【功效】主解毒，療目疾，治癰腫疔毒，瘰癧眼瘡，調中止洩，破婦人腹內宿血。

【用量】普通多外用，故無定量。

●野荊菜　又名野胡荽。

【產地】處處均有，惟山東產者爲佳。

【分科】屬繖形科植物，入藥爲野荊菜之根。

【形態】長六七寸，原半寸，色橙黃，形圓，橫面有皺紋，如脊狀凹起。

【成分】含有『阿品』餘爲澱粉，膠質，糖素，香油。

【作用】在胃中，微有刺激胃壁，使胃酸增加之能；至腸，能使腸壁吸收迅速；入血後，其作用專激子宮，使卵巢充血。

【功效】醫治月經減少。

【處方】新中藥：同當歸，吳茱萸，肉桂，人參，半夏，芍藥，川芎，牡丹皮，阿膠，甘草，治月經減少。

【用量】每次四格蘭姆至二十格蘭姆。

【禁忌】胃癌病忌服。

●眼子菜

【產地】爲多生水田之宿根草，處處有之。

【分科】屬眼子菜科，入藥用其根。

【形態】莖作細線狀，葉似匙形，類竹葉，呈深綠色，有光澤，莖葉俱浮水面，實如稗，扁平有稜，呈茶褐色。

【功效】用作解毒藥：中酒毒，用眼子菜煎服。中鱧魚及其他禽獸肉毒，用水煮眼子菜，多飲其湯。

●陳皮

【別名】貴老，紅皮，黃橘皮，新會皮，陳廣皮。

【產地】產廣東。

【分科】屬芸香科植物，即廣東蜜桔之皮，以晒乾陳者爲良。

【成分】含有一種中性，無色，無味，結晶體之糖原質，名『歇司秘里仁』

【性味】味苦辛，性溫，無毒。

【功效】用作健胃發汗藥：能燥，能散，能瀉，能補，能和，同補藥則補，瀉藥則瀉，升藥則升，降藥則降，爲脾肺氣分宣通疏利要藥。主行氣健胃，去濕化痰，能發散，清熱，消積，行水。

【單方】新本草綱目：雁瘖，煎陳皮時時洗之。卒啞，突然不能言語，不能出聲者，用陳皮，半夏，煎湯服之。中一切魚毒，煎陳皮服之。竹木刺刺咽喉，用陳皮煎服。嵌甲疽，用陳皮濃煎洗之。一切痰證久不愈者，用陳皮四兩，水五碗，徐徐煎熬爲末，白湯常服。

【處方】新本草綱目：陳皮，藿香，（各等分）水煎服，名囘生湯，治霍亂吐瀉，服之囘生。

【用量】五分至三錢。

【禁忌】凡中氣虛，氣不歸元者，忌與耗氣藥同用；胃虛有火嘔吐，忌與溫熱香燥藥同用；陰虛咳嗽生痰，忌與半夏南星等同用；瘧非寒甚亦忌。

【附錄】橙皮：即香橙之皮，味酸，性寒，無毒，主消痰化食，利膈降氣，寬中解酒，治惡心。

橘紅：乃陳皮之去白者，蜜炙入藥，主除寒，發表，消痰，治嗽喉痒。

橘核：味苦，性平，無毒，主治腎疰要痛，小腸疝氣，陰核腫痛，因酒赤鼻，俱酒煎服之。

橘絡：主活血利氣，通經絡濕滯，化胃中濁膩，驅皮裏膜外積痰，治口渴，及吐酒，脈脹。

橘葉：味苦，性平，無毒，主消腫，散毒，行肝氣，導胸膈逆氣，治傷寒胸膈膈痞滿，脅痛，肺癰，婦人乳癰。

化橘紅：乃產於廣東舊化州境者，汁滴入痰，痰即變為水，主消痰止咳，其功勝於陳皮，寬中醒酒，去油膩穀物食積，治氣逆。羊癲病；解蟹毒。

【編者說明】陳皮留白則補脾胃，去白則理肺氣，同白朮則和脾胃，同甘草則補肺，獨用則瀉肺，運脾其體輕浮，一能導胸中寒邪，二破滯氣，三益脾胃，加青皮減半用之，去滯氣，推陳皮新，但多用久服，有損元氣也，總是取其理氣燥溼之用，其功當在諸藥之上。

●陳倉米

【別名】老米，陳廩米。

【產地】處處有之，卽粳米久藏色黃者。

【成分】其含脂肪，蛋白，澱粉等質，較新米減少。

【性味】味甘淡（或作鹹酸，）性平（或作溫）無毒。

【功效】用止泄痢，補腸胃，主養胃，寬中，下氣，除熱，治翻胃膈噎。

【單方】新本草綱目：翻胃，膈噎，食不下，用除倉米煮飯食之，則止吐。夏月吐瀉，用陳倉米二升，麥芽四兩，黃連四兩，同煮熱，焙乾研末，用水製丸如梧子大，每丸百丸白湯送下。

●陳芥菜滷汁

【產地】乃陳年醃芥菜之滷汁，多貯甕中，埋行人處，封存三年以上者良。

【性味】味鹹，性涼，無毒。

【功用】為肺癰要藥：主下痰，清熱，定喘，治肺癰喘脹。

【用量】普通一盞許。

●陳冬菜滷汁

【功效】味鹹，性寒，無毒，主清肺火，治痰嗽，解咽喉腫毒。

●鹿銜草　又名薇銜。

【產地】產陝西，河南，葉似茺蔚。

【性味】味苦，性寒，無毒。

【功效】主治風濕痹，逐水，益筋節，療痿躄，嬰兒先天不足賊風鼠瘻癰腫。

【用量】普通一二錢。

【禁忌】婦人服之，絕產無子。

●鹿蹄草

【別名】鹿飽草，小秦王草，秦王試劍草。

【產地】為多年生常綠草，經冬不凋，產四川陝西等處。

【分科】屬鹿蹄草科植物，為一藥草之葉莖。

【形態】葉有長葉柄，自地上叢生，作深綠色之橢圓形，大四寸許，脈絡頗深，經冬不凋。

【性味】性溫。

【功效】用作止血收斂藥：主合瘡痕，塗一切蛇虫犬咬毒。

【單方】新本草綱目：採生貼創口，可止血。毒虫螫傷，毒蛇咬傷，貼之即止痛。

【用量】普通不用以內服，外用無定量。

●麥冬

【別名】麥門，門冬，羊韭，山管，麥門冬，雉骨木，香墩草。

【產地】為山野自生之常綠草，人家階前亦多植之，產陝西及江浙一帶。

【分科】屬百合科植物，為小葉麥門冬；及大葉麥門冬之根。

【形態】根爲黃白色，有鬚根，作連珠形，中貯滋養質，柔潤而有橫皺紋。

【性味】味甘，性微寒（或作平）無毒。

【功效】用作緩和滋養及祛痰劑，爲潤肺清火要藥：主治肺中伏火痰多，心腹結氣，肺弱胃弱，津少口渴，止咳嗽，療肺病吐膿血。

【單方】新本草綱目：中暑吐血，搗麥冬（一二粒取汁，入蜜一合，作二次服。

【處方】新本草綱目：麥門冬，（一兩），半夏（洗），（半錢），人參（一錢），甘草（炙）（六分），粳米（半合），大棗（四枚），水煎溫服，日三夜一，名麥門冬湯，治火熱乘肺，欬唾有血。

【用法】肥大者，浸湯去心，用作滋補藥；浸酒焙，入丸藥。

【用量】八分至三錢。

【禁忌】凡虛寒洩瀉，及痘瘡虛寒作泄，產後虛寒作泄者均忌。

【編者說明】麥冬治肺中伏火，肺氣欲絕者，加入參五味子，三味爲生脈散，人參之甘寒，瀉熱火而益元氣，麥冬之苦寒，滋燥金而清水源，五味子酸溫，瀉心火而補肺金，兼益五臟之氣也。此方補肺中元氣不足，而復脈生津。

●麥芽　又名麥糵

【產地】處處有之，卽大麥浸水，發出之幼根及芽。

【分科】屬禾本科植物，爲大麥之實。

【形態】形似米而稍大，外被黃色之殼，尖端烈開，幼芽露出。

【成分】含水炭素，纖維，灰，氮化物及脂肪等。

【性味】味甘鹹，性溫，無毒。

【功效】爲兼助消化之滋養藥！功能健胃化積，主治食傷及一切米穀麵類諸果食積，消痰除脹，進食降氣，和中氣，治霍亂，並縮斷乳汁。

【單方】新本草綱目：止乳出，用麥芽爲末，水吞下。

【處方】新中藥：佐山查，陳皮，甘草，治食傷。

【用量】普通一錢至三錢。

【禁忌】脾胃無積滯者勿用，虛脹勿用，孕婦勿用。

蔴仁

【別名】蔴子，蔴母。

【產地】爲一年生草，處處有之，種者尤多。

【分科】屬桑科植物，爲大蔴（又名火蔴，黃蔴，）之實仁。

【形態】爲鼠白色球圓形之小堅果，有光澤，中含微小之扁平種子。

【成分】含脂肪極多。

【性味】味甘，性平，無毒。

【功效】爲潤腸通便，及難產催生要藥；又用於恐水病，月經過多等。主疏風潤燥，滋陰生津，通乳催生，治汗多胃熱，中風及一切風氣，益脾胃，利二便。

【單方】新本草綱目：大便艱澁，用大蔴子，大黃，（一倍）爲末服。焦蔴莖，治積聚，痈症。

【處方】新本草綱目：蔴仁（四兩八錢，）芍藥（二兩四錢，）大黃（四兩八錢，）厚扑（四兩八錢，）枳實（二兩四錢，）杏仁（二兩七錢，）共爲末，煉蜜成丸，如梧子大，名蔴仁丸，每服十丸，日三次，治平日大便祕結。

【用法】蔴實微炒，去皮用仁。

【用量】一錢至三錢。

【禁忌】患疔腫人，忌見蔴勃，見之卽死

，又平時便溏者，忌用麻仁。

【編者說明】麻仁之甘以緩脾而潤燥，脾欲緩卽食甘以緩之，陽明病汗多胃熱，便難三者皆燥也，故用之以通腸。

●麻黃

【別名】赤根，卑相，卑鹽，狗骨，龍沙。

【產地】產西北等地，山西大同產者爲最良，印度及西伯利亞，南非洲均有之。

【分科】屬麻黃科植物，入藥取用其莖。

【形態】莖似木賊而細，色淡綠，內部空虛，亦有稍充實者，根似木質，色黃，粗約如指。

【成分】含有一種植物鹽基，名『愛佛特林』及『米獨里挨欽。』

【性味】味辛苦，性溫散，無毒。

【功效】爲發汗解散要藥；近時用爲麻醉性之鎮咳祛痰劑。功能退熱，平喘，利水，主傷寒表實無汗，治肺實喘逆，通利水道。

【處方】新中藥：合半夏，杏仁，前胡，桔梗，葛根，茯苓，陳皮，紫蘇，桑白皮，甘草，治急性氣枝管炎。（卽喘逆）

【用量】七分至二錢。

【禁忌】平日陽虛，腠理不密之人忌之，諸虛有汗，肺虛痰嗽，氣虛發喘者，均忌。

【附注】新藥之『數司托爾，』乃麻黃與桔梗根所製，用以鎮咳祛痰。

【編者說明】麻黃治衞實之藥，桂支治衞虛之藥，張仲景治傷寒，無汗用麻黃，有汗用桂支，歷代名醫解釋，皆隨文述作，未有究其精微者，獨李時珍與昔人所解不同，云津液爲汗，汗卽血也，在營卽爲血，在衞則爲汗，夫寒傷營，營血內濇，不能外通於衞，衞氣閉固，津液不行，故無汗，發熱而惡寒，故用桂支同甘草，外散風邪以救表，內伐肝木以防脾，佐以白芍，泄木而固脾，泄東所以補西也，使以姜棗，行脾之津液，而和營衞也，汗後微喘者，加杏仁厚扑，以利肺氣也，汗後脈沉虛者，加人參，以益肺氣也，此李氏別解之言也。仲景治傷寒。有麻黃及葛根湯，大小青龍湯，皆用麻黃，治肺痿上氣，有射干麻黃湯，厚扑麻黃湯。皆大方也。

●牻牛兒

【別名】鬭牛兒，風露草，神輿草。

【產地】自生於山野路傍，處處有之。

【分科】屬牻牛兒科植物，取其葉莖陰乾入藥。

【形態】莖帶茸毛，蔓生地上，經冬不枯。

【成分】含有「普治篤加埵林酸，」及「普連資加埵賓。」

【功效】濃煎服，用以治痢疾。

●梨子

【產地】梨樹處處有之，產北方者良。

【成分】含有多量水分，及糖分。

【性味】味甘，微酸，性寒，無毒。

【功效】爲消痰降火，淸熱解毒要藥：主涼心潤腸，傷寒發熱，風痰熱痰，胸痞熱結，治熱喝消渴，肺癰吐血。中風不語，傷寒發熱，潤肺，消痰，降火，利大小便，解瘡毒酒毒。

【單方】蘇恭：切片貼湯火傷，止痛不爛。孟銑：暗風不語者生擣汁頻服。胸中痞寒熱結者，宜多食之。

【禁忌】凡肺寒咳嗽，脾家泄瀉腹痛，冷積寒痰痰飲，產後，痘後，胃冷嘔吐者均忌。

●惡實

【別名】牛蒡子，大刀子，牛菜子，便牽牛，鼠粘子，蝙蝠刺。
【分科】屬菊科植物，爲牛蒡之種子。
【形態】子實細長扁平，狀似船底，頂有毛，外面色暗灰。
【功效】治一切腫瘍，詳見牛蒡子條。
【處方】新本草綱目：牛蒡子，玄參，升麻，桔梗，犀角，木通，黃芩，甘草，（各等分）生薑水煎服，名牛蒡子湯，治風熱上壅，咽喉窒塞，或不利，或生瘡瘍，或狀如肉，疼痛生悶。其產地，用量，禁忌，俱詳牛蒡子條。

●景天

【別名】瓦花，龍鱗草，辨慶草。
【產地】爲多年生草本；多生於高山之上，處處有之，庭中盆景，亦可栽種。
【分科】屬景天科植物，入藥用其葉，花與莖亦用之。
【形態】莖圓，高一二尺，葉色白綠，作長橢圓形略如匙頭，無柄，厚而帶肉質，含且漿液，邊緣有細鋸齒，梢端開五瓣之花，色白而有紅暈，簇生如繖，間或有開黃花或綠色花者。
【性味】味苦甘，性寒，無毒。（或作有小毒）
【功效】主治腫瘍蜂螫，能吸膿拔毒；又主治女人漏下赤白。
【單方】新本草綱目：蜂螫傷，揉景天草葉塗其汁立愈。患痔，煎葉取汁熏洗，腫瘍：取新鮮葉，火炙。剝去薄皮，貼敷患處，膿自吸出。
【用量】普通一錢，外用無定量。

●款冬花

【別名】氐冬，虎鬚，款花，款凍，菟奚，冬花蘂，款冬蘂。

【產地】爲山野自生或園圃種植之多年生草，產陝西，山西，河北等地。

【分科】屬菊科植物，入藥爲款冬花之花蕾。

【形態】爲帶青褐色大如指頭之花蕾，作蘘荷箭狀。

【性味】味辛甘，性溫，無毒。

【功效】爲潤肺，祛痰，止嗽要藥：主治欬逆上氣，肺痿肺癰，寒熱邪氣，瀉熱，除煩，定驚明目。

【單方】新本草綱目：久咳用款冬花置火上燻之，用管吸其煙。魚骨哽於咽，用款冬花末吹入，或煎服，或用其根濃煎服。被毒虫刺傷，採生葉敷之。又倭方：海人草，款冬草根，甘草，浸水煎湯，用於初生兒，云能去胎毒。

【處方】新本草綱目：款冬花，百合，（各等分）蜜丸，薑湯送下，名百花膏，治喘嗽不已，痰中有血。

【反藥】惡皁莢，硝石，玄參；畏貝母，辛荑，麻黃，黃耆，黃芩，連翹。

【編者說明】款冬花治肺病欬逆上氣，連連不絕者，爲和平潤燥之藥，配合百部紫菀，則清肅肺氣，化痰降逆，配合百合，治喘欬痰中帶血，配合麻黃杏仁，則開肺達邪，能豁痰止喘，配合金福花蘇子，則降氣行痰，氣行則痰亦行也。宗奭曰，有人病嗽久，或致燃款冬花三兩，於無風處，以筆管吸其煙，滿口則嚥之，數日果效，可知其果有治肺止欬之功也。

● 無花果

【別名】唐柹，蜜果，文光果，映日果，王孫皮枝。

【產地】產江蘇，雲南，及福建，廣東一帶，無花而結果，故名。

【分科】屬桑科植物，入藥爲無花果之實。

【形態】爲長約二寸，闊三寸許，作倒卵圓形之果實，外部生時作綠色，熟則變紫褐色，或黃褐色，內部爲紫色或紅色。

【成分】含有葡萄糖，膠質脂肪。

【性味】味甘，性平，無毒。

【功效】用作緩和滋養藥；又有治痔瘡之功效。主開胃，解酒毒，止洩痢，治五痔，咽喉痛，滋養腸味，緩和腫痛。將乾實置熱灰煨貼腫瘍，善能化膿，貼痔痛，疼痛速消。

【用量】普通一二錢。

【附錄】無花果葉味甘辛，性平有小毒，主治五痔腫痛，煎湯洗之。

●絡石

【別名】石血，略石，雲丹，雲花，石龍藤。

【產地】爲山野陰濕地自生之常綠蔓草，處處有之。

【分科】屬夾竹桃科植物，入藥用其葉莖。

【形態】莖作木質狀，葉對生，作長橢圓形，質強韌，有光澤，入冬變紅紫色。

【性味】味甘，微酸，性微寒，(或作溫)無毒。

【功效】用作強壯藥：主利筋骨關節，治風熱癰腫，能涼血退熱，舒筋活絡，久服明目潤澤；又刀斧傷瘡：敷之立瘥。

【用量】普通一錢至三錢。

【禁忌】凡陰臟畏寒易泄者忌服。

【反藥】惡鉄落，畏貝母，菖蒲。

●絲瓜

【別名】天羅，布瓜，蠻瓜，天絲瓜，天羅勒，洗鍋羅瓜。

【產地】為園圃栽種之一年蔓生草，處處有之。

【分科】屬胡蘆科植物，為一種蓏果。

【形態】果實為細長之瓜，長可二尺餘，色青綠，外皮粗皺，迨成熟已久，遂生強韌如網之纖維，嫩時多取供食用，熟老之纖維，謂之絲瓜絡，入藥用，取老絲瓜燒焦，謂之絲瓜霜。

【性味】味甘，性平，無毒。

【功效】中醫視為痘瘡要藥；兼用以止咳。功能解毒，清血，去風，除熱，滑腸下乳，主通經絡，行血脈，化痰，稀痘，治瘡毒，疝痔，腸風崩漏，癰疽。

【處方】新本草綱目：絲瓜（陰乾）（三分）升麻，芍藥，桔梗，甘草，（各二分）名絲瓜湯，無論是痘非痘，但兒身熱，呵欠煩悶，睡中驚悸，噴嚏，鼻涕，出氣粗，手足酸軟，即宜先與服之。

【用量】一錢至三錢。

【附錄】絲瓜葉：治癬瘡及熱癰，採擦數貼之，療癰疽疔腫，卵㿗。絲瓜藤根：預解痘毒，治腦漏，齒䘌，殺虫解毒。

【編者說明】時珍曰：絲瓜老者，筋絡貫串架柵聯屬，故能通人血絡臟腑而去風解毒，消腫化痰，祛痛殺蟲，及治諸血病也，婦人血氣不行，上衝心脾，變為乾血氣者，用絲瓜一枚燒存性，空心溫酒服頗效。

●菊花

【別名】日精，女花，女莖，更生，金蕊，周盈，陰成，節華，傅延年。

【產地】為多年生草本，庭園及山野，處

處有之。

【分科】屬菊科植物，入藥採用其味甘者，

【品類】種類頗多，入藥須採味甘而瓣長者黃白二種，味苦者不入藥；又生於池畔者，亦曰池菊，今杭州出產頗多，號稱杭菊。最上者爲滁州菊花。

【性味】味甘苦，性平，無毒。

【功效】中醫用以治風熱，頭痛，眩暈，兼作眼科藥；功能清風熱，明目解毒，主治諸風，頭眩腫痛，目痛，翳膜，利血脈，治疔瘡，安腸胃，調四肢，散濕痹，益肺腎。

【單方】新本草綱目：疔腫欲死，菊花搗汁，入口卽活，若冬日無花，可搗根用。女人陰腫痿痛，甘菊苗搗爛，煎湯熏洗。

【處方】新本草綱目：甘菊花，旋覆花，石膏，防風，甘草，蔓荊子，羌活，枳殼，（各一兩。）名菊芎散；治風熱上攻，頭痛不止。

【用量】五分至三錢。

【禁忌】味苦辣及久陳者，不堪用。

【附錄】菊葉：菊花葉解毒之功，勝於菊花，以鮮者爲良，搗汁敷一切腫毒，亦可內服。白菊：菊花之白色者，入陽分氣分，治頭風白菊花爲尤良。黃菊：菊花之黃色者，入陰分血氣，功與白菊相似，最爲習用，能益肺腎二臟，補陰血，養目尤良。

【編者說明】菊花稟性和平，昔人謂其能除風熱，益肝補陰，補水所以制火，益金所以平木，木平則風息，火降則熱除，用治諸風頭目。黃者入金水陰分，白者入金水陽分，紅者行婦人血分，皆可入藥。菊花茶調散（川芎，荊芥，防風，細辛，白芷，薄荷，甘草，羌活，殭蠶，菊花）。桑菊飲（桑葉，菊花，甘草，桔梗，連翹，薄荷，杏仁，蘆梗）；治時邪風熱清利頭目均效。

●菖蒲

【別名】白菖，昌陽，泥浦，堯韭，蓀蒲，水劍草，石上草。
【產地】為多年生草本，自生於池沼之水濱，處處有之。
【分科】屬天南星科植物，入藥取其地下莖。
【形態】形長而扁平，色白而微棕，有多數之小根痕。
【成分】除含多量之澱粉外，尚有揮發油，樹脂，及一種苦味質。
【性味】味苦辛，性溫，無毒。
【作用】入胃後，即能刺激胃神經，使其分泌增多，消化力加大，且一部由腸壁吸入血中，微有興奮精神之能。
【功效】為健胃行滯要藥，醫治神經衰弱之消化不良症。主開心利竅，明耳目，出聲音，治風寒，濕痺，欬逆，上氣，霍亂轉筋，健脾胃，殺諸虫，療噤口痢。
【處方】新中藥著：同白朮，人參，寸冬，棗仁，茯神，陳皮，甘草，治神經衰弱之消化不良症。
新本草綱目：菖蒲，附子，（各等分）為末醋糊成丸，名菖蒲丸，如杏仁大，棉裹置耳中，一日兩次易之，治耳內卒痛，聾閉不聞。
【用量】普通乾用五分至錢半，生用一三錢。
【禁忌】忌飴糖，羊肉，鐵器。
【編者說明】古人謂：『在山泉水清，出山泉水濁，此君出山來，不改在山清』，此菖蒲品格之高也。石菖蒲濯去泥土，浸以水，培以沙，置於盆中，可歷數十年不枯，節葉堅瘦，根鬚連絡，蒼然於几案之間，久更可喜其延年，其性忍寒，不符泥土而生，乃水草之精英，神仙之靈藥也。楊士瀛曰：下痢禁口，雖是脾虛，蓋亦熱氣閉隔心胸所致，俗用木香，失之溫，用山藥，失之閉，惟參苓白芍散，加石菖蒲，粳米飲調下，可用參苓石蓮肉，少入菖蒲服，胸次一開，自然思食。沈金鰲曰：治噤口痢屢用屢效。

●楮實

【別名】楮桃，穀桑，穀實。
【產地】爲自生山野之落葉灌木，或爲人所栽植，處處有之。
【分科】屬桑科植物，爲楮樹之果實。
【形態】實大寸許，類蛇莓，熟則作紅色。
【性味】味甘，性寒。
【功效】用作強壯藥：功能助陽氣，起陰痿，補虛勞，壯筋骨，明目。
【用量】一錢至二錢。

●菴蕳　又名覆蕳

【地產】處處有之，狀似蒿艾，其莖可以蓋菴蕳，故名，子入藥。
【性味】味苦，性微寒，無毒。
【功效】主治五臟瘀血，風寒濕痹，身體諸痛，明目，益氣消食。
【用量】普通一錢至三錢。
【禁忌】專治撲打損傷，不用於調理。

●萆薢

【別名】土瓜，百枝，竹木，赤節，野老，菝薢，萆犂，白菝葜。
【產地】產四川，陝西，河南等地。
【形態】爲黃白色多節之根，粗四五分，狀如山藥。
【性味】味苦甘，性平，無毒。
【功效】用爲治風濕及諸瘡之藥：主補肝虛，堅筋骨，益精，明目，治風寒濕痹，腰脊痛，久冷，關節老血，膀胱宿水，陰痿，失溺，莖痛，遺濁，痔瘻，惡瘡。有黃白二種，黃長硬，白虛軟，軟者良。

【處方】新本草綱目：川萆薢，（二錢。）苦參，防風，何首烏，（各一分。）威靈仙，當歸，白芷，蒼朮，胡麻，石菖蒲，黃柏，（各六分）羌活，川椒，（各一分）龜板，（錢半）花紅（二分）甘草（五分。）水二鐘，煎八分，臨服入酒一杯，量病服之，名萆薢湯。治結毒，筋骨疼痛，頭脹欲裂，及瘡已潰爛。

【用法】剉炒用，以薏苡為使。

【用量】七分至三錢。

【反藥】畏大黃，柴胡，前胡，忌醋茗。

●萊菔

【別名】蘆葩，蘿蔔，温松，土酥，楚菘，秦菘，紫花菘。

【產地】多種植於園圃及平地，處處有之。

【分科】屬十字科植物，為萊菔菜之根。

【形態】為橢圓或圓形之肥大根，表皮甚厚，色白或紅，或綠，內部為白色肉質。

【成分】含多量之水分，澱粉，脂肪，并少量消化穀食之物質。

【性味】味辛甘，性溫平，無毒。

【功效】醫治惡臭性枝氣管炎；及慢性消化不良症。功能去痰癖，止消渴，治肺痿吐血。同羊肉銀魚煮食，治勞瘦欬嗽；煎湯洗腳氣；飲汁治下痢及失音，並烟熏欲死；生搗塗湯火瘡。

【處方】新中藥著：同竹葉，甘草，薄荷，陳皮，茯神，治惡臭性枝氣管炎；佐山查，神麴，茯苓，治慢性消化不良症。

【用法】切片煎飲，或搗汁服。

【用量】普通數錢至一兩。

【禁忌】萊菔下氣耗血，多食則動氣，服首烏及地黃者，不可食。

【附錄】萊菔菜：夏日食萊菔菜，秋不患痢。立冬日以其菜攤屋上，任霜雪打，至立春收之，煎湯治痢，亦治喉症。

地骷髏：乃萊菔老於地內者，瘦而無肉，老而多筋，主消痞塊，治黃疸變爲臌脹，氣喘，翻胃，胸膈飽悶，中脘疼痛，小兒疳疾結熱，噤口痢疾，結胸傷寒，傷力黃腫，能大通肺氣，解煤毒熏人，治肺癰有效。

●萊菔子

【別名】士酥子 唐菁子，羌精子，楚菘子，蘿蔔子，蘆芭子。

【產地】即萊菔菜之種子，產地詳萊菔。

【形態】爲扁平長圓形之種子，大如麻子，表面呈黃赤色。

【成分】含有多量之揮發油。

【性味】味辛甘，性平，無毒。

【功效】用作健胃祛痰藥：功能吐風痰，散風寒，定痰喘咳嗽，主下氣，消穀，化積滯，解酒毒，止內痛，調下痢後重，制麵毒。

【用法】炒爲末，或生研用。

【用量】五分至二錢。

【禁忌】虛弱人大忌。

●萎蕤

【別名】委萎，委蕤，委蛇，女草，玉竹，女萎，地節，馬薰。

【產地】爲生於山麓陰地之多年生草，各地皆有。

【分科】屬百合科植物，入藥爲其地下莖

。

【形態】為外面黃褐色之長圓地下莖，長二寸許，年久者長至一尺餘，其粗如指有鬚根。

【成分】含多量之澱粉。

【性味】味甘，性平，無毒。

【功效】為治風濕，風熱，腰痛，要藥；功能祛風清熱，除濕止痛，主治邪熱頭痛，爛弦風，及腰痛身痛，補勞傷，除顏面黑䵟。

【處方】新本草綱目：萎蕤，（一錢半。）木香，麻黃，杏仁，甘草，獨活，白薇，川芎，（各一錢。）石膏（二錢）水煎服，名萎蕤湯；治風溫咳嗽，及冬溫發熱頭眩。

【用量】普通一錢至三錢。

【禁忌】忌鐵，畏鹵，鹹。

●訶子

【別名】苛子，呵子，柯子，澁翁訶黎勒。

【產地】產廣東及西域嶺南各地。

【分科】屬使君子科植物，為訶黎勒之子實。

【形態】為茶色卵圓形之果實，有六稜，類肥實，皮厚而有皺紋及光澤，內部堅實，帶黃色。

【成分】主要素，為沒食子酸，及單甯酸。

【性味】味苦酸，性溫，無毒。

【功效】用作收斂藥；醫治赤痢，及胃粘膜炎。止泄瀉赤白痢，消痰，下氣，化食，開胃，通津，利大腸，主治胸膈結氣，心腹脹滿，心腹虛痛，腸風下血，崩帶，胎漏，久痢，虛嗽。

【處方】新中藥著：合白朮，肉桂，木香，肉豆蔻，生薑，甘草，治赤痢；佐厚朴陳皮，米仁，草果，麥芽，茯苓，治胃粘膜炎。

【用量】普通一枚至五枚。

【禁忌】凡咳嗽及痢疾初起者，均忌。

【反藥】忌綠礬，胆礬，明礬，卵白，代赭石，禹餘粮。

【編者說明】訶子同烏梅五倍子用，則收斂，同陳皮厚扑用則下氣，同人參用則能補肺，治咳嗽；其性濇，其味苦，久服髭髮白者變黑，亦取其濇也。著名方劑，有東垣訶子皮散（訶子，罌殼，炮薑，橘紅），治腹痛寒瀉。河間訶子散（木香，訶子，白朮，甘草，黃連，白芍）。二方藥雖異，主治略同，亦主脫肛便血者。

●湖蓮子

詳蓮子條。

●象貝母

又名浙貝母，詳貝母條附錄。

●越瓜

【別名】菜瓜，梢瓜。

【產地】為甜菜之一種，多種植於園圃，江浙及各省，處處有之。

【成分】含有多量之水分，及少量之糖分。

【性味】味甘，性寒，無毒。

【功效】主利腸胃，通小便，治煩熱，止煩渴，解酒毒，燒灰敷口吻瘡，及陰莖熱瘡，久食益腸胃。

【用量】普通為食品，入藥無定量。

【禁忌】生食則冷中動氣，令人心痛，臍下癥結，發諸瘡，又令人虛弱不能行，不益小兒，天行病後不可食，不可與牛乳酪同食。

●酢漿草

【別名】酸漿，三葉酸，雀兒酸，酸箕草。

【產地】產道旁陰濕處，處處有之，其葉入藥。

【性味】味酸，性寒，無毒。

【功效】主塗瘡解毒，治熱渴，淋痛，帶下；又主殺諸小虫，惡瘡，瘑瘻，搗爛敷之。煎湯洗痔痛，脫肛；搗塗湯火蛇蠍傷；用一掬洗淨，煖酒服之，治婦人血結；食之解熱渴。

【用量】普通一二錢。

【反藥】制砂，汞，硇，礬，砒石。

●開金鎖

【產地】產江浙等地，葉如萆薢，根如何首烏而無稜，肉白色而無紋。

【性味】味苦，性平，無毒。

【功效】主祛風濕，治筋骨痛，手足不遂。

【用量】普通二三錢。

●黃柏

【別名】黃蘗，山屠蘗木。

【產地】為落葉喬木；產各地山野，寒地最多。

【分科】屬芸香科植物；為黃柏樹之皮。

【形態】表面黃褐色，有皺紋，內部淡黃色，面光滑。

【成分】含「祕魯培林」與黃連同。

【性味】味苦，性寒，無毒。

【功效】醫治糖尿病及腎臟炎，又為健胃藥；用以增進食慾，又可外用為眼科藥及皮膚病藥。

【處方】新中藥著：佐人參，茯苓，白蜜，石斛，白朮，治糖尿病；合大黃，蕨粉，車前子，甘草，治腎臟炎。

【用法】用爲健胃藥者作煎劑，或用粉末，以開水過下。眼科藥用其煎汁洗眼，或外罨。皮膚病藥，則濃煎洗滌患處。

【用量】一日量一格蘭姆，至三格蘭姆，外用無定量。

【編者說明】黃柏之用有六，瀉膀胱相火一也，治下焦溼腫二也，痢疾先見血三也，利小便結四也，臍中痛五也，補腎不足，壯骨髓六也。凡去下焦溼熱作腫且痛，并膀胱有火，小溲不利及黃濇者；當用黃柏知母爲君，茯苓澤瀉爲佐。內經云：熱者寒之，腎惡燥，急食辛以潤之，以黃柏苦寒，瀉熱補水潤燥爲君，知母之苦寒，瀉腎火爲佐，肉桂辛熱爲使，寒因熱用也；名曰滋腎丸，即通關散。著名方劑，有白頭翁湯（川連，黃柏，白頭翁，秦皮）治厥陰下血痢。知柏八味丸（八味加知柏）治相火旺盛，咽痛，勞熱，盜汗，虛煩，骨蒸等症。

●黃芩

【別名】條芩，北芩，片芩，黃文，枯腸，鼠尾芩，苦督郵。

【產地】產四川陝西山谷間，亦爲培植園圃之多年生草。

【分科】屬玄參科植物，入藥爲黃芩之根。

【形態】根長約五六寸，大者尺餘，外面暗灰色，內部暗褐色，木部粗糙，呈淡黃色，其髓稍緻密，呈褐黃色，皮部與木部，易於剝離。

【成分】含有黃色鍼狀，或板狀結晶體之一種植物鹽基，名『司克貽拉林』。

【性味】味苦，性平，無毒。

【功效】用作清涼解熱藥：醫治流行性感冒，及破傷風。功能去心肺大小腸諸經之熱，肝胆之火，主治黃疸，腸澼，泄利，風熱，溼熱，天行熱疾，五淋，血閉，瘡瘍，乳癰，發背及諸失血，消痰，逐水，解渴，養陰，安胎。

【處方】新本草綱目：山梔子，（黑炒）黃芩，（各等分）水煎溫服，名黃芩清肺飲；治渴而小便不便。
新中藥著：合柴胡，葛根荊芥，芍藥，升麻，治流行性感冒；佐川芎，大黃，羌活，白朮，治破傷風。

【用量】五分至三錢。

【禁忌】過服損胃，血虛寒中者忌服。

【反藥】畏丹砂，牡丹皮，藜蘆，葱實。

【附錄】子芩：乃黃芩之新根，肉實而黃者，較黃芩涼性爲重，合滋陰藥用。片芩：乃黃芩之舊根中背朽者，較子芩涼性輕，而善於治上，合外感劑，及清上焦濕熱劑用者宜之。
枯芩：乃黃芩之中虛者，功同片芩，能清浮遊之火，亦治腸胃之熱。

【編者說明】王氏溫熱云：伏邪內蘊，化熱未達者，當用黃芩湯爲主方，苦寒直清裏熱。其用有五；瀉熱一也，清上焦風熱，皮膚風溼二也，除脾經諸溼三也，婦人產後，養陰退熱四也，安胎五也。時珍曰：得酒則上行，得猪胆汁，除肝胆火，得柴胡退寒熱，得芍藥治下痢，得桑白皮，瀉肺火，得白朮安胎。

●黃耆

【別名】黃芪，戴椹，蜀脂，百木，艾草，王孫，黃嗜，綿耆，甘板麻。

【產地】山西，陝西，均有出產；但產山西綿上者爲良。

【分科】屬荳科植物，入藥爲黃耆之地下莖。

【形態】根長二尺許，柔軟，去根皮，則木部白色，髓黃色或白色。綿黃耆，根粗軟，內部黃白色。

【性味】味甘，性微溫，無毒。

【功效】用作緩和强壯藥；又爲諸瘡聖藥

。功能助肺氣，實皮毛，升清氣，瀉火氣，補虛損五勞，治痘瘡不起；外症治癰疽，托毒止痛。生用固表，無汗發汗，有汗能止。

【處方】新本草綱目：黃耆，(炙)防風(各一兩。)白朮(炒)(三兩。)共爲末，白湯下，名玉屏風散。治自汗不止，氣虛表弱，易感風寒。

【用量】八分至三錢。

【禁忌】有表邪及胸膈氣閉悶，腸胃有積滯者忌；陽盛陰虛，與上焦熱甚，下焦虛寒，病人多怒，肝氣不和，並痘瘡血分熱甚者均忌。

【反藥】惡龜甲，白鮮皮。

【附錄】黃耆皮：性味及功效，同黃耆，善走表，逐水濕，治虛浮及脚腫。

【編者說明】黃耆得防風，其功更大，二藥每相須而行，玉屏風散是也。其用有五；補虛不足一也，益元氣二也，壯脾胃三也，去肌熱四也，排濃止痛，活血生血，內託陰疽五也，無汗則發之，有汗則止之。

●黃連

【別名】王連，支連，川連，宣連，滴，上草，楝連，淨黃連，膽芝。

【產地】爲生於山野或栽植園圃之宿根草，產四川者良，產雅州者尤可貴。

【分科】屬毛茛科植物，入藥取用其根。

【形態】根形細長，有輪皺，四周生鬚根，色粽黃，切斷面，則現出厚暗橙黃色之皮部，及淡黃色之木部。

【成分】含有『祕魯培林』之植物鹽基。

【性味】味苦，性寒，無毒。

【功效】爲健胃强壯藥，用於消化不良，慢性下痢，初期赤痢，慢性腸炎，及漏膿眼等症。功能瀉火，鎮肝，涼血，明目，定驚，殺洸，治腸澼下痢，天行熱疾，及胎毒，疳疾，痞滿心痛。

【處方】新中藥著：和黃芩，黃柏，知母，甘草，治急性胃炎，佐槐花，枳殼，乳香，沒藥，治初期赤痢；合黃芩，茯苓，白朮，澤瀉，大黃，枳實，治胃酸缺乏之消化不良症；同菊花，桑葉，治漏膿眼。

新本草綱目：黃連（五錢。）合歡木霜（四錢）。沉香（二錢。）木香（一錢。）熊胆（三錢。）爲細末糊丸，名黑丸子。治積聚，心腹痛，疝氣，虫痛，鬱氣，傷食，嘔吐，惡心，噫氣，眩暈，癲癇等症。

【用法】內服，用爲煎劑；外用作眼藥者，煎水濾過，供罨法與點眼。

【用量】三分至一錢。

【禁忌】凡血少氣虛，致驚悸煩躁，小兒痘瘡，陽虛作瀉，眞陰不足，內熱，均忌。

【反藥】惡菊花，玄參，芫花，白蘚，白殭蠶，畏款冬花，牛膝。

【編者說明】黃連爲治目及痢之要藥，瀉溼中之有熱者。其用有六：瀉心臟火一也，去中焦溼熱二也，諸瘡必用三也，去風濕四也，治赤眼暴發五也，止中部見血六也。張仲景治九種心下痞，五等瀉心湯皆用之。

●黃精

【別名】黃芝，黃衣，黃獨，馬箭，米餔，玉芝草，野生薑，救荒草。

【產地】爲山野自生之宿根草，各處有之，種類頗多。

【分科】屬百合科植物，入藥爲黃精之根莖。

【形態】爲黑褐色地下莖，有節，年久者肥大。

【品類】以有節者，爲生薑手黃精，（眞黃精）無節者爲地黃手黃精，（屬萎蕤）又有蒸黃精，黑色，味如熟地黃，用供果食。

【成分】含多量之澱粉。

【功效】爲緩和滋補之强壯藥，用於病後瘧弱諸症。功能補中，益氣，安五臟，益脾胃，潤心肺，塡精髓，助筋骨，除風濕，下三尸虫。（卽癆虫）

【用量】三分至三錢。

【禁忌】陽衰陰盛者忌用。

●黃菊花

詳菊花條附錄。

●黃雀花

卽金雀花，詳金雀花條。

●黃藥子

【產地】處處可以栽植，原產兩廣及陝西山中。

【形態】其莖柔而有節，似藤而實非藤，根入藥。

【性味】味苦，性平，無毒。

【功效】主涼血，降火，治惡腫瘡瘻，喉痺，消癭，解毒；亦治馬心肺熱病。

【單方】開寶：諸惡腫，瘡瘻，喉痺，蛇犬咬傷，研水服之，亦可含可塗。

【用量】普通一二錢，外用無定量。

【禁忌】多服令人消瘦。

●番紅花

詳紅花條附錄。

●菸草

【別名】煙草，烟花，長命草，相思草，南蠻草，返魂草，淡芭菰。

【產地】爲一年生草本，栽者另闢園圃種之，各省均有種植。

【分科】屬茄科植物，取其葉用之。

【形態】葉爲闊大之橢圓形，末端帶尖，皆互生，葉柄短，葉面闊一尺長三尺許，叢生細毛，面黃綠背較淡，乾則變赭褐色。

【成分】其主要成分，一爲植物鹽基，名『尼古丁』—爲菸草精，名爲『尼可却丁，』其灰分中則含有加里，石灰，酸化里肯謨等。

【性味】味辛，性温，有毒。

【功效】中醫用爲皮膚病藥：治風寒濕痺，滯氣停痰，山嵐瘴霧，其氣入口，不循常度，頃刻而甬體俱快，醒能使醉，肌能使飽，人以代酒，代茗，終身不厭。

【單方】新本草綱目：無名腫毒，菸草葉，搗爛敷之，即消。濕疹癢甚，用菸草末煎湯洗。火傷，菸草煎汁搽之。

【處方】新本草綱目：香油（二合。）菸草自然汁，萆麻子葉自然汁，（各一合）檍葉，（二十片剉。）蜜蠟（一兩六錢。）共入瓦鍋煎，水氣盡，下蜡熔化，名青葉膏，吸諸瘡膿水。

【用量】普通用爲吸品，外用無定量。

【禁忌】患腦充血症者忌吸。

【附錄】菸桿：即竹製之長菸桿，處處有之，以曾經吸烟，久而陳者爲佳，其桿內之菸油，味辛辣，性温，有毒，爲殺虫解毒要藥。主治瘀損諸藥無效者，辟蛇蟲毒，可以內服外用，中蛇毒者服菸油反覺其甜。

◉補骨脂

【別名】天豆，破故紙，反古紙，胡韭子，破故芷，破胡紙。

【產地】產四川及兩廣，暹羅，安南等地

均有之，爲一種草本。

【分科】屬荳科植物，入藥爲其種子。

【形態】爲黑褐色扁圓形類似麻子之種子。

【性味】味辛，或作苦辛，性溫，或作大溫，無毒。

【功效】用作强壯藥：功能煖丹田，壯元陽，補腎：縮小便，主治冷瀉遺精，遺尿，便數，腰膝冷痛，脾堅虛寒，及婦人血氣墮胎。

【單方】新本草綱目：小兒遺尿，用補骨脂炒爲末，每夜用溫湯飲五分。

【處方】新本草綱目：補骨脂(四兩)胡桃(八兩。)杜仲(四兩。)爲末糊丸，或蜜丸，名青蛾丸。專滋補腎水，祕精，壯陽，益筋，治腰膝痛。

【用量】五分至二錢。

【禁忌】凡病陰虛火動，陽道妄舉，夢遺尿血，不便短濇，目赤口苦舌乾，大便燥結，內熱作渴，火升易肌嘈雜，濕熱成痿，以致骨乏無力者均忌；又忌油菜，及諸血。

【編者說明】破故紙助命門而煖丹田，收斂神明，能使心胞之火與命門之火相通，故元陽堅固，骨髓充實，濇以治脫也。許叔微學士本事方云：孫眞人言，補腎不如補脾，予曰補脾不若補腎，此先天後天分解，腎虛不能生土，脾虛遲於運化，譬如鼎釜中之物，無火力，終日不熟，何能消化。濟生二神丸(補骨脂，肉豆蔻)，養血返精丸(補骨脂，沒藥，茯苓)，補心腎治腎瀉，胡桃湯(杜仲，補骨脂，胡桃)，治腎虛腰痛，益陰助陽。

●黑丑

又名牽牛子，詳牽牛子條。

●黑參

又名玄參，詳玄參條。

●黑大豆

【產地】爲一年生草本，多種植於園圃田畔間，處處有之。

【分科】屬荳科植物，入藥取其新鮮種子。

【成分】含有水分，蛋白質，脂肪，無窒素物，纖維，灰分等。

【性味】味甘，性平，無毒。

【功效】爲解毒藥，兼有滋養之效；功能補腎，活血，主下氣利水，除熱祛風，消腫止痛，鎮心明目，治腎傷腰痛，解血中之毒，敷一切腫毒。生研塗癰腫；煮汁飲，殺鬼毒；止痛，逐水脹，除胃中熱痺，下瘀血，散五臟結積內寒，殺烏頭藥毒，制金石藥毒，牛馬瘟毒。

【處方】新本草綱目：黑豆（五錢。）大黃（八分）檳榔（一錢）先用水三合，煮黑豆，成二合，去滓，再入諸藥，再煮成一合，分服名黑豆湯；治脚氣上衝。

【用量】三錢至五六錢。

【禁忌】服蓖麻子者忌炒豆，犯之脹滿致死，服厚朴者亦忌之，小兒以炒豆豬肉同食，必壅氣致死。

【附錄】黃荳：味甘，性溫，無毒。主寬中下氣，利大腸，消水腫脹毒。研末熱水和，塗痘後癰。俗法：試疫氣時痧中毒疔毒，用生黃豆嚼之，不覺腥，反覺甘美者是也，可嚼吞之。

●椰子油

【產地】爲常綠樹，產東印度及南美，非洲等熱帶地方。

【分科】屬棕櫚料植物，入藥爲椰樹之種子，所製之油。

【形態】類似豚脂之脂肪油，色白，或帶

微黃，帶一種臭氣。

【成分】含有『加布洛酸，加布力克酸，老泐克酸迷利歇克酸，薄爾蜜知克酸，』諸成分，因以構成『偓利失林』與『伊打』。

【功效】用以治皮膚變硬及腫脹等，多用此藥塗擦。

【用量】普通多外用，無內服，故無定量。

●菠菜

【產地】為蔬菜之一種，多種植於園圃，處處有之。

【分科】屬藜科植物，藥用取菠菜之葉。

【成分】含有多量之『維他命，』又富有機性鉄分。

【功效】為補血滋養藥，用於肺結核，貧血者，及身體虛弱者。又可醒酒，且為緩下劑，用於痔疾。

【用法】以鮮葉煮而食之。

【用量】一次量，用入手兩握。

●萍蓬菜

詳川骨條。

●雲實

【別名】員實，馬豆，羊石子。

【產地】為山野自生之落葉灌木，處處有之。

【分科】屬荳科植物，入藥為雲實之種子。

【形態】子如鵲豆，兩頭微尖，有黃黑斑紋，厚殼白仁，咬之極堅，重大腥氣。

【功效】用治痢疾，泄瀉，腸澼，去邪惡，結氣，除寒熱治瘧疾。

【用量】三分至一錢。

●楓香脂

【別名】楓脂，楓乳，楓皮，雲香，白膠香。
【產地】爲綠葉灌木，產於山谷及平原等處，各處均有之。
【分科】屬漆樹科植物，爲其幹與枝流出一種樹脂。
【形態】脂作顆粒，小者如芝麻，大者若小豆，形橢圓或卵圓，色黃似枸圓，微透明，有時亦作灰褐等色。
【成分】含有『瑪斯知克酸，』及『瑪斯知涅』等。
【性味】味苦，性平，無毒。
【功效】功能治血，解毒，止痛，生肌，治血衄，咯血，齒痛，風疹，癰疽，金瘡爲外科要藥，與乳香功頗相近。
【用量】內用每次一格蘭姆十分之一，至一格蘭姆。

●椶櫚皮

【產地】多產於四川廣東等地，他省亦有之。
【性味】味苦濇，性平，無毒。
【功效】爲止血要藥：治吐血，鼻衄，下血，崩漏，便血，血淋，止一切血；赤白痢疾帶下，煅灰用之。
【用量】一錢至三錢。
【禁忌】凡血症初起，及瘀血未盡者，均忌。

●椒目

詳蜀椒條附錄。

●椿根皮

又名椿樗白皮

【產地】爲落葉喬木，生山野中，處處有之。
【分科】屬楝科植物，香者名椿樹，臭者

名樗樹，其根皮俱入藥。

【形態】根皮厚，作淡褐色，內面有布紋。

【性味】味苦，性溫，無毒。

【功效】概用作收歛藥：凡血分受病不足者，宜用之；女子血崩，產後血不止，月信來多，及小兒疳痢，宜用之。主固腸燥濕，殺疳蟲，蚘蟲，治赤白痢，赤白濁，赤白帶下，及精滑夢遺，腸風下血。凡血分受病不足者宜椿，氣分受病有鬱者宜樗，治疳䘌，樗根尤良。

【用量】一錢至三錢。

【禁忌】凡脾胃虛寒者，崩帶屬腎家眞陰虛者，及滯下積氣未盡者，均忌用。

◉楊梅

【別名】火實，金丸，楊果，龍睛，楊家果，鶴頂紅，鶴頭紅。

【產地】爲常綠樹，多產南方諸省。

【分科】屬楊梅科植物，入藥但用其皮，果實及核仁，亦可治病。

【形態】果實爲球圓形之核果，色帶白，或紅紫，大三四分，外有無數之乳頭突起，厥狀頗似蛇莓。樹皮頗厚，外現黃灰黑色，有縱裂之淺溝，內作暗褐色。

【成分】果實：含多量之水分，及糖分，果酸等質。樹皮含有鞣酸及黃色素等。

【性味】果實，味酸甘，性溫，無毒；樹皮，味苦，性溫，無毒。

【功效】果實，鹽藏食之，主止渴消痰，滌腸胃，止嘔噦，治下痢，頭風，消酒食。核仁，治脚氣。樹皮，煎湯洗惡瘡，疥癬；含漱，治牙痛；燒灰，塗湯火傷；爲末，治一切損傷，合麵粉調和，能接損傷之骨；煎服，治下氣，殺虫，消食，除惡毒，治冷腹痛。

【處方】新本草綱目：楊梅皮（三兩。）胡黃連，苦參，（各一兩。）黃柏，木香，黃連，百草霜，（各二兩。）共爲末糊丸，白湯調下，名征虫丸。治腹痛，氣滯胸寒等症。

【用量】五分至一錢。

【禁忌】生果久食，令人發熱，損齒及筋，發瘡致痰，忌與生葱同食。

●楡白皮

【產地】爲落葉喬木，多生於寒濕之地，處處有之。

【分科】屬楡科植物，剝取楡樹老幹及嫩枝之皮，以內皮入藥。

【形態】楡樹之內皮，色白，作扁平之長片。

【性味】味甘，性平，滑利，無毒。

【功效】中醫用爲利水及祛痰藥：功能泄滯，去積，利水，消腫，通二便，治五淋，腫滿，喘嗽，失眠；外敷瘰癧濕，頭瘡。

【用量】五分至三錢。

【禁忌】若胃寒而虛者，久服恐洩眞氣。

●菟絲子

【別名】玉女，烏麻，金菰。狐絲，菟縷，菟丘，野孤絲，無根藤，金線草，金錢草，天碧草，迎陽子。

【產地】爲山野自生之蔓草，產川澤及田野間。

【分科】屬旋花科植物，入藥取用其子實

。

【形態】實大一分餘，熟則呈黑褐色，內有種子二三粒，形似蘿蔔子。

【性味】味辛甘，性平，無毒。

【功效】用作強壯收斂藥：功能強陰益精，治腰痛，膝冷，五勞七傷，精寒，淋瀝，口苦燥渴，明目，補衞氣，助筋脈，益氣力。

【處方】新本草綱目：石蓮肉（二兩。）菟絲子（五兩。）白茯苓（一兩）山藥（二兩。）共爲末，用山藥糊和丸，名小菟絲子丸。治堅氣，虛損，目眩，耳鳴，四肢倦怠，夜夢，遺精。

【用量】三分至三錢。

【禁忌】腎家多火，陽強不痿及大便燥急者均忌。

【編者說明】菟絲子稟中和，凝正陽之氣，補人衞氣，助人筋脈，益三陰而強衞氣，治便數滑洩甚效。著名方劑：有茯菟丸（菟絲子，五味子，茯苓，石蓮肉）治心腎虛損，夢遺強中。七寶美髯丹（何首烏，破故紙，赤白苓，牛膝，歸身，枸杞子，菟絲子），治氣血不足，腎虛無子均效。

●滁菊

【產地】即菊花產於滁州者，色白。

【性味】味苦甘，性平，無毒。

【功效】主治功同菊花，滋陰養肝，較菊花爲勝，解毒祛風，較菊花爲弱。黃白菊花，多用以治外感風熱之症；而滁菊多爲養肝調理之用。

【用量】普通一錢至三錢。

●瑞香

【別名】佳客，花賊，珠友，睡香，奪皮香，紫丁香，蓬萊花。

【產地】爲常綠小灌木，庭園多種植，處處有之。

【分科】屬瑞香科植物，入藥用其樹皮與根皮。

【形態】外皮平滑，色灰褐。

【性味】味甘鹹，性平，無毒。

【功效】用以治黴毒，及黴毒性筋骨痛，癲癇等。瑞香花，稀痘，清頭目，治齒牙作痛，(含之)婦人乳巖初起。

【用量】一分至五分。

●當歸

【別名】大芹，文無，山蘄，乾歸，象馬，絡絲，夷靈芝。

【產地】產陝西四川者爲最良，西北諸省亦有出產。

【分科】屬繖形科植物，入藥爲當歸之根。

【形態】爲有分歧之根，天然產者，小而香氣強，種植者根粗而氣味異，藥用以天然根爲佳，販賣品有生乾，與蒸乾兩種，但多爲蒸乾品，長概四五寸，外部黃褐色，內部類白色，中有黃色木心，橫斷面，有導管狀之輪皺紋。

【成分】含有多量蔗糖，卽係當歸精。

【性味】味甘苦辛，性溫，無毒。

【功效】用作通經清涼藥：功能補血清血，治一切血虛血濁，虛勞，寒熱，咳逆，上氣，痿弱，痹痛，諸瘡，潤腸胃，澤皮膚，破惡血，生新血，補女子諸不足。

【單方】新本草綱目：孕婦腹痛，以當歸，川芎等，爲粉末服之。出血，起眩暈，用當歸，川芎，各一錢，水煎服。小孩臍有液出，炙當歸爲粉貼之。

【處方】新中藥：合檳榔，莪朮，青皮，白朮，香附，半夏，木香，甘草，治月經困難。

【用量】一錢至四錢。

【禁忌】性滑潤，泄瀉者愼用，脾胃薄弱者忌之；卽用，宜以他藥爲佐。

【編者說明】好古曰：入手少陰以其心生血也，入足太陰以其脾統血也，入足厥陰以其肝藏血也。頭能止血，又能破血，身能養血，尾能行血，全用同人參黃耆，則補氣而生血，同牽牛大黃則行氣而破血，從桂附茱萸則熱，從大黃芒硝則寒，佐使分定，用者當知。酒蒸治頭痛活血，有姜製者，可兼治痰，鹽水炒則下行。古方四物湯，以當歸爲君，芍藥爲臣，地黃爲佐，川芎爲使。宗奭曰：藥性論，補女子諸不足一說，盡當歸之用矣。

●當藥　又名苦草

【產地】爲山野自生之一年生草，[illegible]之。

【分科】屬龍胆科植物，入藥取用其全草。

【形態】莖作方形，高自五六寸至一尺，上部暗綠色，下部暗紫褐色，葉爲披針形，互生，無柄，長寸許，花開於梢上，爲白色或紫色合瓣花冠，根爲黃褐色直根，形味俱類龍胆。

【成分】含有結晶性成分，(苦味)流動苦味成分，黃色素，苦味樹脂等。

【性味】味苦，性寒。

【功效】用以治腹痛，殺諸虫；又有以當藥代龍胆者，頗收健胃之效。

【用量】一錢至三錢。

●萬年青

【產地】處處有之，庭園亦多栽植，其根與花子，均入藥。

【性味】味甘苦，性寒，無毒。

【功效】主解毒驅痰，令人涌吐，治頭風，喉痺，濕熱，黃疸，中滿，蠱脹，外用敷瘡腫痔瘡。

【單方】綱目：咽喉急閉，搗汁入米醋少許灌之，吐痰而愈。頭風，用根削尖，醮硃砂塞鼻孔內，取清鼻涕下，一週時卽愈。痔瘡腫痛，薰洗之。蛇毒，湯泡火傷，磨塗，幷以渣罨之。哮喘，咳嗽，噎膈，心疼，中滿，蠱脹，溼熱，黃疸，白火丹，陰囊腫大，俱爲末，或搗汁服。

【用量】普通二三錢。

【禁忌】誤服令人吐，胃弱者忌之。

【附錄】萬年青花：治一切跌打損傷，合威靈仙陳酒服。

萬年青子：主催生，每用一粒，乳香湯下。

●萱草

【別名】忘憂，宜男，鹿葱。

【產地】產田野濕地，處處有之，可作蔬菜，食以忘憂，故名忘憂草。

【性味】味甘，性涼，無毒。

【功效】主治濕熱，利小便，安五臟，舒心氣，除酒疸，令人歡樂。

●雷丸

【別名】竹苓，雷矢，雷實。

【產地】爲一種菌蕈，概生竹林土中，故亦名竹苓。

【分科】屬蕈科植物，全部入藥。

【形態】似豬苓而小，其大者如栗，小者如雩餘子，外皮黑褐色，內部白色，質堅硬。

【性味】味苦，性寒，有小毒。

【功效】中醫用於小兒百病，及癲癇狂走等。功能殺三虫，逐毒氣，邪氣，惡風，除皮中熱。

【用量】一錢至三錢。

●萹蓄草

卽萹蓄，詳萹蓄條。

●落花生

【別名】花生，香芋，落地生，長生果。

【產地】爲一年生草本，多產福建及江浙等地，他處亦種植之。

【分科】屬荳科植物，爲落花生之種子。

【形態】爲草質繭狀莢實，長一寸餘，作灰白色，外有紋理，中藏種子一粒至四粒，種子爲白色，外被有淡紅色之薄膜。

【成分】含有脂肪油，蛋白質，炭化水物，纖維灰質等。

【性味】味辛甘，性平，無毒。

【功效】有滋養質料，鹽煑食之，能潤肺舒脾，淸火，降痰，暖胃，滑腸。

【用量】普通爲食品，少入藥，故無定量。

【禁忌】炒者不宜多食，多食則動火生痰。

●落得打

【別名】土木香，山雄黃，五香草。

【產地】處處有之，根入藥。

【性味】味甘，性平，無毒。

【功效】主和血，治跌打損傷，及金瘡出血，並用根煎服，其莖去風，調氣，活血，性微溫，治跌打損傷亦良。

【用法】煎服：行血，酒炒用；止血，醋炒用。

【用量】普通二三錢。

【禁忌】胃弱人服之，能令人吐。

●葛根

【別名】黃芹，鹿豆，鹿藿，葛藤

根，鹿豆忠，鉄葛根，雞齊根。

【產地】為山野自生之多年生蔓草，處處有之。

【分科】屬豆科植物，其根與花子，均入藥用。

【形態】為類似薯蕷之紡錘狀根，最大者直徑七八寸，長達丈餘，小者直徑一二寸，長尺餘，販賣品有晒乾及生乾二種，晒乾者，白色帶白粉，生乾者，呈黃褐色。

【成分】含有多量之澱粉。

【性味】味甘辛，性平，無毒。

【功效】用作發汗，清涼，解熱劑，功能發汗解肌，退熱，為治脾胃虛弱泄瀉之聖藥。主消渴，生津，療傷寒，中風，頭痛，血痢，溫瘧，腸風，痘疹；又能起陰氣，散鬱火，解酒毒，利二便，殺百藥毒。

【單方】新本草綱目：中諸藥毒，採掘生葛根，搗碎，絞汁服之，若為乾根，則煮汁服之，飲此汁，便下不止者以龍骨為末服。中酒毒，用葛花水煎服。傷酒吐血，用葛根搗碎，飲其汁。

【處方】新本草綱目：葛根（四兩）麻黃（三兩。）生薑（三兩）桂枝（二兩。）芍藥（二兩）甘草（二兩）大棗（十二枚。）水煎服，名葛根湯。治太陽，陽明合病，項背强汗，惡風，或口噤不能語，其狀如痙。

【用量】八分至二錢。

【禁忌】凡斑痘已見紅密點，不可服葛根升麻，恐表虛反增斑爛。

【附錄】葛花：乃葛藤所結之花蕾，味甘，性平，無毒；主消酒毒，治腸風下血。葛穀：乃葛藤所結之子，味甘，性平無毒；主治十年巳上之痢。葛粉：乃葛根所製之粉。調食，解酒去煩熱，止渴，利大小便，壓丹石毒，敷小兒熱瘡。

葛汁：乃生葛根所搗之汁，性大寒，主解溫病大熱吐衄諸血，解諸藥毒。

【編者說明】葛根其味薄，其氣輕浮，乃陽明經藥，能生津升陽，脾虛作渴者，非此不除，勿多用，恐傷胃氣。張仲景治太陽陽明合病，桂子湯內，加麻黃葛根。葛根能鼓舞胃氣上行，又解肌熱，治脾虛泄瀉聖藥也。其用有四：止渴一也，解酒二也，發散表邪三也，發瘡疹難出四也。

●葛仙米

【產地】產四川及南省深山中，生於山陰石上，為蔬類植物。

【性味】味甘，性寒，無毒。

【功效】主解熱，利胸膈腸胃，治痰火，作蔬食相宜。

【用量】普通二三錢。

【禁忌】性寒不宜多食。

●葡萄

【別名】葡桃，草龍珠。

【產地】多種植園圃山林間，處處有之，廣東產者為最佳。

【分科】屬葡萄科植物，為葡萄藤之果實。

【形態】形圓，直徑三四分，表面被紫色之皮，內部為富于液質之果肉，色淡黃，或白，中有核一棵，與櫻桃之核相似。

【成分】含有多量之葡萄糖。

【性味】味甘濇，性平，無毒。

【功效】主補身益氣養血，治筋骨濕痺，小便短赤，又可釀酒。

【處方】同葱白，葵子，木通，牽牛，滑石，治小便短赤。

【用量】普通作食品，入藥無定量。

●葱白

【別名】菜伯，鹿胎，和事草。

【產地】為多年生草，本用作蔬菜，處處有之，隨地可以播種。

【分科】屬百合科之青葱，其近葉底之部，俗稱葱白。

【成分】含有『硫亞立耳』餘為水膠，糖等。

【性味】味辛，性平，無毒。

【功效】為解表和裏要藥，主傷寒，寒熱，霍亂轉筋，通乳，通胎，通陽，理血，發汗利水，治陰毒腹痛，解毒殺虫。

【用量】普通一二錢，至三四錢。

【禁忌】多食令人神昏，葱同蜜食殺人，同棗食，同鯉魚食令人病。服地黃常山者忌食，表虛易汗者勿用。

〔編者說明〕葱白主發散，以通上下陽氣，故活人書治傷寒頭痛，如破，連鬚葱豉湯主之。張仲景治少陰病，下痢清谷，裏寒外熱，脈微者，白通湯主之，內用葱白，若面色赤者，四逆湯加葱白；葱白辛溫，皆取其發散通氣之功也。

●葶藶子

【別名】丁樂，丁藶，大室，公薺，帝力，苦草。

【產地】為二年生草本，生於田野向陽之地，及河濱，隄畔，產河南陝西河北一帶，有甜苦二種。

【分科】屬十字花科植物，入藥用其種子。

【形態】種子為茶褐色，似罌粟子。

【性味】味辛苦，性大寒，無毒。

【功效】為利尿及祛痰藥：功能下氣行水，降肺氣，逐痰飲，止喘促，下膀胱水，治面目浮腫。

【處方】新本草綱目：葶藶子，（七分。）

牽牛子，澤漆葉，海藻，昆布，桑根白皮，甘遂，椒目，郁李仁，（各三分。）桂心（一分。）爲末篩過，蜜和丸如梧子大，每服十五丸，日再服，加至二十丸爲止，名葶藶丸。療水氣及脚氣，並治虛痛。

【用量】五分至錢半。

【禁忌】腫滿由脾虛不能制水，小便不通，由膀胱虛，無氣以化者均忌，肺氣虛者亦忌，藥惡殭蠶。

【編者說明】苦甜二味，主治不同。仲景瀉肺湯用苦，餘方或有用甜者，或有不言甜苦者，大抵苦則下泄，甜則少緩，既泄肺而易傷胃，故以大棗十二輔之；然肺中水氣膹急者，非此不能治，水去則止，不可過劑。

●蜀漆

詳常山條附錄。

●蜀椒

【產地】乃椒之一種，產四川，故名，今各省亦多種植。

【性味】味辛，性溫，有毒。

【功效】爲散寒，祛濕，補火，溫中要藥：主治邪氣欬逆，寒熱痹痛，宣肺燥脾，療骨節皮膚死肌，止嘔逆，伏蚘虫。

【用量】五分至錢半。

【禁忌】多食令人失明傷血脈，多忘乏氣；其閉口者，有毒，勿用。

【附錄】椒目：乃其殼內之子，光黑如人瞳，味苦，性寒，無毒。主醫十二種水氣，及腎虛耳卒鳴聾，治腹脹滿，膀胱急，利小便，止氣喘。治盜汗，用椒目五分，同豬上唇肉煎湯臨睡服。治耳鳴，（腎虛）巴豆，菖蒲椒目同研，以松脂黃蠟鎔爲梃，納耳中抽之。

【編者說明】椒乃純陽之物，其性下行，能使火熱下達，不致上薰，芳草之中，功皆不及。凡人喫飯傷飽，覺氣上衝心胸及痞悶者，以水吞生椒一二十顆，卽散；取其能通三焦，引正氣，下惡氣，消宿食也。烏梅丸中用蜀椒亦此義耳。

●蜀葵花

【別名】吳葵，杖石，杖紅，杖葵，胡葵，荻葵，一文紅。

【產地】爲二年生草本，庭園多栽種，處處有之。

【分科】屬錦葵科植物，以其葉與根入藥用。

【形態】葉形卵圓，或作心臟形，邊緣有不整之鋸齒，具有葉柄，色綠，兩面蜜生茸毛，乾者色暗，或爲黃綠色，易破折，根多採用剝去外皮之副根，色帶白。

【成分】含有植物粘液，澱粉等。

【性味】味鹹，性寒，無毒。

【功效】中醫用其根葉，治疝氣，淋病，痢疾等症；主和血潤燥，利大小腸。根莖煎服，治小便淋痛；燒灰研敷之，治小兒口瘡，經年欲腐者；其花陰乾，治婦人赤白帶下。

【用量】五分至三錢。

●蜀葵子

【功效】味甘，性冷，無毒。主破血，通利，催生，墮胎，治水腫石淋，大小便閉；外用，療無頭癰，拔毒治瘡。

●鉤藤

【別名】弔藤鉤，釣藤鉤。

【產地】爲自生於暖地蔓性草本，葉腋生鉤棘，處處有之。

【分科】屬茜草科植物，其鉤棘入藥。

【形態】鉤棘向下灣曲，初時色綠，至秋則變紅褐色，質堅强，狀似魚鉤。

【性味】味甘，性微寒，無毒。

【功效】專用作鎮痙藥：功能息風，靜火，平肝，退熱，主治大人頭旋目眩，小兒寒熱驚癇，胎風，發斑疹。

【處方】新本草綱目：小兒驚風寒熱，用鈎籐一兩，消石半兩，炙甘草一分，爲末，每服半錢，溫水下，名延齡散。

鈎藤，陳皮，半夏，麥門冬，茯苓，人參，菊花，防風，（各半兩）甘草（一分）石膏（一兩。）生薑七片水煎服，名鈎藤散，治肝厥頭痛。

●鈎吻

【別名】野葛，毒根，胡蔓草，斷腸草。

【產地】產嶺南，爲落葉喬木。

【分科】屬漆科植物，入藥取用其葉。

【形態】爲卵形葉，全邊，面光滑，色紅。

【成分】含有鈎藤酸，餘爲揮發油，蛋白，粘液，灰質等。

【性味】味辛，呈酸性反應。

【作用】能刺激局部之粘膜，令分泌增加，以抵抗痧菌之侵入而本品與痧菌相遇，亦有直接殺斃痧菌之能。

【功效】醫治痧瘡。

【用法】搗汁或煎水，洗滌瘡口。

【用量】爲外用藥，視患部之大小而定。

【禁忌】有毒，忌內服。

●煨薑

詳乾薑條附錄。

●預知子

【別名】聖知子，聖先子，盍合子，仙沼子。

【產地】爲蔓草類，產四川貴州，子與根，俱入藥。

【性味】味苦，性寒，無毒。

【功效】爲解毒療風要藥：主殺虫療蠱，治癘，風，瘴，氣毒，塗一切蛇蟲咬傷。每日呑二次，一次七粒，治一切風。

【用量】普通一二錢。

●鼠尾草

【別名】水青，烏草，鼠菊，陵翹，山陵翹。

【產地】爲山野自生之多年生草，處處有之。

【分科】屬唇形科植物，其花及葉莖均入藥。

【形態】葉作倒卵圓形，對生五葉至七葉，邊緣有鋸齒，地上生有脚葉。一經霜雪，背面變成紫色，向陂則漸變綠色；花爲唇形花冠，類山薄荷，爲淡紫色，或白色。

【性味】花葉味俱苦，性微寒，無毒。

【功效】專用治痢疾，又治鼠瘻，寒熱，下痢膿血不止。

【用量】五分至一錢五分。

●鼠麴草

【別名】米麴，香茅，暑菊，黃蒿，鼠耳，佛耳草，黍麴草，猫耳朵。

【產地】自生於山野陰地，處處有之。

【分科】屬菊科植物，入藥爲鼠麴草之葉莖。

【形態】莖葉俱柔軟，葉稍作倒披針形，長寸餘，有茸毛。

【性味】味甘，性平，無毒。

【功效】用作祛痰藥：主調中，益氣，除痰，治寒嗽。

【處方】新本草綱目：鼠麴草，款冬花（各等分）熟地黃（二兩。）名三奇散，治一切欬嗽。

【用量】普通一錢至三錢。

【禁忌】宜少用，過則損目。

【編者說明】震亨曰治寒痰嗽，宜用佛耳草，熱痰嗽宜用燈籠草。東垣云：治寒嗽言其表也。日華云治熱言其本也。大抵寒嗽，多爲火鬱於內，而寒覆於外也。有三奇散一方，（佛耳草，款冬草，熟地黃）以藥焙細爲末，於爐中燒，以筒吸烟嚥下，有痰涎出卽愈。

●鼠李子

【別名】錄子，蘸子，牛皂子，牛筋子，牛誚子，無實子。

【產地】爲山野自生之落葉樹，處處有之。

【分科】屬鼠李科植物，入藥用其果實。

【形態】爲有光澤之褐黑色漿果，作球圓形，有皺紋，往往留有圓形萼，果肉有二房而成，質鬆粗。

【成分】含有『拉姆諾加答里涅』。

【性味】味辛苦。

【功效】用作瀉劑。

【用量】一分至三分。

●零陵香

【別名】苓香，香草，零草，燕草，蕙草，佘佘香，零香草。

【產地】多生下濕地，湖廣諸州皆有之。

【分科】屬荳科植物，爲零陵香之葉莖。

【形態】葉如麻，兩兩對生，方莖。

【性味】味甘辛，性涼。

【功效】用作清涼藥，又以配合香料。

【用量】一錢至四錢。

●葎草

【產地】爲山野自生之多年生草，處處有之。
【分科】屬桑科植物；爲葎草之莖。
【形態】成實，則爲卵圓形，或橢圓形之葇荑，呈淡綠色。
【成分】爲揮發油，單甯，樹脂質等。
【性味】味苦。
【功效】昔時用作苦味健胃藥。
【用量】三分至五分。

●慈姑

【產地】處處有之，生水田中。
【形態】根似芋子而小，作黃褐色。
【成分】含有澱粉，苦味質，水糖等。
【性味】味苦甘，性微寒，無毒。
【功效】主解毒，治產後血悶，難產，胞衣不下，治百虫，下石淋。
【用量】普通作食品，入藥無定量。
【禁忌】多食，發虛熱，腸風，痔漏，崩中，帶下，脚氣，癱風，損齒，失顏色，皮肉乾燥，孕婦大忌。

●慈姑花

【功效】主明目去濕，治一切疔腫，痔漏。

●慈姑葉

【功效】主治蛇蟲咬傷，惡瘡癰腫，小兒遊瘤丹毒。

●榧子

【別名】披子，赤果，玉榧，玉山果。
【產地】產江西，河南等省，他處亦省之

。

【分科】屬松柏科植物，爲榧樹之種子。

【形態】種子殼色紫褐，其仁黃色，被有黑色之薄皮。

【成分】含揮發油，及單甯酸。

【性味】味甘濇性平，無毒。

【功效】爲清腸胃，殺虫積要藥：用於蟯虫，十二指腸虫，主治五痔殺三虫，潤肺，治嗽，助陽道，療白濁。

【用量】普通多爲食品，入藥二三錢，勿去衣。

【禁忌】榧子反綠豆，能殺人，同鵝肉飲，則生斷節風。

●榼藤子

【產地】產廣東，爲多年生之蔓生草，子紫黑色，成榼形，入藥。

【性味】味濇甘，性平，無毒。

【功效】主治痔瘡，腸風，血痢，脫肛，治喉痹腫痛。

【用量】普通一二錢。

●槐花

【別名】槐米，槐花米，槐麗米。

【產地】槐樹爲落葉喬木，庭園多種植之，處處均有。

【分科】屬荳科植物，爲槐樹之花蕾，子亦入藥。

【形態】爲黃白色蝶形花，作圓錐花序排列，後結莢果，作聯珠狀，內有扁平之種子。

【成分】其子之成分含有黃色素。

【性味】中醫用槐花治五痔，及一切血痔，爲涼血，清熱要藥。主治五痔腸風，解毒殺虫，涼大腸，潤肝燥，治吐衄，崩中，痢疾，漏下。

【處方】新本草綱目：槐花（炒）側柏葉（杵）枳殼（炒）（等各分）爲末，米飲下，名槐花散。治腸風，臟毒，下血。

【用量】七分至三錢。

【禁忌】病人虛寒作泄，及陰虛血熱而非實熱者均忌。

●槐角子

【產地】卽槐樹之子實。

【性味】味苦，性寒，無毒。

【功效】用於痔疾及陰囊濕癢等，主去一切熱，散一切結，清一切火；治五痔瘻瘡，（熬膏丸，入穀道日三易。）邪熱，婦人乳瘕，子臟急痛，補絕傷，療火瘡，陰瘡濕痒，大熱難產，能明目補腦，除頭腦心胸間熱，風眩欲倒，心頭吐涎發暈。

●槐花青

【別名】長果子，草決明。

【產地】產廣西省，及印度等地。

【分科】屬豆科植物，爲決明之子實。

【形態】莢果形如豇豆，長尺許，直徑約半寸，色長棕，內部有多數之子房，每房內，皆藏一平滑紅棕色卵形之子。

【成分】主要素爲『披克丁』餘爲糖，樹膠等。

【性味】味微苦而甘，呈弱酸性反應。

【功效】醫治習慣性便祕，腸出血。

【處方】同阿膠，芥穗，甘草，治腸出血；合麻仁，枳實，厚朴，芍藥，大黃，治習慣性便祕。

【用法】搗碎煎服。

【用量】每次三格蘭姆，至四格蘭姆。

●漏蘆

【別名】野蘭，莢蒿，北漏，老翁花，伐曲大，鹿驪根。

【產地】爲生於向陽之地草本植物，處處有之。

【分科】屬玄參科植物，入藥爲漏蘆之根。

【形態】此草秋後則苦而變黑，異乎他草。

【性味】味苦鹹，性寒，無毒。

【功效】爲洩熱，解毒要藥：主治諸惡瘡，痔漏，熱毒濕痺，撲損。能排膿止血，通經絡，小腸；治泄精，尿血，腸風，赤眼，癰疽，瘻癧。

【處方】新本草綱目：漏蘆，連翹，沉香，生黃芪，（各一兩）甘草，（半兩）大黃，（微炒）（一兩）共爲末，每服二錢，以薑棗湯調下，名漏蘆湯。治一切癰疽發背，初發熱症。

【用量】一錢至三錢。

【禁忌】妊娠禁用。

●蒲黃

【別名】甘蒲，醮石，中央粉。

【產地】爲生於池沼之宿根草，處處有之。

【分科】屬香蒲科植物，爲蒲草之花粉。

【形態】花粉作黃褐色。

【性味】味甘辛，性平，無毒。

【功效】用作止血藥：功能涼血，活血，散積，除熱。生用，消瘀通經，療撲打損傷，瘡癤諸腫。炒黑用，止血，止崩，止帶，止遺。

【單方】新本草綱目：一切傷瘀，敷蒲黃甚效。齒齦出血，用蒲黃炒焦爲末敷之。

【處方】新本草綱目：蒲黃，敗荷葉，熬乾，(各一兩)共爲末，桑白皮湯下，名秋連散。治吐血，衄血，咯血，嘔血。

【用量】一錢至三錢。

【禁忌】一切勞傷發熱，陰虛內熱，無瘀血者忌之。

【編者說明】蒲黃配合五靈脂，名失笑散。治產後血去過多，一切心腹諸痛。生則能行血活血，炒黑則能補血止血。昔有士人妻，舌忽脹滿口，以致不能出聲；醫者改以蒲黃頻摻，逾時乃愈。則蒲黃之行血活血可證矣。

●蒲公英

【別名】陸英，地丁花，蒲公丁，地丁草，蒲公草，石長生，奶汁草，金簪草，金簪花，狗乳草，鳧公英，黃花地丁。

【產地】爲生於原野路傍之多年生草，處處有之。

【分科】屬菊科植物，入藥爲蒲公英之葉莖及根。

【形態】葉作倒披針形，邊緣有下向大鋸齒，叢生地上，作車輪狀。根長尺許，橫徑約半寸，外黃絳色，內白色，斷面整齊，有直皺紋；藥用以生鮮者爲佳。

【成分】含有苦味質，名『秦拉基沙丁』，膠質，糖質，加里，鈣，鹽等。

【性味】味甘，性平，無毒。

【功效】用作健胃，變質，利尿，緩和瀉劑。功能解毒，散結，化熱毒，解食毒。主治乳癰，腫痛，疔毒，通乳汁，五淋。

【單方】蘇恭：婦人乳癰，水腫，煮汁飲及封之，立消。疔瘡，取蒲公英葉白汁塗之。蛇咬，搗蒲公英貼傷處。

【用量】一錢至三錢。

●蒺藜

【別名】止行，休羽，旱草，屈人，卽藜，秦尖，刺蒺藜。

【產地】爲一年生草本，自生於海濱沙地，及道傍與牆上，處處有之。

【分科】屬蒺藜科植物，其果實入藥用。

【形態】果實似菱，長三四分，表面突起如角，角頂具有鋒利之刺，此實初現白綠色，熟則變黃白色。

【品類】蒺藜有兩種：一爲刺蒺藜，生於海濱沙地，葉如翹搖而蔓延，開黃花，結實多刺。一爲白蒺藜，又名沙苑蒺藜，葉似合歡木葉，至秋結莢，形如綠豆莢，熟則莢之有節處易折。

【性味】味苦；或作苦辛，性溫，無毒。

【功效】中醫用治諸瘍，兼爲強壯藥：功能平肝，散風，益精明目，主破癥結，積聚，治身體風痒，虛勞，腰痛，遺精，帶下，肺痿，咳逆，喉痹，目赤，乳閉，癥瘕，痔漏，癰腫，破血，催生，墮胎。

【處方】新本草綱目：紫草，金銀花，白蘚皮，薏苡仁，（各三兩）山慈姑，（一兩八錢）白蒺藜，（二兩半）土茯苓，（四兩）水煎服，名紫草散。治楊梅如神；如痛加乳香，沒藥。

【禁忌】血虛氣弱者勿用。

【附錄】白蒺藜：又名沙苑蒺藜，無刺，功同刺蒺藜。近來方中用以養肝行滯者，多任白蒺藜；用以疏散破積者，多任刺蒺藜。

●蓖麻子

【別名】萆麻子，脾麻子，遠近子，

大麻子。

【產地】為一年生草本，江浙多栽種之。

【分科】屬大戟科植物，入藥用其子。

【形態】形扁平橢圓，色黑褐而雜以白，有光澤斑點和皺紋，長約三分至五六分。

【成分】主要素為脂肪油，(卽蓖麻子油)；餘為蛋白，不揮發油，糖與粘液質，纖維。

【性味】味甘辛，性平，有小毒。

【功效】用為瀉下藥，又為外用藥：醫治大便祕結；功能開通諸竅經絡。治口眼喎斜，鼻窒，耳聾，喉痺，舌脹，水癥浮腫，追膿，拔毒。

【單方】新本草綱目：治口眼喎斜，(搗餅左貼右，右貼左卽正。)口噤失音，鼻窒耳聾，(搗爛棉裹，塞鼻塞耳。)喉痺舌脹，(取油作紙燃煙熏。)治水癥浮腫，(研碎末服，當下青黃水。)針刺入肉，(搗敷傷處，看刺出卽去藥。)

【用法】內服煮軟子皮，去皮研用。

【用量】內服一分至三分；外用亦照此增加。

【禁忌】食蓖麻者，不可食炒豆，犯之則脹死；又忌鐵器。

【編者說明】蓖麻子，其味頗近巴豆，亦能利人，故下水氣，能開通諸竅經絡，能出有形之滯物。時珍曰：凡食蓖麻者，一生不得食炒豆，犯之必脹死。產有盤腸生者，子腸先出，不能收入時，隨用蓖麻子四十九粒，研爛塗產母頭頂上，卽收進。

蒼朮

【別名】山芥，山精，山薊，天精，天薊，赤朮，仙朮，地葵。

【產地】爲山林原野之多年生草本，各地均有之。

【分科】屬菊科植物，入藥用其根。

【形態】根外面爲黃褐色，有皺紋，被以白色之塵粉，內作黃白色，略似生薑，質頗堅。

【性味】味苦，性溫，無毒。

【功效】用爲利水，及解熱藥：功能除濕，發汗，健胃，安脾，助消化，治水腫，開鬱，消痰，強肌肉，治痿弱，除心下結滿及霍亂吐下。

【處方】新本草綱目：蒼朮，（四兩）陳皮，（二兩）厚朴，（三兩）甘草，（一兩）茯苓，丁香，（各一兩）加薑棗水煎服，名六味平胃散；治胃寒嘔吐。

【用量】七分至二錢。

【禁忌】凡病屬陰虛血少，精不足，內熱骨蒸，口乾唇燥，欬嗽吐痰，吐血，鼻血，齒血，咽塞，便祕滯下，均忌；又忌與蛤，雀，青魚，及桃李菘菜同食。

【編者說明】蒼朮能升發胃中陽氣，上行則除濕，中運則化濕，下安太陰，使邪氣不入脾。白虎證口乾不能飲，陽明之熱與太陰之濕相合；故白虎湯中加蒼朮，合黃蘗爲二妙散，加牛膝爲三妙散。

●蒼耳

【別名】枲耳，卷耳，耳璫，胡葈常思菜，羊負來，道人頭。

【產地】爲原野間自生之一年生草本，處處有之。

【分科】屬菊科植物，入藥用其葉莖與實。

【形態】實長四分許，外面黃白色，兩端稍尖，被以無數之刺；熟則刺愈堅，能鈎人衣服。

【性味】味甘，性溫，無毒；或作有小毒。

【功效】子實爲發汗，散風，勝濕要藥：主治風寒頭痛，四肢拘攣，瘡疥，身癢，（作湯浴）明目，解毒，治一切風，塡髓，暖腰脚，療惡肉死肌，瘰癧瘡疥。採根葉熬膏，名萬應膏；治一切癰疽發背，無頭惡瘡，腫毒，疔癤，風癢，臁瘡，杖瘡，牙痛，喉痺。

【用量】五分至錢半。

【禁忌】忌猪肉，馬肉，米泔。

【編者說明】蒼耳久服能去風熱，最忌猪肉，及風邪犯之，則遍身發出赤丹。此物善通頂門，連及腦際；陳氏蒼耳散，乃升陽通竅，故治之也。

●豨薟

【別名】火蘞，希仙，狗膏，虎薟，白花菜，羊屎菜，粘糊菜。

【產地】爲生於山野之一年生草，處處有之。

【分科】屬菊科植物，入藥用其嫩葉。

【形態】葉爲卵形，前端尖，邊緣有粗鋸齒。

【性味】味苦辛，性寒，無毒。

【功效】中藥用以治風濕，中風，瘡瘍諸症；主治筋骨間痛，腿膝無力，麻痺，瘡瘍，祛風，去濕。

【單方】蘇恭：金瘡止痛，斷血生肉，除諸惡瘡毒，消浮腫，湯漬，搗塗之。藏器：久瘧痰癊，搗汁服取吐。又搗敷虎傷，狗咬，蜘蛛咬，蟲咬，蠼螋溺瘡。

【用量】五分至錢半。

【禁忌】痺痛由脾腎兩虛，陰血不足，不由風濕而得者忌服。

●辣椒

【別名】辣茄，辣蓼，辣虎，蕃椒。

【產地】為茄之一種，多栽種於園圃，處處有之。

【分科】屬茄科植物，為蕃椒之果實。

【形態】為長圓形莢果，粗如小指，初生綠色，熟則呈赤色，被有革質薄膜，有光澤，莢中大半為空洞，中有無數黃色心臟形之種子。

【品類】辣椒種類頗多，其形有細長者，有短大者，有圓形者；其色有赤，有黃，及褐，紫黑等。

【成分】含有辛味樹脂，蠟質，色素，鹽類等。

【性味】味辛苦，性大寒，無毒。

【功效】用於消化器衰弱，水腫，咽喉，焮衝，風痛等。主溫中，散寒，袪風，發汗，開鬱，行痰；治冷癖食滯，嘔逆，噎膈，疝氣，殺虫，解食西瓜中毒。又用以晒乾代樟腦，藏置箱中，可免虫蛀。

【單方】新本草綱目：肩凝，用蕃椒末，和小麥糊為膏貼之。草鞋擦傷生泡，燒蕃椒和糊貼之。

【用量】普通多用為食品，入藥五分至二錢。

【禁忌】多食動風火，發痔瘡，枯血，損目，齒痛，咽腫，凡血虛有火者忌之。

●遠志

【別名】小草，細草，苦要，葽蒬，餘根，棘菀，醒心杖。

【產地】為山野自生之常綠草，產陝西，河南，等省。

【分科】屬遠志科植物，入藥用其根。

【形態】灰黃色，或絳黃色細根，長三四寸，橫徑三四分。頭結成團，爲扭轉形；或略有分析之處，有橫裂縫，有直皺紋如槽，有脊降起，脆而易折。

【成分】含有『沙波甯』質，餘爲樹脂，糖，揮發油。

【性味】味甘苦，性溫，無毒。

【功效】用爲祛痰藥；氣枝管炎，喘息，及其他之痰咳皆用之。功能壯氣，散鬱，强心，益智，通腎氣，利尿，補精，壯陽，聰耳，明目；治神虛怔忡，痰涎欬逆。

【處方】新中藥：同半夏，竹茹，陳皮，杏仁，甘草；治老年氣枝管炎。

新本草綱目：遠志，黃耆，當歸，麥門冬，酸棗仁，石斛，（各一兩半）人參，茯神，（各七分）甘草，（五分）水煎服，名遠志湯。治心虛煩熱，夜臥不甯，及病後虛煩。

【用量】五分至一錢。

【禁忌】忌鐵器，畏珍珠，藜蘆。

【編者說明】遠志專於强志益精，治讀書善忘；蓋精與志，皆腎經之所藏也。腎經不足，則志氣衰，不能上通於心，故迷惑善忘；人之善忘者，上氣不足，下氣有餘，腸胃實而心肺虛，則營衛留於下，久之不以時上，故善忘也。孔聖枕中丹；（遠志，菖蒲，龜板，龍骨）開心益志，令人記憶力轉强。

●酸模

【別名】蓚草，酸母，薙蕪，屬舌，山大黃，山羊蹄，牛舌實。

【產地】爲山野自生之多年生草本，處處有之。

【分科】屬蓼科植物，爲酸模之根。

【形態】根細長，似羊蹄根而輕，色紅黃

，乾則□黑褐色。

【成分】含有蓚酸鹽類，『偪里索芬』酸，『單甯』酸等。

【性味】味酸，性寒，無毒。

【功效】中醫用以治惡瘡，及疥癬；殺皮膚小虫，療痢疾。

【單方】新本草綱目：食魚介鳥獸肉中毒，絞酸模葉汁飲服，立愈。

【用量】四分至一錢二分。

●酸棗

●酸棗仁

【別名】樲仁，山棗仁。

【產地】為落葉灌木，生於山中，處處有之；產陝西河南為最多。

【分科】屬鼠李科植物，為酸棗之子仁。

【形態】果實為球圓形核果，大於棗實，生綠熟紅，有酸味，供食用；種子堅硬，碎之，中藏扁圓形之仁，採之供藥用。

【性味】味酸，性平，無毒。

【功效】用為健胃，鎮靜，滋養藥；失眠必用之。功能療疲倦，失眠；主治心腹寒熱，邪結氣聚，虛汗煩渴，四肢酸疼，濕痺，補中，益肝，養精。

【處方】新本草綱目：酸棗仁，（二錢四分）甘草，（二分）知母，川芎，茯苓，（各二分）以水一盞六分，先煮酸棗仁，煎成一盞二分，再入諸藥，煎成六分，名酸棗仁湯；治煩燥不得眠。

【用量】七分至二錢。

【禁忌】凡肝胆心脾有實邪熱者禁用，以其收斂故也。

●酸漿草

【別名】酸漿，苦耽，燈籠草，天泡草。
【產地】處處有之，產陜西四川者爲大。
【分科】屬茄科植物，入藥用其根葉。
【成分】根之有效成分，爲『喜司托寗。』
【性味】味苦，性寒，無毒。
【功效】根葉用於感冒之解熱劑，根又有催生之效；主治内熱煩滿，咳嗽多𣨼，清濕熱，利水道。搗汁服，治黃病，又治上氣欬嗽，風熱，明目；根，莖，花，實，並用。
【用量】普通一錢至三錢。
【禁忌】孕婦忌用。

●銀杏

【產地】爲公孫樹之種子，卽白果，詳白果條。
【成分】含多量之脂肪與蛋白質。
【性味】味甘，苦澁，性平，無毒。
【功效】爲祛痰藥，用於咳嗽；又爲滋養强壯藥。
【用法】或炒熟服食，或煮汁飲湯。
【用量】一次十棵，至十五棵。
【禁忌】多食損害腸胃，其他詳白果條。

●銀柴胡

詳柴胡條。

●鳳仙子

【別名】菊婢，海蒳，染指草，急性子，旱珍珠，小桃花，金鳳花。
【產地】爲栽植於園圃之一年生草，處處有之。
【分科】屬鳳仙花科植物，其種子及花葉根莖，俱入藥。
【形態】莖圓，高尺餘，葉爲長橢圓形或

披針形，邊緣有細鋸齒，互生頗密，夏月葉腋開不整齊花，狀如飛鳥，其色或紅，或白，或紫，頗爲美麗；後結裂果，子皮有彈性，猛烈裂開，散放其種子。其種子被有黃褐色或黑褐色之皮膜，內爲黃白色。

【性味】種子味微苦，性温，有小毒。

【功效】主解毒，軟堅，治食魚肉中毒，又治難產下骨鯁。骨鯁在喉欲死，用鳳仙花子，以水研碎，以竹筒灌入喉中其物卽軟而下。

【用量】普通一二錢。

【禁忌】其性甚急，故又名急性子，多用能刺激咽喉，著齒，能損齒。

●鳳仙花

【功效】味甘，性温，無毒；治腰脅引痛不可忍者。研餅晒乾爲末，空心每服三錢，活血，消積。蛇傷，擂酒服之卽解。

●鳳仙根葉

【功效】味甘苦，有小毒；打傷，用葉搗如泥，塗腫破處，乾卽易之，血散卽愈。治雞魚骨鯁，誤吞銅鐵，杖撲腫痛，散血通經，軟堅透骨；馬有病，塗眼四角上，卽汗出而愈。

●榲桲　又名香楂子

【產地】產山東及陝西等省。

【分科】屬薔薇科植物，爲榲桲之果實。

【形態】形似卵，或互相壓縮而成方形及三角形，長約二寸許，色棕，有淡白色之黏性表皮，外有細毛叢生，種子互相連合，若浸水中，則因黏質而膨脹。

【成分】含有榅桲精。
【性味】味甘酸，呈弱酸性反應。
【作用】能增胃液之不足，以助長消化之力；且與胃酸化合，而成一種似葡萄糖之糖質。至小腸，被吸入血中，使血分氧化加速，全身熱量增高；同時又使大腸分泌減少，而便祕。
【功效】醫治神經性消化不良症，及腹瀉。
【處方】佐黃連，黃芩，橙皮，茯苓，沙參，甘草，遠志；治神經性消化不良症。合麥芽，枳殼，木香，厚朴，良薑，白朮；治腹瀉。
【用法】搗爛煎服。
【用量】每次一格蘭姆至五格蘭姆。
【禁忌】習慣性便秘，藥忌車螯。

●劉寄奴草

【別名】鴨脚，九里光，六月雪，金寄奴，烏藤菜，大葉蒿子。
【產地】爲自生或人家栽植之宿根草，產陝西，河南及江南諸地。
【分科】屬菊科植物，入藥用其全草。
【形態】苗高四五尺，葉互生，作掌狀分裂，似艾葉而厚，粗糙，邊緣有細鋸齒，夏季莖端分歧，開大五六分之黃色單瓣花，類紫菀花。
【性味】味苦，性溫，無毒。
【功效】用治產後餘疾，及金瘡；主破血下脹，行血解毒，治風入瘡口腫痛，(細末摻之即止)心腹痛，通婦經脈癥結，止霍亂水瀉。
【用量】普通一二錢，外用無定量。
【禁忌】多服令人下痢，或作吐，氣血虛，脾胃弱，易作泄者勿服。

●綠豆

【別名】文豆，菉豆，拔綠，摘綠，植豆，青小豆。

【產地】產園圃田畝中，處處有之。

【分科】屬荳科植物，爲綠豆之種子。

【形態】爲外面綠色或褐綠色之種子，似赤小豆而小。

【成分】含有澱粉，蛋白，脂肪，糖類等。

【性味】味甘，性寒，無毒。

【功效】有清熱解毒功效；主滌胃清心，行血脈，利小便脹滿，治中毒，厚腸胃，除吐逆解暑熱。粉可撲痘瘡濕爛，油能消癰腫瘡毒。生研絞汁服，治丹毒煩熱風疹。作枕，明目，治頭風頭痛。

【單方】新本草綱目：霍亂；用綠豆，胡椒，（各半）煎服。中蕃椒毒；用綠豆，爲末服之。中砒霜毒；用綠豆十錢，黃泥十錢，雞蛋白九個，黑豆煎湯服下。

【用量】一錢至三錢。

【禁忌】凡脾胃虛寒滑泄者忌服。

●綠萼梅

詳烏梅條附錄。

●樟腦

【別名】潮腦，朝腦，韶腦，樟冰。

【產地】樟樹爲常綠喬木，產江西，福建，廣東等地。

【分科】屬樟樹科植物，樟腦卽樟樹枝幹內之液汁所煉成。

【形態】爲無色結晶之粗粒或塊。

【成分】含有一種固形揮發油，卽（樟腦油。）

【性味】味辛，性熱，無毒。

【功效】爲興奮藥，用於各種虛脫，及中酒精與阿片之毒。又爲袪痰藥，用於枝氣管炎。亦可外用，以治僂痲質斯，坐骨神經痛，挫傷等症。功能通關竅，利滯氣，除霍亂，心腹痛，寒濕脚氣，殺虫，醫治陰痿，疥癬，初期霍亂。

【處方】新中藥：合辰砂，硼砂，滑石；治疥癬。和厚朴，桔梗，白朮，紫蘇，白芷，甘草；治初期霍亂。合黃柏，沙參，歸身，辛夷，甘草；治陰痿。

新本草綱目：胆礬，（五錢）樟腦，（七錢）加石灰水七合溶化，洗患處，名黑石水。治諸瘡潰膿，生小虫者。

【用量】普通一二分。

【禁忌】樟腦動血傷陰，凡氣弱者，不宜多用，否則身冷氣絕。

●熟地黃

【別名】深深，婆婆奶，還元大品。

【產地】即取肥大之地黃根，絞汁蒸晒而製成者，詳地黃條。

【性味】味甘，微苦，性微溫，無毒。

【功效】爲補血要藥：主治肝腎不足，血枯精耗，益五臟，明耳目，益眞陰，滋腎水，塡骨髓，生精血，長肌肉；治男子五勞七傷，女子傷中胞滿，經候不調，胎產百病。又去臍腹急痛，病後脛股酸痛。

【用量】普通二三錢。

【禁忌】性膩碍胃，凡胃氣薄弱不能運轉者忌之；又忌銅鉄器。

【編者說明】地黃生則大寒而涼血，血熱須用之，熟則微温而補腎，血虛者須用之。男子多陰虛，宜用熟地黃，女子多血熱，宜用生地黃。生地黃能生精血，天門冬引之，熟地黃能補精血，麥門冬引之。酒炒則行血不妨胃，薑汁炒則化痰不泥膈，鹽水炒則入腎降火，砂仁炒則利氣寬膈；神而明之，存乎其人也。

●穀芽　又名稻蘖

【產地】產田畝中，處處有之。

【分科】屬禾本科植物，入藥爲稻種之初生細芽。

【成分】稻之成分，含有澱粉，蛋白，脂肪，糖，水，纖維，灰等。

【性味】味甘，性温，無毒。

【功效】爲和中消食要藥：主健脾開胃，下氣除熱，消中有補。生用：養胃，炒用：化濁。功用如麥芽，但補益過之，消食則不及。

【用量】普通一錢至三錢。

【附錄】米糠：其成分含有維他命；（入釜中稍炒加砂糖煎食）爲脚氣預防藥。又由米糠中採取之油，可外治皮膚病之癬疥，塗二三次卽愈。

●穀精草

【別名】戴星草，戴精草，鼓槌草，文星草，流星草。

【產地】多生於池沼或水田附近之小草，處處有之。

【分科】屬穀精草科，採其花陰乾入藥。

【形態】花細小，白色。

【性味】味辛，性温，無毒。

【功效】爲明目除翳要藥：治風熱眼疾，頭痛齒痛；亦治喉痺，瘡疥。

【處方】新本草綱目：黃芩，蟬退，甘草，木賊，（各五錢）穀精草，蒼朮，（各一錢）蛇退，（炒）（三條）共爲末，每服二錢；夜臥，冷水調下，名神消散。治眼內黃膜上衝，赤膜下垂。

【用量】七分至三錢。

【編者說明】時珍曰：穀精能上行陽明分野，治目中諸疾，加而用之甚良；明目退翳之功，似在菊花之上也。合豬肝同煮食，治痘後目翳，合羊肝同煮食，治小兒目盲；（至晚不見物也）皆有奇效之驗方。

●箬葉

【產地】產南方平原川澤，處處有之。

【性味】味甘，性寒，無毒。

【功效】主治男女一切血症，利肺氣，消癰腫，通小便。

【用量】普通二三錢。

●翦草

【產地】生川澤間，狀如茜草，根入藥。

【性味】味苦，性寒，無毒。

【功效】爲涼血，止血要藥：主治吐血，咳血，一切失血，風瘡濕痒，疥癬；浸酒服。

【用量】一錢至二錢。

【禁忌】脾虛胃弱，見食欲嘔，及泄瀉者勿遽投之。

【編者說明】翦草治勞瘵吐血，損肺及血妄行者，一切失血能止，而不能行血；與茜草之性皆涼，而用實不同。元素曰：上部血以翦草爲要藥。

●蓬莪朮 即莪朮詳莪朮條。

●蓮子

【別名】玉擎，菂薂，珠實，湖目，蓮實，蓮肉，藕實，藕子。

【產地】產湖澤陂池，及水田中，家園亦多種植，處處有之。

【分科】屬睡蓮科植物，爲蓮花所結蓮中之子實。

【形態】外爲類殼斗之實，呈綠色，未熟

者柔軟而味甘，破之，中有苦味之青芽；至秋季成熟者，外殼作褐黑色，堅硬如石質，內部白色，肉質，被有膜衣數層。

【成分】含有蔗糖，澱粉，脂肪油，蛋白質等，富於營養料。

【性味】味甘濇，性平，無毒。

【功效】用作滋養強壯藥：功能健胃，補脾，清心，固精，益氣，止渴，去熱，安心，止痢，除煩，養神；治腰痛及泄精，白濁，女子崩帶。

【處方】新本草綱目：大米，（一升）糯米，（半升）山藥，（炒）蓮子，（去心）芡實，（各四兩）白糖，（半斤）共爲細末，攪令勻，入蒸籠蒸熟，任意食之，名白雪糕。扶元氣，健脾胃，進飲食，潤肌膚，生精脈，補虛羸，內傷虛勞泄瀉者，宜當飯食之。

【用量】七分至二錢。

【禁忌】生蓮子食之過多，微動冷氣脹人，熟者食之過多濇大便。

【附錄】石蓮子：乃蓮子成熟後經霜堅黑，墮水入泥者。主清心除煩，專治噤口痢及淋濁諸症。

湖蓮子：性濇；主補脾胃，治泄瀉遺濁。

●蓮鬚

【功效】味甘濇，性微溫，無毒。主清心通腎，固精氣，止吐血，療滑泄，治血崩，溫而不熱，爲治血治瀉上品之藥。忌地黃葱蒜，又忌見火。

●蓮花

【功效】味苦甘，性溫，無毒。主合服駐顏方用，又可美容色。忌藥，同蓮鬚。

●蓮房

【功效】味苦濇，性溫，無毒。主破血，治血脹腹痛，及產後胎衣不下；酒煑服之。又止血，崩血，下血溺血。

●蓮葉

【別名】荷葉，藕荷，芰荷。

【產地】即蓮藕所生之葉，詳蓮子條。

【形態】葉初爲卷葉，後舒張作圓形楯狀，高抽水上，表面滑澤，下面中央有葉柄。

【性味】味苦，性平，無毒。

【功效】用爲止血及解毒藥：主治血脈脹，腹痛，產後胎衣不下，酒煑服之。散瘀血，消水腫，治吐血，咯血，衂血，下血，溺血，血淋，崩中，產後惡露，損傷敗血，生發元氣，補助脾胃。痘瘡倒黶者，用之能散瘀血，留好血。

【單方】新本草綱目：中菌蕈類毒；用鮮荷葉搗爛和水服，乾荷葉可煎服。乳痛；用蓮葉燒焦，白湯服下。崩漏下血；用蒲黃，黃芩，一兩，合荷葉燒半兩，空心酒服。

【用量】一錢至三錢。

【附錄】荷梗：主通胃氣，治瀉痢。

●蓽撥

【別名】蛤蔞，椹聖，逼撥，蓽茇，蓽發，蓽勃。

【產地】產兩廣及東印度熱帶地方。

【分科】屬胡椒科植物，入藥取用其實。

【形態】爲無數細實，密綴而生，類似赤楊之葉荑花，長寸許，粗二三分，色黑褐。

【成分】其主要素，爲「蓽配林。」

【性味】味辛，性大溫，無毒。

【功效】中醫用爲治頭痛，牙痛，鼻淵要藥：功能散頭面之浮熱，去腸胃之虛冷，散風，止痛，行氣，袪痰。治腹痛，腸鳴，冷痰，噁心，痃癖，陰疝。

【處方】新本草綱目：當歸，川芎，細辛，白芷，華撥，藁本，露蜂房，（各等分）共剉每二錢，井水煎服並含漱，名温風散；治風冷齒痛。

【用量】五分至錢半。

● 蔓荆子

【別名】小荆，黃荆，大荆子，僧法實，陸續丸。

【產地】產河南，陝西，甘肅，江浙等省，多生於暖地之海濱沙磧中。

【分科】屬馬鞭草科植物，其子實入藥用。

【形態】子實形圓，似胡椒子，始綠終黑，有蒂五瓣，子皮頗厚，仁白色。

【性味】味苦辛，性微寒，無毒。

【功效】爲强壯清涼藥：功能搜風涼血，主利九竅，散風邪，明目，堅齒，治風頭痛，腦鳴，流淚，濕痺拘攣，去肝風，止眼痛，殺諸虫。

【單方】新本草綱目：疝氣，煎。

【編者說明】宗奭曰：諸家所解蔓荊牡荊，紛亂不一，既經曰蔓荊，明是蔓生，決非喬木也。既言牡荊，則自木上生，又何疑也？蔓荊氣清味辛，輕而浮，上行而散，故所治者，皆頭面風火之證。

● 鬧羊花

又名羊躑躅，詳羊躑躅條。

● 鴉胆子　又名苦參子

【產地】產廣東福建等省，爲生於山野之草本，子入藥。

【性味】味苦，性平，無毒。
【功效】為治久痢要藥：主治休息冷積諸痢，療痔疾。
【用法】治冷積諸痢；去殼留肉，以龍眼肉裹二十粒，日下一枚。治痔漏；以鴉胆子七粒，包龍眼肉吞下。
【用量】普通錢許。
【禁忌】生食令人吐，忌鴨肉。

●蕃椒

即辣椒，詳辣椒條。

●蕉油

詳甘蕉條附錄。

●蕉葉

詳甘蕉條附錄。

●橄欖

【別名】青果，青子，次斯，諫果，橄棪，回甘子，訶梨子。
【產地】為生於熱帶地方之喬木，產廣東，福建等省。
【分科】屬橄欖科植物，為橄欖樹之果實。
【形態】為堅硬卵形之肉果，長一寸許，呈黃綠色，熟則呈黃白色，內有六稜紡錘狀核，頗堅硬，破之，有三房，內各有細長之仁。
【成分】含有一種揮發油（即橄欖油）糖酸，水分，纖維等。
【性味】味酸甘；或作濇，性溫，無毒。
【功效】用作緩和滋養藥，昔時用以解酒毒。功能清熱，解毒，主利咽喉而止渴，厚腸胃而止瀉，下氣醒酒，消食，除煩，生津，解河豚毒，及一切魚鱉毒，治魚骨鯁。
【用量】普通三四錢。

●澤漆

【別名】漆莖，五鳳草，綠葉綠花草。

【產地】爲產於路旁濕地，及江湖原澤之自生草，處處有之。

【分科】屬大戟科植物，入藥爲澤漆之葉莖。

【形態】莖高尺許，有白汁，葉互生，作倒卵圓形，類馬齒莧。

【性味】味苦，性微寒，有小毒。

【功效】用作水腫藥，其莖汁有除疣功效；主治水腫脚腫，消痰，退熱，止嗽，殺虫，利大小腸，益丈夫陰氣。

【用量】三分至一錢。

●澤瀉

【別名】及瀉，水瀉，芒芋，禹瀉，禹孫，鵠瀉，澤芝牛耳菜。

【產地】爲生於水澤池沼之宿根草，產福建陝西河南山東等省。

【分科】屬澤瀉科植物，藥用係取水澤瀉之根。

【形態】爲黃色球圓形根，大四五分至寸許，有鬚根。

【性味】味甘鹹，性寒，無毒。

【功效】用於水腫利尿中暑等，主治風寒濕痺，逐膀胱三焦停水，通淋瀝，止遺洩，利小便，消腫脹。

【處方】新本草綱目：澤瀉，商陸，赤小豆，羌活，大腹皮，椒目，木通，秦艽，茯苓，檳榔，（各七分）生薑，（三片）水煎頓服，名疏鑿散。治水氣，通身浮腫，煩燥，喘渴，小便不利。

【用量】一錢至三錢。

【禁忌】凡病人無濕無熱而陰虛，及腎氣乏絕，陽衰精自流出，堅氣不固，精滑目痛，虛寒作泄等證均忌用。

【編者說明】澤瀉之功，長於行水。張仲景治水蓄，煩渴，小便不利者，五苓散主之，方用澤瀉，故知其長於行水。本經云：久服明目。扁鵲云：多服昏目何也？瀉伏水，去留垢，故明目；小便利，腎氣虛，故昏目。

●澤蘭

【別名】水香，風藥，虎蒲，虎蘭，龍棗，九畹菜。

【產地】爲生於溪澗或濕地之草本，處處有之。

【分科】屬菊科植物，爲澤蘭之葉莖入藥用。

【形態】莖高二三尺，呈紫赤色，葉類薄荷葉，枝節對生四葉，根爲紫黑色。

【性味】味苦甘，性微溫，無毒。

【功效】中醫用爲婦人要藥；又用於水腫，功能行血消水。主養血氣，破宿瘀，消癥瘕癰腫，胎前產後諸病。

【用量】一錢至三錢。

【附註】澤蘭子：「千金方」「承澤丸」用之，治婦人諸疾。根名地筍，主利九竅，血脈，排膿治血，止鼻衄吐血，產後心腹痛，產婦作菜食。

【編者說明】澤蘭婦科方中，最爲繁用；古人治婦病，澤蘭丸甚多。蘭草走氣道，澤蘭走血分，故能治水腫，塗癰毒，破瘀血，消癥瘕，爲婦人要藥。

●燈心草

【別名】燈草，席草，虎鬚，赤鬚，碧玉草。

【產地】爲自生於濕地之多年生草，處處有之。

【分科】屬燈心草科植物，其草莖入藥。

【形態】莖圓，作綠色細線狀，高達四五尺，中有白瓤。

【性味】味甘，性寒，無毒。

【功效】專作利尿藥：主利小便，降心火，清肺熱，利小腸，通氣，止血，治五淋，水腫。

【單方】新本草綱目：無故失眠，用燈心煎湯服之。喉痺，燒灰吹入。小兒夜啼，燒灰塗乳房使飲。

【處方】新本草綱目：燈心草，(一錢)龜板，(五分)辰砂，(醋炙)(五分)爲細末，白湯下，治淋疾。

【用量】五分至一錢五分。

【禁忌】性專通利，虛脫人不宜用。

●橙皮

【產地】橙子，產廣東及熱帶地方。

【分科】屬芸香科植物，爲橙實之果皮。

【形態】將橙實之外皮縱斷剝下，使之乾燥，外面呈黃褐色，有皺紋，凹陷小點，生有油胞，內部爲肉瓤。

【成分】含有揮發油，及苦味『越幾斯。』

【性味】味酸，性寒，無毒。

【功效】專用作健胃藥：功能降氣，消積，殺疳積蟲，餘詳陳皮條附錄。

【用量】三分至八分。

●橘紅

詳陳皮條附錄，並橘核，橘絡，橘葉，俱載之。

●獨活

【別名】獨滑，羌青，長生草，護羌使，山前獨活。

【產地】爲山野自生之二年生草，產四川，陝西，甘肅，西羌等地。

【分科】屬繖形科植物，爲獨活之根。

【形態】根在生鮮時，呈白色，晒乾則外皮作灰褐色，內部淡黃色，質輕虛。

【性味】味辛苦，性溫，無毒。

【功效】中醫專爲治風藥：療諸賊風，百節痛風，主治頭痛，身痛，脚痛，機節不利，風濕諸痹，頭旋，目眩，痙癎，奔豚瘕疝。

【處方】新本草綱目：獨活，(三錢)當歸，防風，茯苓，芍藥，黃蓍，葛根，人參，甘草，(各一錢半)乾薑，附子，(各一錢)黑豆，(一合)水煎溫服，名獨活湯。治脚氣冷痛，不可屈伸。

【用量】一錢至二錢。

【禁忌】凡血虛發痙，頭痛，遍身疼痛，骨痛；因而帶寒熱者均屬內症，若誤用，病反劇。

【編者說明】療風宜用獨活，兼水宜用羌活，風能勝濕，故羌活能治水濕。獨活與細辛同用，治少陰頭痛，頭暈目眩；羌活與川芎同用，治太陽少陰頭痛，透關利節，治督脈爲病，脊强而厥。千金獨活寄生湯，丹溪獨活湯主治風寒濕之痺痿弱。

●蕤核

【別名】白桵，蕤仁。

【產地】產陝西，河南，等省，核仁入藥。

【性味】味甘，性溫，無毒。

【功效】主心腹邪熱結氣，治目赤，痛傷淚出，翳膜，眥爛；生用療多睡，熟用治不眠。

【用量】普通一錢至三錢。

【禁忌】風火暴眼，非所宜用。

●蕓薹

【別名】油菜，胡菜，眞菜，寒菜，薹菜，薹芥。

【產地】爲栽植於園圃及田畝之二年生草，各處有之。

【分科】屬十字花科植物，入藥爲蕓薹之葉及種子。

【形態】葉大而互生，作廣披針形，呈濃綠色，稍帶紫色，子爲黑色小粒狀之種子，被有黑色皮膜，內部黃白色。

【成分】種子含有多量脂肪，謂之菜子油。葉含有葉綠素，鉄質等。

【性味】子味辛性溫；葉味酸甘，性平，無毒。

【功效】中醫用於產後惡露不下，主散血，消腫，破瘀；治風遊丹腫，乳癰。煮食治腰脚痺，搗敷女人吹奶，子與葉同功，並治遺精。

【用量】一錢至三錢。

●蕪荑仁

【別名】蕨塘，姑榆仁，莁荑仁，蕪菇仁。

【產地】產山西河南等省。

【分科】俗屬榆科植物，實則非也。

【形態】狀如榆，莢肥厚，氣味如狐。

【性味】味辛，性平，無毒。

【功效】爲治疳疾痔疾，兼用爲殺虫藥：功能散風，除濕，消穀，殺虫，主治心腹積冷，腹中虫痛，腸風痔瘻，惡瘡疥癬。

【處方】新本草綱目：蕪荑仁，黃連，神麴，麥芽，共爲末，用豬肝煮糊，成丸如梧子大，每服三十粒米飲下，名朱氏肥兒丸；爲小兒常服疳藥方。

【用量】五分至錢半。

【禁忌】藥用取大者，小者卽榆莢，不堪入藥。

【編者說明】虫之積聚，皆由脾不運化，濕滯食傷所致；殺虫之藥，必用健脾扶胃之品爲佐使，最爲適當。虫伏之患，如蚘厥驚癎之類，上侵人咽，下蝕人肛，或附脅背，或隱胸腹；治法惟用蕪荑，炒煎服之，兼用煖胃益血理中之藥，乃可殺之。若從事雷凡錫灰之類，無益也。

●蕘花　又名黃芫花

【產地】爲山野自生之落葉小灌木，處處有之。

【分科】屬瑞香科植物，入藥用其花。

【形態】爲黃色四瓣之花，其狀如筒，長二分許。

【性味】味苦，性寒，有毒。

【功效】用爲水腫及袪痰藥：主治傷寒，温瘧，下十二水，破積聚，蕩滌腸胃中溜癖，功用略同芫花。

【用量】五分至錢半。

●橐吾

【產地】爲宿根草，庭園每多栽植，處處有之。

【分科】屬菊科植物，入藥爲橐吾之葉。

【形態】葉有長葉柄，作心臟形，略類款冬而小厚，呈深綠色，有光澤，入冬不枯。

【成分】含有無色長針狀結晶之橐吾酸。

【性味】味苦。

【功效】有解毒之功，其葉解魚毒；中河豚毒者，生啖之，屢有效。

【單方】新本草綱目：中鯉魚毒，用橐吾葉煎服。乳房凝結，絞橐吾葉，時時塗之。

【用量】視患者情形而定。

●豬苓

【別名】茱苓，朱苓，豕苓，猪豨，豭豬屎，地烏桃。

【產地】產四川及他省山中，多生楓樹下

。

【分科】屬菌蕈科茸類植物。

【形態】爲不正之圓塊，狀類豬屎，質輕，外皮黑色或深褐色，內部白色。

【性味】味甘，性平，無毒。

【功效】專用爲利尿藥：功能瀉滯痰，利竅，助陽，發汗，利濕，行水，與茯苓同而不補；治傷寒，瘟疫，大熱，消渴，腫脹，淋濁，瀉痢，痎瘧。

【單方】新本草綱目：小兒祕結；用豬苓末拌雞蛋白，入水少許，煮凝使食，則能通利。孕婦腫滿，小便不通，微渴；用豬苓末，服方寸匙，白湯送下，日三服。

【處方】新本草綱目：白朮，(二錢)茯苓，(二錢)豬苓，(三錢)水煎服，名豬苓散。治煩渴欲飲水，嘔吐。

豬苓，澤瀉，神麴，(細炒)麥芽，(炒至黑)赤小豆，(炒至黑)水煎服，或爲細末，白湯服下。治水腫；惟此藥忌一切海魚，溪魚，及鹹物油氣類。

【用量】八分至三錢。

【禁忌】久服損腎氣，昏人目，亡津液；無濕者忌之。

【編者說明】豬苓行水之功多，久服必損腎氣，昏人目，其性淡滲大燥，亡津液；無濕證者，勿宜服之。功能開腠理，利小便，與茯苓同功；但入補劑，似較茯苓爲遜也。

●霍山石斛

【產地】石斛之產於安徽霍山者，其形細緊，作捲曲狀，又名風斗。

【性味】味甘鹹，性微寒，無毒。

【功效】爲滋陰生津要藥：主復熱劫之陰，生已耗之津，清胃，除虛熱，生津，定驚，療風，能鎮涎痰。用代茗茶，解暑醒脾，止渴利水，益人氣力；治舌焦，舌光，舌絳，發熱口渴。

【用量】普通五分至錢半。

【禁忌】胃腎虛而無火者忌用。

【附註】霍山石斛，能救真陰，惟須久煎頻服，乃能得力。

【編者說明】霍山石斛，能清胃腎之虛熱，而救已亡之津液；煎之愈久，滋液乃出，爲善救肺之妙品。

●龍眼

【別名】圓眼，桂圓，魁圓，比目，木彈，亞荔枝，繡水團。

【產地】爲生於熱帶之常綠喬木，產福建廣東四川等省。

【分科】屬無患樹科植物，爲龍眼樹之果肉。

【形態】果實大四分至六分，爲帶赤色或紫紅色球圓形，表面有皺紋，乾燥則成褐色，破之空虛，正中有類似枇杷核之種子；其種子被有暗褐色之柔軔肉質，是爲龍眼肉。

【品類】大粒者，謂之虎眼；中粒者，謂之龍眼；最小粒者，謂之鬼眼；去核仁者，謂之桂圓肉；從台灣打狗港輸出者，謂之福圓。

【成分】含有葡萄糖，蔗糖，『埡幾斯篤林』，纖維，酸類水，灰等質。

【性味】味甘，性平，無毒。

【功效】用作緩和滋養藥：主益脾，長肌，養心，安神；治思慮勞傷，心脾，及腸風下血。

【用法】取肉浸酒，用乳缽擂用。如做丸藥卽生用；如煎藥稍焙用。

【用量】五分至三錢。

【禁忌】患中滿氣膈症者忌用。

【編者說明】龍眼甘平，爲滋養之妙品；飯蒸愈久，滋汁愈濃，婦人產後服之最宜。龍眼滋益甚良，性質和平，能治思慮勞傷心脾。有歸脾湯：（龍眼，棗仁，黃耆，白朮，茯神，木香，人參，當歸，甘草，遠志，）蓋取其甘味歸脾，能益人智之義。

●龍胆草

【別名】胆草，陵游，苦胆，觀音草。

【產地】為山野自生之宿根草，處處有之。

【分科】屬龍胆科植物，入藥取用其根。

【形態】根長約十糎，闊約五粍，作暗灰褐色，有不整齊之輪節，上面帶莖痕，周圍生副根，橫斷面亦呈褐色。

【成分】含有苦味『越幾斯』質，黃色素，脂肪油等。

【性味】味苦濇，性大寒，無毒。

【功效】用作苦味健胃藥：治胃病與消化不良，除下焦濕氣，療驚癇邪氣，續絕傷，定五臟，殺蠱毒，益肝胆，治胃中伏熱，時氣溫熱、熱泄下痢，去腸中小虫，明目，止煩，治瘡疥。

【處方】合犀角，洋蘆薈，川連，連翹，銀花，寸冬，知母，甘草；治慢性胃粘膜炎。

【用量】普通五分至錢半。

【禁忌】胃虛血少，脾胃兩虛作瀉，病虛有熱者均忌。

【編者說明】龍胆草大苦大寒，其用有四；除下部風濕一也，瀉肝胆濕火二也，臍下至足腫痛三也，寒濕脚氣四也。以柴胡為主，龍膽為使，為治目疾之藥。久服恐傷胃中生發之氣，亦猶黃連黃柏之不宜久服也。

●龍鬚草　又名石龍芻

【產地】生長澤地，產山西河南一帶；莖入藥，以九節多珠者為良。

【性味】味苦，性微寒，無毒。

【功效】爲瀉心經之熱，通利小腸膀胱要藥：主治小便不通，小便帶血，莖中熱痛及淋閉，心腹邪氣，風濕鬼疰惡毒，補內虛不足痞滿，瘰蚘虫腫不消食。

【用量】一錢至三錢。

【禁忌】小便不通，不因於熱者勿用。

●龍腦香

【別名】冰片，龍腦，腦子，梅花片，金脚腦，婆律香。

【產地】產東南海，及東印度安南等地。

【分科】屬龍腦樹科植物，爲其樹幹裂溝中析出之揮發油，遇空氣凝結而成之物。

【形態】其純良品，爲無色透明之結晶片，易破碎，味如灼，由結晶破碎而爲粉粒狀者。

【成分】含有多量之揮發油。

【性味】味辛苦，性微寒，無毒。

【功效】治食傷，霍亂，中暑，中毒，胸腹痛，心臟衰弱，及咳嗽等。功能通諸竅，散鬱火，治痰逆，驚癇，目赤，目翳，耳聾，鼻瘜，喉痺，舌出，骨痛，齒痛，難產，痘陷，三虫，五痔。

【處方】新中藥：合桂枝，杏仁，生薑，款冬，紫苑；治日咳。佐樟腦，香附，芍藥，當參，甘草；治心臟衰弱症。

新本草綱目：桔梗，(一兩半)龍腦，(六錢)縮砂，(二錢)白豆蔻，(五錢)薄荷，(三錢)川芎，防風，甘草，(各一兩)共爲末，煉蜜爲丸，名龍腦川芎丸。服之能消風化滯，除熱消痰，通利九竅，爽氣清神。

【用量】五厘至一分半。

【禁忌】凡中風非由外來風邪，而由氣血虛，小兒吐瀉後成慢脾驚，屬虛驚虛寒非由實驚實熱者均忌用。又目昏暗由肝腎虛，不宜入點藥。

【編者說明】王綸曰：龍腦大辛善走，故能散熱，通利結氣。目痛，喉痺，下疳，諸方用之者，取其辛散也。世人誤以爲寒，不知其辛散之性，似乎涼耳！諸香皆屬陽，豈有香之至者，而性反寒乎？然非常服之藥，獨行則勢弱，佐使則有功，萬物中香，無出其右者。

●欅楊

詳柳樹條附錄。

●檀香

詳白檀條。

●營實

【別名】英實，薔薇子，狗薔薇實。

【產地】爲山野自生之落葉灌木，處處有之。

【分科】屬薔薇科植物，爲野薔薇之子實。

【形態】果實爲核果，色紅，形圓如球而長，有光澤。

【性味】味酸，性溫，無毒。

【功效】爲瀉藥及利尿藥：主治癰疽，惡瘡，下停水，利關節。

【單方】括要：口舌糜爛，用薔薇根煮汁溫含，冷則吐去。楊梅瘡筋骨毒痛，取根汁多飲有效。患下疳，用黃薔薇葉焙研洗敷之。小便失禁，或遺尿者，用薔薇根煮汁飲，或爲末酒服；白花者佳。

【處方】新本草綱目：營實，(三錢)大黃，(八分)水煎服，名大禹功湯；下停水。

【用量】七分至二錢。

【附註】營實之苗曰薔薇，以其花與水一併蒸餾，可製花露水。

●縮砂仁

【別名】砂仁，縮沙密，賽桂香。

【產地】產嶺南及暹羅與非洲熱帶地方。

【分科】屬蘘荷科植物，其子供藥用。

【形態】爲長圓球形覆果內所含之多數暗褐色多角形之堅硬種子，謂之縮砂仁。

【成分】含有揮發油。

【性味】味辛，性溫，無毒。

【功效】爲香竄衝動及驅風藥，用於消化不良，並膨脹等症。功能理元氣，通滯氣，主補肺，益腎，和胃，醒脾，快氣，調中，通行結滯，治腹痛，痞脹，噎膈，嘔吐，上氣，咳嗽，赤白泄痢，霍亂轉筋，奔豚，崩帶，袪痰，逐冷，消食，醒酒，止痛，安胎，散咽喉口齒浮熱，化銅鐵骨硬。

【處方】新本草綱目：縮砂，黃連，（炒）附子，（炮）吳茱萸，（各一兩）木香，乾薑，（炮）（各五錢）共爲末，用醋軟飲和丸如梧子大，每服三十丸粥飲下，名縮砂丸。治冷氣水瀉，日行數十次，腹痛，四肢不和。

【用量】五分至錢半。

【禁忌】若肺熱欬逆，及一切病由於火炎暑熱，氣虛濕熱者均忌用。

【編者說明】砂仁之辛以潤腎燥，腎惡燥，以辛潤之。縮砂屬土，主醒脾調胃，引諸藥歸宿丹田，香而能竄，和合五臟冲和之氣。得白檀香豆蔻爲使入肺，得人參益智爲使入脾，得黃柏茯苓爲使入腎，得赤白芍脂爲使，入大小腸也。

●蕺菜

【別名】岑菜，蕺草，十藥，孟娘

菜，筆管菜，龍鬚菜。

【產地】爲多年生草本，產山野陰濕之地，處處有之。

【分科】屬三白草科植物，葉入藥用。

【形態】葉爲心臟形，末端尖銳，似甘藷葉及蕎麥葉。

【性味】味辛，性微溫，有小毒。

【功效】爲治瘡藥，主敷疔瘡，痔瘡，蛷螋瘡，惡瘡，白禿，癰腫；治驚風瘀血，男婦癖塊。

【單方】新本草綱目：毒蛇毒虫刺傷，取新鮮葉鹽揉爛貼敷。陰門濕爛，煎葉洗熏。惡瘡白禿，取葉入淡竹筒內煨熟敷之。

【處方】新本草綱目：積雪草，蕺菜，（並生用）靑黛，（研極細）先杵積雪草，蕺菜，絞取汁一合，入靑黛五分拌匀，數灌之，名急構飲。療驚風瘀毒，衝胸上竄，搐搦不已，加牛黃尤良。

【用量】一錢至三錢。

【禁忌】有脚氣人不宜食，食則疾發脚痛，多食發虛弱，損陽氣，消精髓，令人氣喘。

●薄荷

【別名】英生，番荷，菝葀，蘘荷，雞蘇，石薄荷，南薄荷，蕃荷菜。

【產地】爲自生或栽種之宿根草，處處有之，今江蘇太倉出產頗多。

【分科】屬繖形科植物，爲薄荷之葉，陰乾入藥。

【形態】葉作卵圓形而尖，有淺銳鋸齒，裏面深綠色，背面紫色，長則作綠色，長一二寸，有葉柄。

【成分】含有一種揮發油，中爲薄荷精，及『單甯』等。

【性味】味辛苦，性温，無毒。

【功效】爲驅風防腐藥：有鎮痙，健胃，通經功效；醫治偏頭痛，及肺支管炎。主發汗退熱，治驚狂壯熱，心腫脹滿，霍亂，宿食不消，開膈，瘰癧，却腎氣，辟邪毒，除勞氣，通利關節，破血止痢，治傷風頭腦風。

【單方】新本草綱目：蜂蠆螫傷；揉鮮薄荷葉貼之。被猫咬；搗鮮葉，取汁塗傷處。水入耳中；取薄荷汁一滴，於耳中，立能見效。

【處方】新本草綱目：薄荷，（十兩）川芎，防風，犀角，柿霜，甘草，（各二兩）桔梗，（三兩）蜜爲丸，名清咽太平丸。治咯血，兩頰常赤，咽喉不清。

新中藥：和桑葉，菊花，杏仁，連翹，桔梗，甘草，蘆根；治肺支管炎。同羌活，麻黃，殭蠶，天竺，黃柏，甘草；治偏頭痛。

【用量】二分至二錢。

【禁忌】凡虛人不宜多服，否則令人汗出不止。

【編者說明】風邪上壅，肺氣窒塞，薄荷辛涼，氣味皆薄，浮而上升，故能去高巔，及皮膚風熱。又開肺盛有餘；治肩背痛，頭痛，頭風，眼目，咽喉，口齒諸病，爲表邪未解之要藥。

●薄荷油

【製法】即取前述之薄荷葉，與水同蒸餾製成。

【形態】一爲無色透明，或淡黃色之液體，名薄荷油；一爲無色針狀結晶體，名薄荷霜。

【性味】味初如灼，後轉清涼，性溫，無毒。

【功效】有殺菌力，並作衝動劑，鎮痙劑，驅風劑；功勝薄荷葉。

【單方】湯火傷，金瘡，用此油塗之。

【用量】內服每次一格蘭姆十分之〇五，至十分之一五。

●薏苡仁

【別名】玉珠，米仁，米珠，苡仁，起目，薏黍，回回米，薏米仁，珠子米。

【產地】爲一年生草，產河北陝西等省，他處亦多種植之。

【分科】屬禾本科植物，爲薏苡之子仁。

【形態】類麥粒而狹長，外部被有淡褐色薄衣，內部白色。

【成分】含有多量之蛋白質，麥麩質，脂肪油，澱粉等。

【性味】味甘淡，性微寒，無毒。

【功效】用作利尿健胃藥：主除筋骨邪氣，拘攣不仁，利腸胃，消水腫，祛風濕，治脚氣，止消渴，殺蚘虫，利小便。

【單方】新本草綱目：疣虫：用薏苡仁，木賊等分煎服。

【用量】二錢至八錢。

【禁忌】大便燥結，因寒轉筋，及孕婦均忌。

【附錄】薏仁根：主下三虫，能墮胎；治黃疸，心腹卒然煩滿，胸脅痛。

【編者說明】苡仁屬土，陽明藥也；故能健脾益胃，虛則補其母，肺痿肺癰用之。筋骨之病，以治陽明爲本；故拘攣筋急，風痺者用之。土能勝水除濕；故泄痢水腫者用之。

●薑黃　又名寶鼎香

【產地】產四川廣東及安南印度等地，爲多年生草本，有野生者，有栽植者。

【分科】屬蘘科植物，入藥用其根莖。

【形態】根莖色黃褐，作橢圓或長橢圓形，長約一二寸，微扁平，外面被有塵粉，有如輪之突起或結節，頗爲緻密，內面作黃色或橙黃色，似鬱金而色略淡。

【成分】含有揮發油，脂肪，黃色素，名曰『克而克明。』

【性味】味辛苦，性熱，無毒。

【功效】中醫以治血氣，爲破血行氣要藥：功能通經逐瘀，治撲損，消癰腫，功力勝於鬱金。治氣脹，血積，產後敗血攻心，通月經，愈風寒濕痺痛。

【用量】三分至二錢。

【禁忌】凡血虛臂痛，腹痛，而非瘀血凝滯，氣逆上壅作脹者均忌。

●薤白　又名火葱

【產地】多種植於園圃，處處有之；葉似韭而闊，多白而無實，入藥用去青留白。

【性味】味辛苦，性溫，無毒。

【功效】爲滑利散積要藥：主治胸痺刺痛，洩痢後重，溫中助陽，下氣散血，除寒熱，治帶下。

【單方】孟銑：治女人帶下赤白，作羹食之。骨鯁在咽，食之亦下。

【用量】普通一錢至三錢。

【禁忌】發熱病不宜多食，不可與牛肉同食，令人作癥瘕。

【編者說明】薤生則氣辛，熟則甘美；然道家以薤爲五葷之一，而諸氏言其不葷何耶？仲景瓜蔞薤白湯，治胸痺，痛徹心背，短氣咳唾喘息。千金治肺氣喘急，方中用之，亦取其滑泄之義。半夏薤白湯：（枳實，瓜蔞，半夏，生薑，薤白，白漿）是也。

●鮮石斛

詳石斛條附錄。

●鮮生地

即地黃之生鮮根，詳地黃條。

●檳榔

【別名】仁頻，仁榔，洗瘴，賓門，洗瘴丹，檳榔孫。

【產地】產南方溫熱之地，及暹羅安南等處。

【分科】屬棕櫚科植物，爲檳榔之子實。

【形態】子形球圓或卵圓，長寸餘，直徑約五分，多附有纖維之毛冠，外面色灰褐，內堅實，有紋理。

【成分】含有『阿萊可林』及『阿萊加茵』之植物鹽基，餘爲單甯及揮發油。

【性味】味辛濇，性溫；或作寒，無毒。

【功效】用爲消化及殺虫藥：主通關節，利九竅，下水腫，消痰澼，治瀉痢後重，脚氣疝氣，療諸瘧，瀉胸中至高之氣，使之下行。

【單方】新本草綱目：脚氣衝心，用檳榔末二錢童便服。疝氣衝逆，用檳榔子末溫酒服。煙草中毒，用檳榔子末白湯服。

【處方】新本草綱目：杏仁，旋覆花，半夏，檳榔，（各一兩）甘草，（五分）桔梗，白朮，乾薑，橘皮，（各一兩）人參，（五分）生薑水煎服，名檳榔散。治胸膈停滯痰飲，腹中腸鳴，食不消化，時或嘔逆。

【用量】七分至三錢。

【禁忌】凡氣虛脾胃虛，陰陽兩虛，中氣不足者均忌。

【編者說明】檳榔降至高之氣，胸自可寬，性如鐵石之沉重，能墜諸藥，至於下極；故治後重如神。飢則能使之飽，飽則能使之飢；蓋空腹食之，則充然氣盛如飽，飽後食之，則飲食快然易消。故攻積殺虫之功，亦推蕩導滯之力也。

●薯蕷

即山藥詳山藥條。

●薺苨

【別名】杏參，臭蘇，苨苨，賊參，空沙參，白麵根，甜桔梗。

【產地】爲多年生草本；或山野自生，或庭園栽種，處處有之。

【分科】屬桔梗科植物，入藥取其根。

【形態】根形似紡錘，類沙參根。

【性味】味甘淡，性微寒，無毒。

【功效】用爲解毒藥：功能解百毒，利肺氣，和中明目，止痛；解毒功同甘草，清肺效似沙參。

【單方】新本草綱目：疔腫癰毒；用生薺苨根搗汁一合服之，滓敷患處，不過三次即愈。

【用量】五分至二錢。

【反藥】反藜蘆。

【編者說明】薺苨利肺，爲解毒之良藥。千金方治強中消渴之後，發爲癰疽；有薺苨丸，猪腎薺苨湯，此皆恣意色慾，或餌金石所致，宜此以制腎中熱也。

●藁本

【別名】土芎，地新，微莖，鬼卿，藁茇。

【產地】爲深山自生之草本，處處有之。

【分科】屬繖形科植物，入藥用其根。

【形態】爲經數年不死之簇生根，作角質狀，長六七寸，外面呈灰褐色，處處疣起，皮部之厚殆與木部同，內部呈黃白色。

【性味】味辛苦，性溫，無毒。

【功效】中醫用於婦人血道，（子宮及陰戶粘膜炎等）脹滿，頭痛；又小兒疥癬，用作浴湯。功能除風定痛，主治大寒犯腦，頭痛連腦者必用之；並治婦人疝瘕，陰寒腫痛，腹中急痛。

【用量】五分至錢半。

【禁忌】溫病頭痛，發熱口渴，或骨疼，及春夏傷寒陽症頭痛，產後血虛火炎頭痛，均忌。

【反藥】惡藺茹，畏青葙子。

【編者說明】藁本治連目頭痛；巔頂之上，惟風可到，藁本風藥，其氣雄壯，直上青空，故頭頂痛，非此不能除。與木香同用，治霧露之清邪，既治風又治濕，亦各從其類也。

●覆盆子

【別名】缺盆，大麥莓，西國草，插田藨，烏藨子，畢楞伽。

【產地】為亞灌木本，多自生於山野向陽之林中，處處有之。

【分科】屬薔薇科植物，採其子綠色未熟者入藥。

【形態】果實小而攢簇，形如圓錐，或若彈丸，初時綠色，熟則暗紅。

【成分】含有『林檎』酸，酒石酸，揮發油，糖分等。

【性味】味甘酸，性微溫，無毒。

【功效】用為滋養強壯藥；功能益腎臟而固精，補肝虛而明目，起陽痿，縮小便，澤肌膚，烏髭髮。治肺氣虛寒，遺尿遺精。

【用量】五分至二錢。

【編者說明】覆盆子固精明目，愈陽萎虛弱。海上集驗方，治目暗不見物淚溢不止，瞳子無光散大等目疾，用覆盆子晒乾搗極細，以薄綿裹之，浸入乳汁中，數小時用點目中，不過三四日，即能視物如少年；惟忌酒麵油物。

●鎖陽

【產地】生北地山野間，產甘肅酒泉縣者爲良。
【性味】味甘，性溫，無毒。
【功效】爲強筋壯陽要藥：功能治精血不足，滑腸潤筋，大補陰氣。
【用量】二錢至四錢。
【禁忌】凡泄瀉腎中有熱，強陽易興而精不固者均忌用；又忌犯鐵。
【編者說明】鎖陽益精血，補陰氣，潤燥養筋，治痿弱；其功用與性味與肉蓯蓉相似。

●雞蘇

又名水蘇，詳水蘇條。

●雞冠花

【產地】爲一年生草本，多種於庭園，以供賞玩，處處有之。
【分科】屬莧科植物，其花及種子，俱入藥。
【形態】花朶頗小，秋日開於梢頭，色有紅白黃三種，聚生爲雞冠花序，種子色黑，粒甚微細。
【性味】味甘，性涼，無毒。
【功效】花及子，葉，俱用於痔疾及下痢，並一切血症，效驗顯著。止赤白痢，赤用紅花，白用白花，酒煎服。
【單方】新本草綱目：苗治痔瘡，血病；子治腸風，下血，赤白痢，崩中帶下。花治痔漏下血，赤白帶下，赤帶用紅，白帶用白。吐血不止，白雞冠花醋浸煮七次，然後研末，每服二錢，熱酒下。下血，脫肛，用白雞冠花，防風，等分爲末，糊丸梧子大，空心米飮下，每服七十丸。經水不止，紅鷄冠晒乾爲末，每服三錢，空心酒調下。

【用量】花與子，均一錢至二錢。

【禁忌】痢疾帶下劇痛者緩用。

◉雞血籐膠

【產地】產雲南各地，爲雞血藤藤脂熬成之膠。

【成分】含有樹脂酸。

【功效】爲行血通絡要藥：主活血生血，宣筋絡，通七竅，和氣血，止諸痛。治風寒濕痺，筋骨酸痛，轉筋胃寒，虛損癱瘓；療手足痲木，婦女乾血，壯筋骨，暖腰膝。治遺精，白濁，胃寒，大腸下血。

【用量】普通一錢至三錢。

【禁忌】血少燥熱者不宜，服時忌食酸冷之物。

【編者說明】雞血藤膠味甘氣辛，爲營養通絡之藥，古方不載，頗難詳查。就愚見所及，似與當歸桑葉寄生木瓜桑枝之類相近，故爲婦科常用之品。

◉藕節

【產地】產池沼水田中，爲荷之根莖。

【成分】富於『單甯』酸尤以節部爲多。

【性味】味甘，性溫平，無毒。

【功效】『單甯』酸，有收縮血管之性，故爲咯血之止血藥；又爲下痢之止瀉藥。主消瘀血，解熱毒；治產後血悶，血氣上冲，口乾腹痛，和地黃汁入酒量便飲。

【用法】以節部爲煎劑。

【用量】乾者，每次二格蘭姆至五格蘭姆；生鮮者用五節。

【附錄】藕：主消熱渴，散瘀血，生肌，止洩，消食，解酒，及病後乾渴，止悶，除煩，開胃，破產後血悶，治霍亂。搗敷金瘡并傷折，生食治霍亂後虛渴，蒸食補五臟，實下焦，產後忌生冷物，惟藕不同生冷，爲能破血故也。最能解蟹毒，功能去瘀生新，不礙正氣，生用則寒，熟用則溫。

【編者說明】藕節涼血，消瘀血，解熱開胃，而又疏通絡氣。有人病血淋，痛脹求死，醫以藕汁血餘灰調服，二錢連服三日，而血止痛除。驟然吐血衄血者，雙荷散治之：(藕節，荷蒂，各七個)極效。

●瞿麥子

【別名】地麴，龍鬚，蘧麥，大菊子，大蘭子，四時美，巨句麥。

【產地】爲山野河磧自生之宿根草，處處有之。

【分科】屬石竹科植物，爲瞿麥之種子。

【形態】種子黑色扁平，類胡麻子。

【性味】味苦，性寒，無毒。

【功效】用作利尿通經藥：功能利水，破血，降心火，利小腸，逐膀胱邪熱。治五淋小便癃閉，月經不通，明目，去翳，利竅，消腫，墮胎。

【處方】新本草綱目：瞿麥，(二錢半)栝樓根，(二兩)大雞子，(一個)茯苓，山芋，(各三兩)共爲末，蜜成丸如梧子大，每服三丸，日三次，名栝樓瞿麥丸。主水腫，小便不利。

【用量】五分至一錢半。

【禁忌】凡腎氣虛，小腸無大熱，胎前產後，一切虛人患小水不利，及水腫蠱脹脾虛者均忌。能墮胎，孕婦忌用。

【反藥】惡螵蛸，伏丹砂。

【編者說明】瞿麥通治五淋，爲君主之用。五淋者，冷淋，沙淋，血淋，膏淋，石淋也。淋屬膀胱，溲則刺痛，白濁屬腎，小便不痛，以此爲別。八正散用瞿麥，今人目爲要藥。栝蔞瞿麥丸：(瞿麥，瓜蔞，大附子，茯苓，山芋，蔞)治小便不利兼有水氣。千金立效散：(瞿麥，只甘草，葱頭，生薑，山梔，蓮鬚，燈心，)治小溲淋血或大小便出血；此下焦結熱所致。

●薰陸香

【別名】𤭛香，浴香，楝香，黑榻，榻香，羅香。

【產地】產非洲東部，及東印度地方。

【形態】樹脂久埋土中，或紫黑色松脂壯塊；雖類琥珀，但不含琥珀酸。

【成分】含有樹脂酸。

【功效】性質與功效，類乳香；但少供藥用，多係合香家用之。功能治風水毒腫，去惡氣，伏尸，癮瘮，癢毒；餘詳乳香條附錄。

【用量】量情取用，最多不得過五錢。

●薰草子　又名蕙實

【產地】產湖南，廣東，鎮江，丹陽等地。

【分科】屬豆科之零陵香類，爲薰草之種子。

【形態】種子長約一二寸，周圍二三寸，色褐棕，有光澤之薄皺，被有脆弱之殼，內藏有光棕色之仁。

【成分】含有零陵香精；餘爲不揮發油，黏液質，糖灰等。

【性味】味苦，呈中性反應。

【作用】入胃後，微能激動胃液分泌神經，使胃酸稍增；至腸，始次第被吸收入血中，與血液不起何等變化，僅能由末梢神經傳達麻性於大腦，使中樞神經被激而麻痺。

【功效】醫治失眠症。

【處方】新中藥：佐白朮，白芍藥，生地黃，茯神，桂心，甘草；治失眠症。

【用法】搗碎煎服。

【用量】每次二格蘭姆至七格蘭姆。

【反藥】反硃砂，三黃。

●藏紅花　詳紅花條附錄。

●䕡如　又名蘆蔾

【產地】產北地，根皮入藥；色黃赤，肉白，破之，有黃漿汁。

【性味】味辛，性寒，有小毒。

【功效】主破癥瘕惡血，敷瘡，蝕惡肉，敗瘡，死肌，殺疥虫，排膿惡血，除大風熱氣。

【用量】普通一二錢，外用無定量。

【禁忌】性能破血，近世少用之。

●藜蘆

【別名】山葱，山櫻，鼠莖，葱葵，烏蓼，朴草，藜蘿。

【產地】爲山野自生之多年生毒草，產陝西一帶，各省亦多有之。

【分科】屬百合科植物，入藥爲藜蘆之地下莖。

【形態】爲肥短直下之地下莖，有許多鬚根，外部黃褐色，內部白色。

【成分】含有『攝魯文』『梵拉篤洛伊仁』『梵拉篤拉魯濱』『塞凡仁』澱粉等。

【性味】味辛苦，性寒，有毒。

【功效】用於精神錯亂，及憂鬱病等；或用作吐劑及外用作殺虫藥。功能催吐，主治風痰上塞，鬱閉氣塞，用吐一切惡物，通頂發嚏，嗅之治風癎，外用治瘡疥殺虫。

【處方】新本草綱目：藜蘆，甘草，（生用）細辛，人參，川芎，（各一錢）石膏，（五錢）共爲末，名通頂散。治初中風，不知人事，口噤不開，用一字吹入鼻中，有嚏者，肺氣未絕可活。

【用法】浸白水三夜，入熱湯攪拌，晒乾去上皮，用白舂成粉末，水篩晒乾，焙用。

【用量】二厘至一分。

【禁忌】多服引吐，損人元氣。

【反藥】黃連為使，反細辛，芍藥，人參，沙參，丹參，苦參，惡大黃，畏葱白。

●麗春花

【別名】孔冠花，賽牡丹，錦被花，虞美人。

【產地】為一年生或越年生草，多栽植於庭園以供賞玩，處處有之。

【分科】屬罌粟科植物，入藥用其花。

【形態】花作深紅色，有單瓣重瓣之別，蕚於開時脫落。

【成分】含有『列阿琪克』酸，苹果酸，軟性樹脂，固性油等。

【性味】有麻醉性氣味，及粘滑性苦味。

【功效】用作緩和，鎮痛催眠藥。

【用量】三分至八分。

●藤黃

【別名】海藤，干薄折。

【產地】產於東印度地方。

【分科】屬金絲桃科植物，為藤黃樹幹滲出之乳液，晒乾結成塊狀入藥。

【形態】為圓筒形不正之固塊，外面綠黃色，有縱紋，被有黃色之粉霜，質堅而脆，破碎面作貝殼狀，呈黃褐色，發類蜡之光澤。用水研和，則成黃色乳劑，投火中則燃燒。

【成分】含有樹脂，及可溶性膠質。

【性味】嚼之，初粘稠無味，後漸辛。

【功效】用作峻下劑，用於條虫及水腫藥

。

【用量】爲劇藥，每次最多五十格蘭姆。

●藍汁

詳青黛條附錄。

●藍澱

詳青黛條附錄。

●羅漢柏

【產地】爲常綠樹，生於深山陰濕之地，處處有之。

【分科】屬松杉科植物，入藥爲羅漢柏之葉。

【形態】葉類檜葉，作鱗片狀；但粗大，表面呈深綠色，裏面類白色。

【功效】用於黃疸病，極有效驗。

【用法】採葉晒乾，作爲煎劑。

【用量】二錢至四錢。

●穭豆

【別名】黑小豆，馬科豆。

【產地】產田野中爲黑豆中之細小者。

【性味】味甘，性溫，無毒。

【功效】主補腎，助元氣，去煩熱，制金石藥毒，去賊風風痺，調中，下氣，通關脈。婦人產後冷血，炒焦黑，熱投酒中，漸漸飲之。

【用量】錢半至四錢。

【反藥】忌蓖麻子，厚朴，豬肉。

【編者說明】穭豆即黑豆中最細者。時珍曰：此即黑小豆也；小料細粒，霜後乃熟。功能補腎，能止自汗盜汗，去風痺，產後冷血；炒令焦黑，及熱投酒中，漸漸飲之。

●罌粟殼

【別名】米殼，粟殼，芥子殼，御米殼，罌宿殼，鶯粟殼。

【產地】罌粟花，庭園多種植，以供賞玩，處處有之。

【分科】屬罌粟科植物，爲罌粟花之果殼，入藥多用阿片已盡之殼。

【形態】爲壺狀蒴果之皮殼，生者其色綠，乾則變灰綠或茶褐，外面有突出之縱紋十條至十五條，內亦相同。

【成分】含有『嗎啡』『可地音』等。

【性味】味酸濇，性微寒，有毒。

【功效】用爲袪痰鎮痙藥：有鎮痛，鎮咳，止瀉之作用，功能斂肺，濇腸，固腎，治久咳，瀉痢，遺精，脫肛，心腹筋骨諸痛。

【處方】新本草綱目：罌粟殼，(炙)(十四個)草菓，(一個)白朮，(一錢)甘草，(半兩)茯苓，(一錢)薑棗水服，名斷下湯；治下赤白痢。

【用量】二錢至四錢。

【禁忌】性能收斂，故痢疾咳嗽初起者，均忌之。

【編者說明】罌粟壳苦以潤氣，酸以通氣；治嗽宜降，罌粟苦寒能降，治痢宜斂，罌粟酸濇能斂。凡嗽痢初起，須先散邪行滯，咳逆經久洩宜濇之固之收之斂之。神仙救苦丹：(罌粟檳榔)用罌粟以上治；賈氏百勞散：(罌粟烏梅)用罌粟以止嗽。

●罌粟子

【別名】白米，御米，羊舌米，陽古米，米囊子。

【形態】爲黃白色，或藍黑色之小種子，其形似腎臟，外皮有薄網之皺紋，其一面廣凹，胎芽彎曲作馬蹄形。

【成分】含有脂肪油及『嗎啡』等。

【性味】味甘，性寒，有小毒。

【功效】用以治下痢及痙攣等症；主行風氣，逐邪熱，止赤白痢，治反胃，胸中痰氣，潤燥。

【處方】新本草綱目：罌粟子，(炒赤)(半斤)甘草，(炙剉)(一兩)水煎服，名萬靈湯。治赤白痢瀉，腹臟疼痛，裏急後重，並治疝氣。

【用量】二錢至六錢。

●藿香

【別名】合香，藿去病，怛羅香，迦算香。

【產地】爲山野自生之多年生草，產廣東，庭園亦可栽種。

【分科】屬唇形科植物，爲排草香之葉。

【形態】葉對生，作長心臟形，前端尖，邊緣有鋸齒。

【性味】味辛，性微溫，無毒。

【功效】用作脾胃吐逆要藥：功能行氣助胃，升清降濁，辟邪惡氣，止心腹痛。

【單方】新本草綱目：食傷：用藿香，陳皮，等分煎服。

【處方】新本草綱目：草烏頭，（半兩）藿香，乳香，（各一兩）共爲末，每服二錢，薄荷湯食後調服，名藿香散。治體虛傷風，停聚痰飲，上厥頭疾，或偏或正。

【用量】七分至二錢。

【禁忌】凡陰虛火旺，胃弱欲嘔，胃熱作嘔，中焦火盛熱極，溫病熱病，胃家邪實作嘔作脹者，均忌服。

【編者說明】脾宜調則健，胃宜降則和，芳香之氣，能助脾胃之升降；藿香能平嘔逆，止泄瀉。好古曰：手足太陰之藥，入順氣烏藥散則補肺，入黃耆四君子湯則補脾也。

●蘄艾

【功效】蘄艾，乃艾之產於湖北蘄縣者，其性味功效與艾同而尤純良，詳艾葉條。

●蘆根

【別名】蘼根，　發根，　葭根，　葦根，　蒲蘆根。

【產地】爲多年生草本，生於水邊下濕之地，處處有之。

【分科】屬禾本科植物，爲蘆葦之生鮮根。

【形態】根系叢生一株之纖維根，生根白色柔潤。

【成分】含有糖質，膠質，蛋白質，及中性鹽類等。

【性味】味甘，性寒，無毒。

【功效】爲健胃藥，用於消化不良病。功能清熱解渴；主治肺熱煩悶，胃熱嘔逆，透痧疹，解魚肉河豚毒。

【單方】新本草綱目：中豕毒，煎蘆根服。中鱸魚毒，煎蘆根湯服。若生根，搗取汁服。

【用量】四錢至八錢。

【禁忌】因寒霍亂作脹，及因寒嘔吐者均忌。

●蘆筍

【功效】蘆筍，卽春從舊根生出之苗尖；主治膈間客熱，止渴，利小便，解河豚及諸魚蟹毒。

●蘆花

【功效】主治熱霍亂，煮汁飲；又入崩中藥。

●蘆薈

【別名】奴會，　訥會，　鬼丹，　象胆。

【產地】產西印度及非洲等熱帶之地。

【分科】屬百合科植物，爲蘆薈之葉所滲出之液汁，凝集而成。

【形態】爲透明或半透明之固塊，其色或黑或暗綠，質脆弱，研碎之，則成爲黃色或褐色之粉狀。

【成分】主要素，爲蘆薈精，名『阿路因』餘爲揮發油，樹脂，灰等。

【性味】味甘，性寒，無毒。

【功效】用作健胃劑，泄下劑，及通經劑：功能清熱，殺虫，健胃，助消化，涼肝，明目，鎮心，除煩，治小兒驚癇，五疳，皰蠶齒，濕癬。

【處方】新中藥：合山梔子，薄荷，玄參，冬桑葉，牛蒡子，甘草；治習慣性便祕。佐熟地，當歸，白芍，川楝子，大茴，益母，厚朴；治經閉。新本草綱目：蘆薈，柴胡，胡黃連，玄參，牛蒡子，黃連，桔梗，山梔子，羚羊角，石膏，薄荷，(各五分)升麻，甘草，(各三分)淡竹葉，(十片)名蘆薈消疳散。水煎服，治走馬牙疳，牙齦腐爛。

【用量】五分至錢半。

【禁忌】胃氣虛弱及泄瀉者忌之。

●蘑菰 詳香蕈條附錄。

●蘇子 詳紫蘇條附錄。

●蘇梗 詳紫蘇條附錄。

●蘇葉 詳紫蘇條附錄。

●蘇木

【別名】多邦，蘇枋，蘇方木，巴勝虎。

【產地】產東印度，及安南等地。

【分科】屬荳科植物，爲蘇枋之樹幹。

【形態】去樹幹皮，取赤色堅實之木部用之。
【成分】含有多量之赤色素，樹脂，纖維，糖素。
【性味】味甘鹹，性平，無毒。
【功效】中醫用作清血藥；功能表散行血，主破瘀血，排膿止痛，消癰腫。治婦人血氣，心腹痛，月經不調，產後惡露不下，心腹攪痛、治產後血暈，脹滿欲死；水煮五兩，取濃汁服。
【用量】一錢至四錢。

●蘇鉄

【產地】產日本琉球，台灣等地；此樹將枯死，打入鉄釘，則復蘇，故名。
【分科】屬蘇鉄科植物，為蘇鉄樹之子實。
【形態】為類桃實而稍扁平之子實，外面有赤色薄衣，皺而有光澤，內部有白色厚皮，中有白仁。
【功效】用作通經，收斂藥；有治痢疾功效，又治呃逆。
【單方】新本草綱目：刀傷，用蘇鉄葉燒焦，豚脂煉合塗之。
【用量】一錢至三錢。

●蘇合香

【別名】合香，帝香，蘇香，楓脂香。
【產地】產新疆及小亞細亞等地。
【分科】屬金縷梅科植物，為蘇合香樹幹內皮所煎出之香膏入藥。
【形態】為柔軟膠質之濃稠液體，透明而褐色。
【成分】含有『司吉諾兒』『司吉拉辛』及桂皮酸，樹脂等。

【性味】味甘，性溫，無毒。

【功效】用作衝動性祛痰藥，治哮喘；又用作塗擦殺虫藥，治疥癬。功能辟邪氣，通竅開鬱，主祛痰，通經絡，和氣血，治心痛。

【處方】新本草綱目：沈香，雞舌香，白檀，蓽撥，安息香，辰砂，犀角，白朮，訶子，香附子，（各十錢）麝香，（八錢）龍腦，薰陸香，蘇合香，（各五錢）煉蜜調之，名蘇合丸。治氣逆心痛，專能順氣化痰。

【用量】一分至三分。

【編者說明】時珍曰：蘇合香氣竄能通諸竅臟腑，故其功能辟一切不正之氣。著名方劑，有蘇合香丸：（蘇合香，丁香，白檀香，香附，訶棃勒，硃砂，薰陸香，安息香，青木香，沉香，蓽撥，烏犀角，冰片，麝香。）治傳尸骨蒸肺痿，鬼氣爲祟，心腹猝痛，霍亂瘴癘，赤白暴痢，瘀血月閉，痃癖疔腫，小兒驚癇，大人中風等病。大凡急症，有內閉外脫兩種，脫症必須參附回陽峻補。惟閉症有熱閉寒閉之別，寒閉者宜芳香開竅，蘇合香丸是也；熱閉者，宜牛黃至寶之類，均須審證酌用，勿可妄投。

●黨參

【別名】防黨，潞黨參。

【產地】產山西潞安太行山中，根粗而長，質壯實，色黃潤。

【性味】味甘，性平，無毒。

【功效】主補中，益氣，生津，和脾胃，治煩渴，肺虛。

【用量】普通一錢至三錢。

【禁忌】氣實中滿者忌。

【編者說明】黨參須上黨者佳，今眞黨參，久已難得。產山西潞安者，號潞黨參；功似人參，用以調補，甚爲平安。

●纈草根

【產地】為多年生草本，產於山野陰濕之地，處處有之。

【分科】屬敗醬科植物，其地下莖謂之纈草根，入藥用。

【形態】根之臭氣，頗似甘松，故有野甘松之名。

【成分】含有纈草油，纈酸，澱粉，樹脂，護謨等。其主要成分，為纈草油與纈草酸。

【性味】呈酸性反應。

【功效】為鎮痙藥，專用於「比斯的里」。於虛脫之恢復期，則用為興奮藥；又或配合驅虫藥用之。或治尿崩，多服則有頭痛，眩暈耳鳴，發嘔，嗜眠諸症，手足亦起蟻走之感覺。

【用量】一次量為一格蘭姆十分之五，至二格蘭姆半。

●續斷

【別名】南草，槐生，接骨，屬折，龍立，龍豆，續斷籐。

【產地】為原野自生，多年生草，產山西陝西，四川，等省。

【分科】屬唇形科植物，為續斷籐之根。

【形態】為赤黃色細長根，叢生於一莖；其乾燥者，皮部呈黃色；有皺襞，破折則發粉塵。

【性味】味苦，性微溫，無毒。

【功效】中醫用治金瘡，癰瘍，又用續筋跌折，功能補腎，補肝，宣通血脈，理筋骨，補不足，煖子宮，縮小便，破瘀血，治腰痛，胎漏；又療金瘡，折跌，止痛生肌，女科外科為上劑。

【處方】新本草綱目：沒藥，（半兩）當歸，續斷，草薢，川芎，（各一兩）乳香，（半兩）天麻，防風，附子，（各一兩）共爲末，煉蜜丸，名續斷丸。治風濕流注，四肢浮腫，肌肉麻痺。

【用量】七分至三錢。

【禁忌】禁與苦寒藥治血病，及與大辛熱藥用於胎前，又氣味惡劣，不宜於胃；藥惡雷丸。

【編者說明】續斷補而不滯，行而不泄，取用宏多。女科用之，能治腰痛崩帶；外科用之，止痛生肌爲上劑。平胃散：（蒼朮，厚朴，陳皮，甘草各一兩；加川續斷二錢）治時痢血痢甚效。

●續隨子

【別名】聯步，千金子，千兩金，白隨子，半枝蓮，蜀隨子。

【產地】爲一年生草，園圃常栽植之。

【分科】屬大戟科植物，爲續隨子之種子。

【形態】爲類似萆蔴子之種子，大約一分五厘，表面呈淡褐色，有紋理。

【成分】爲『愛斯克列丁』質。

【性味】味辛，性溫，有毒。

【功效】用作瀉劑，又治癬疥，或除疣黑子。功能行水，破血，治癥瘕，痰飲，冷氣，脹滿，虫毒，大小腸惡滯物。塗疥癬，去殼取白者壓去油用；爲毒虫所螫，用續隨子壓碎磨擦能去毒用於金瘡，亦甚有效。又中食物毒，食之能將毒物吐瀉。

【處方】新本草綱目：續隨子，（炒去油）（二兩）大黃，（一兩）爲末，酒水成丸如綠豆大，每服五十丸，白湯下，名摘玄聯步丸；治陽水腫脹。

【用量】七分至二錢。

●蘩縷

【別名】滋草，鵝腸草，雞腸草。

【產地】爲山野自生之一年生草，或越年生草，處處有之。

【分科】屬竹石科植物，入藥爲蘩蔞之葉莖。

【形態】莖細長，蔓延地上，接地處有節，生根，葉對生作卵圓形。

【性味】味酸，性平，無毒。

【功效】用治諸瘡，主治積年惡瘡痔不愈者；凡瘡癤之藥，多用鵝腸草汁敷之。

【單方】新本草綱目：產婦乳汁不出，煮蘩蔞食之。

●櫻桃

【功效】味甘濇，性熱，無毒；實小，形圓，色紅。主調中補脾，止洩精，治水穀痢。不宜多食，小兒尤忌。

●櫻桃核

主發痲疹瘄痘，滅斑痕凍瘃，治眼皮生瘤，用核磨水搽之。

●蘭草　又名省頭草

【產地】產池澤畔，處處有之，庭園亦可栽植，葉入藥。

【性味】味辛，性平，無毒。

【功效】爲消痰除惡，滌盪腸胃要藥。功能推陳致新，生津止渴，治消渴，辟穢毒。

【用量】普通一錢至三錢。

●蠡實

卽馬蘭子，詳馬蘭子條。

●鶴虱

【別名】地松，地葱，鵠蝨，天蔓

青，天門精，杜牛膝，蟾蜍蘭。

【產地】爲山野自生之宿根草，處處有之。

【分科】屬菊科植物，爲天名精之子實；葉名天名精，根名杜牛膝。

【形態】子實，爲褐黑色。

【性味】味苦辛，有小毒。

【功效】用作殺虫藥：功能治蚘虫，心痛，用鶴虱研末，以肥肉臛汁服之。或大腹虫出不斷，斷之復生，行坐不得者，用鶴末，水調半兩服之。葉味微辛甘，有小毒；生汁治吐痰，止血，殺虫，解毒，止牙痛，敷蛇咬。

【單方】新本草綱目：蛇，蜘蛛，刺傷，用生葉絞汁塗之。小兒急慢驚風，用根搗爛，絞汁服。

【處方】新本草綱目：鶴虱，（一兩）（炒）海人草，（一兩）蜀椒，牡蠣，（各一兩）共爲末，米糊成丸，名化虫丸；治小兒痰氣有蚘虫。

【用量】七分至二錢。

【編者說明】鶴虱殺蟲方中，爲最要藥。然性暴烈，而不如使君子之和平；故用鶴虱殺蟲之後，必須調和脾胃，使胃氣强旺，脾氣健運，蟲死不得復生，方爲治本之要著。

●鷓鴣菜

【別名】海鹿，老毒，海人草，海仁草。

【產地】產福建，生海濱岩石上。

【分科】屬海藻科植物，採取鷓鴣菜供藥用。

【形態】全部被有茸毛，如狐尾，質强韌，呈淡綠色。乾則變褐黑色。

【成分】含有粘液素，食鹽，苦鹽，硼砂等。

【功效】用作驅虫劑，用瀉胎毒；小兒吞之，即吐涎沫，謂之吐穢汁，可以去膈上胎毒。

【處方】新本草綱目：鷓鴣菜，(二錢)蒲黃，大黃，(各三分)苦楝皮，(二分)，共爲末，糊成丸，煎服亦可，名鷓鴣菜丸。治一切胎毒虫癖，或寒熱如瘧者；下蚘虫尤妙。

【用量】五分至二錢。

●蘼蕪

【別名】薇蕪，蘄茝，江蘺。

【性味】性温。

【功效】主治欬逆，定驚氣，辟邪惡，除虫毒，療風眩，止泄瀉，花入面脂用。

●蘿摩

【別名】芄蘭，雞腸，白環藤，羊婆奶。

【產地】爲山野自生之多年生蔓草，處處有之。

【分科】屬蘿藦科植物，入藥爲其種子及白絨。

【形態】蒴果綻裂，中有似絹絲光澤之白絨，作針狀，長寸許，其針之根，附有一子，遇風立即飛散。

●鱧腸草

又名旱蓮草，詳旱蓮草條。

●鬱金

【別名】乙金，玉金，深黃，馬蒁，蔚金，鬱鬯，金母蛻。

【產地】產四川，廣東，及臺灣琉球等地，爲多年之宿根草。

【分科】屬蘘荷科植物，爲鬱金草之地下莖。

【形態】為芋狀主根，長五分至一寸五分許，葉莖作輪狀，環繞周圍，外面灰褐色，內部暗褐色或黃色，作角質狀。

【成分】含有黃色素，揮發油，澱粉等。

【性味】味辛苦，性寒，無毒。

【功效】用治血痳金瘡等，為涼血破瘀要藥：功能涼血，散肝鬱，下氣，破血，治婦人經脈逆行，血氣心腹諸痛。

【處方】新本草綱目：白礬，(三兩)鬱金，(七兩)薄荷糊成丸，名白金丸：治癲狂失心。

【用量】三分至二錢。

【禁忌】凡非氣分拂逆，肝氣不平，以致傷肝吐血者均忌用。

【編者說明】鬱金治吐血，衄血，唾血血腥，及肺經逆行；並宜以鬱金末加韭汁薑汁，童尿，同服；其血自清。痰中帶血者，加竹瀝；又鼻血上行者，以鬱金韭汁，加四物湯服之。鬱金配合白礬，名白金丸，治癲狂失心甚效；取其入心去惡血，解煩鬱，明礬化頑痰故也。

第二類　礦物門

●丹砂

【別名】朱砂，辰砂，硃砂，塊砂，光明砂，雲母砂，金星砂。

【產地】產四川湖南等省山中，以辰州產者為最良。

【形態】丹砂之形狀，如板，如絲，如粒，如塊，色紅，或褐紅，或褐黑，有金剛光澤，條痕作緋紅色。

【成分】含有水銀，硫黃，(化學上謂之硫化水銀)七質等。

【性味】味甘，性微寒，無毒。

【功效】專用為鎮痙藥：功能平肝養精神，主治心體五臟百病，安神，益氣，明目，瀉心經邪熱，發汗，定驚，袪風，解毒，(胎毒痘毒)止渴，安胎。

【單方】新本草綱目：小兒驚風，發熱夜泣者；用朱砂半兩，牛黃一分，爲末，每服一字，犀角磨水調下。婦人胎動，或子死腹中者；用朱砂爲末一錢，雞蛋白三個，攪勻服，子死即出，不死即安。

【處方】新本草綱目：硃砂，(一錢)(別研)鉄粉，(二錢)(別研)膩粉，(五分)(別研)然後共同研令勻，半歲兒，每服一字，一歲兒半錢，薄荷湯調下，名朱砂鉄粉散。治小兒身體壯熱，急驚搐搦，涎潮壅塞，悶亂不醒。丹砂，(一塊)(大小相似)麝香，(一粒)研細，溫水灌下；治小兒驚癇，鎮心安神。

【用量】二分至一錢。

【禁忌】丹砂宜生研水飛，火煉有毒不可用，若多服，能使人神呆木。

●井底泥　又名井泉泥

【產地】取於有水無毒之井底，處處有之。

【性味】味甘苦，性寒，無毒。

【功效】爲解熱毒要藥，又塗湯火傷。療妊娠熱病，取敷心下及丹田，可護胎氣。

【單方】括要：頭風熱痛，和大黃芒硝末敷之。小兒熱癤，熱毒暴腫，塗之。胎衣不下，用新汲水和服。

【用量】內服少許，外用無定量。

●元明粉

又名玄明粉，詳芒硝條附錄。

●元精石

又名玄精石，詳玄精石條。

●方解石　又名黃石

【產地】產江蘇，安徽，四川，浙江等省，生於石灰山附近及花崗石中。

【形態】爲斜方六面體或結晶塊，本爲白色；但有因夾雜他物而變其色者。破碎面作貝殼狀，有類似玻璃，眞珠，及脂肪之光澤。

【成分】含有炭酸鈣，此外雜有鎂，鋅，錳等炭酸鹽類。

【性味】味苦辛，性大寒，無毒。

【功效】用作制酸劑，功能治胸中留熱，結氣，黃疸，通血脈。

【用量】一錢至三錢。

●水銀

【別名】生澒，貝汞，鉛精，靈液。

【產地】產山東，陝西，甘肅，浙江，湖北，湖南，四川，廣東，廣西，貴州，雲南，等省；西班牙，日本，印度諸國，亦均產之。

【形態】爲銀色光澤之液。

【性味】味辛，性寒，有毒。

【功效】用於諸種皮膚病，又爲殺虫藥，及驅黴毒等。功能殺虫，治瘡疥蟣蝨；主治楊梅瘡毒，及皮膚諸病，解五金毒，潤腸，下死胎。

【處方】新本草綱目：水銀，芒硝，綠礬，（各二兩）戎鹽，（五分）豭肉，（五錢）合搗和丸，以蜜蠟爲衣，白湯送下，名玉蒸散；治諸結毒。水銀，（五錢）桂枝，（三分）先將桂枝爲末，和水銀，用溫酒或米飲送下，治死胎不下。

【用量】普通多配合丸散方用，內服約數

厘至數分，外用無定量。

【反藥】反磁石，石灰，食鹽，醋等。

【編者說明】水銀有大毒，朱砂中液也。入耳能食人腦至盡，入肉令百節攣縮，倒陰絕陽。人患瘡疥，多以水銀塗之，情滑重，直入肉，宜謹之。頭瘡切不可用，恐入經絡，必緩筋骨，百藥不治也。宗奭曰：得鉛則凝，得硫則結，併棗肉研則散。

●代赭石

【別名】土朱，朱石，血石，血師，須丸，鐵朱，紫赭石。

【產地】產各處山中，北地多有之。

【形態】爲塊狀或纖維狀鑛石，質硬，碎之，則成褐色粉末。

【成分】含有養化鉄及粘土。

【性味】味苦甘，性寒；或作平，無毒。

【功效】用作收斂藥：功能養血分，止吐，治小兒慢驚，辟邪毒。治氣逆，反胃，血中熱，血痺血痢，及女子赤白帶下。

【用量】入煎劑一錢至三錢，水飛用五分至一錢。

【禁忌】下部虛寒，及陽虛陰痿者忌；胎前慎用。

【反藥】畏天雄，附子。

【編者說明】代赭之重以鎮虛逆；故張仲景治傷寒，汗吐下後心下痞鞕噫氣不除者，旋覆代赭湯主之。小兒慢驚風，用之如神。

●玄精石　又名元精石

【產地】產鹽地，乃鹽滷精液流入土中所結成。

【性味】味鹹，性寒；或作温，無毒。

【功效】主治風冷邪氣，頭痛，發熱，煩渴，心下脹滿，目赤澀痛，婦人痼冷漏下。

【用量】普通數分至一錢，治目疾可以內服外用。

【禁忌】不宜過劑，無實熱者愼用。

●白玉

【產地】產西南諸省深山中，以鐘山藍田者爲最良。

【性味】味甘，性平，無毒。

【功效】主清熱，解渴，安神，養肌；治五臟百病，柔筋强骨，安魂魄，長肌肉，益氣，利血脈，除胃中熱，喘息，止渴，潤心肺，明耳目。

【用量】研末服，宜少許；煎飲無定量。

【禁忌】質堅，不宜爲末及久服。

●白青　詳空青條附錄。

●白石英

【別名】銀華，廣石。

【產地】產深山中，各處石鑛中均有之。

【形態】爲無色明澈斜方六面形，及六面柱狀之兩個集合體，有玻狀光澤，斷面有脂光，其純精品無色，但中有夾雜物質。

【成分】含有無水珪酸。

【性味】味甘，性微溫，無毒。

【功效】主治肺及大腸枯燥，療肺痿，肺癰，消渴，陰痿不足，欬逆，胸膈間久寒，益氣，除風溼痹，黃胆，利小便，補五臟。

內服治肺結核，動脈硬化症；外用瘳膿瘍。

【處方】合蜂蜜；治肺結核。佐磁石；治動脈硬化症。

【用量】普通煎用二錢至三錢；煅用，宜少量。

【反藥】鉄質，馬目，石膏。

●白石脂

【產地】爲五色石脂，有青石脂，黃石脂，黑石脂，白石脂，赤石脂。今惟白赤二石脂入藥，產山西，山東，河南；他省亦有之。

【性味】味甘酸，性平，無毒。

【功效】爲固腸收斂要藥：主治赤白久痢，赤白帶下，療痔瘡及膿血便。

【用量】普通一錢至四錢。

【禁忌】凡火熱暴注者不宜用。

◉白土粉　又名白堊

【產地】產河南山西，他省亦有之；畫家多用之，亦名畫粉。

【性味】味苦，性溫，無毒。

【功效】主燥濕溫臟，治吐血反胃瀉痢。外用治風赤爛眼，痱疹搔癢；又治女子寒熱癥瘕，月閉積聚，陰腫痛，漏下無子，血結，澀腸，洩痢。

【用量】普通數分至一錢。

【禁忌】用時宜取白色者，以鹽湯飛過，以免結澀入腸，不可久服；否則損五臟，令人羸瘦。

◉皮硝

又名朴硝，詳朴硝條。

◉石灰

【別名】石堊，堊灰，礦灰，煆石。

【產地】以石塊封窰中焚燒製成者，近山處多有之。

【形態】爲白色不透明之塊或粉。

【成分】含有酸化『加爾叟謨。』

【性味】味辛，性溫，有毒。

【功效】用爲腐蝕及止血藥，又爲制酸藥；內服治胃液溢，外用療癰疽。功能散血，定痛，生肌，止金瘡血，殺瘡虫，蝕惡肉，減瘢疵，解酒酸；內用治瀉痢，崩帶，收陰挺，脫肛，消積聚，結核。化化者，礦灰火毒已出；主治頑瘡膿水淋漓，歛瘡口尤妙。

【用量】二分至一錢。

◉石炭　又名煤炭

【產地】各省煤鑛中多有之。

【性味】味甘辛，性溫，有毒。

【功效】主治婦人血氣痛，及諸瘡出血，小兒痰癇，能止血行滯。

【用量】普通少有內服；但用作救急藥，無定量。

◉石膏

【別名】石羔，冰石，白虎，細石，玉火石，細理石，寒水石。

【產地】每與山鹽相偕；或存於礬土層中，或產於火山近旁。湖北山東江蘇，浙江及他省，均有出產。

【形態】為單斜晶形之結晶，或纖維狀結晶之塊。色白或灰，有眞珠狀之光澤，燒之成白色之粉質；為燒石膏，供工業需用。

【成分】主要成分，為硫酸『加爾叟謨』此外則夾雜珪酸礬土，養化鉄等。

【品類】有雪花石膏，纖維石膏，鏡石膏，軟石膏，硬石膏五種。

【功效】用為清涼解熱藥：功能清熱降火，發汗，解肌，緩脾益氣，生津止渴；治傷寒鬱結無汗，陽明頭痛，發熱，惡寒，日晡潮熱，肌肉壯熱，小便赤渴，大渴引飲，中暑自汗，口乾，舌焦，牙痛。治肺胃三焦氣分之熱，大渴熱狂；能解肌發汗，又能清熱止汗。

【處方】新本草綱目：知母，芍藥，麥門冬，柴胡，澤瀉，（各三分）石膏，（一兩半）黃芩，甘草，（各五錢）竹葉三七片，加生薑大棗水煎服，名八味知母湯。治傷寒數日不解，心煩躁亂，小腹脹急，臍下悶痛，大渴喘乏。

【用量】一錢至三錢。

【禁忌】傷寒中風太陽症，未傳陽明者；及七八日邪結裏，往來寒熱宜下者。或暑氣兼濕作洩，脾胃弱甚者；瘧邪不在陽明，而不渴者。產後寒熱由於血虛或惡露未盡，骨蒸勞熱由於陰精不足而非由外感者均忌。又惡巴豆，畏鐵。

【編者說明】石膏性重，陽明經藥也。白虎湯；仲景用以清陽明無形之燥熱也。胃汁枯涸者，用白虎加人參湯；熱渴汗泄，肢節煩疼者，用白虎加桂枝湯。胸痞身重兼見，則於白虎湯中，加蒼朮，以理太陰之濕；寒熱往來兼集，則於白虎湯中，加入柴胡，以散半表半裏之邪。凡此皆熱盛陽明，他證兼見，故用白虎清熱，而復各隨證以加減。苟非熱渴汗泄脈洪大者，白虎便不可投。泗溪醫論：謂陽未亡，則以涼藥止汗，陽已亡，則以熱藥止汗；此中轉變，介在幾微，學者宜究心焉。

◉石綠　又名綠青詳綠青條。

◉石燕

【產地】產湖南湘江之濱，狀類燕而有紋，圓大者為雄，小者為雌。

【性味】味甘，性涼，無毒。

【功效】主利竅，行濕熱，治淋症目翳，腸風痔瘻，赤白帶下。

【用法】治淋疾，煮汁飲之。婦人難產，兩手各把一枚。治諸病，每日磨汁飲之，一枚三日；亦可為末水飛過，每日服半錢至一錢。

【用量】普通用一二枚或數枚。

●石蟹

【產地】產近海之地，石質其形似蟹。

【性味】味鹹，性寒，無毒。

【功效】主明目，治青盲，天行熱疾，解金石毒。

【用量】量症輕重而定。

●石胆　又名胆礬見胆礬條。

●石鐘乳

【別名】鐘乳石，鵝管石，留公乳。

【產地】生於山中石灰石洞穴中，產廣西陝西兩省。

【成分】含炭酸『加爾曳謨』質。

【性味】味甘，性溫，無毒。

【功效】為補陽益精要藥，又用作眼科藥。主治肺氣虛損，欬逆上氣，明目利竅，補髓，療弱，補五臟，通百節，利九竅，下乳汁，療腳弱疼冷，下焦傷竭，強陰；治泄精，壯元陽。

【用量】普通水飛用，五分至一錢。

●伏龍肝

【別名】灶心土，灶下黃土，釜月下土。

【產地】為多年灶中對釜心下之黃土，處處有之。

【形態】為烟火氣熏燒多年而成，色赤褐或灰褐，易碎為粉末。

【成分】含有種種之無機鹽類，為硫酸鎂，硫酸鈣，硅酸鎂，及鉀，鹽等。

【性味】味辛酸，性溫，無毒。

【功效】中醫用作產科藥：有鎮吐之效。治妊婦之嘔吐，酒醉之嘔吐，暈船之嘔吐。功能調中，止血，去濕，消腫；治咳逆，反胃，吐衄，崩帶，尿血，遺精，腸風，癰腫，催生，下胎。

【單方】新本草綱目：小兒重舌；用伏龍肝研末，醋調塗。產後惡血攻心作痛者；用伏龍肝二錢酒服。子死腹中母垂危者；用伏龍肝三錢水冲服。橫生，逆產；用伏龍肝酒服一錢。小兒腋臭臍瘡；用伏龍肝末頻擦之。火傷虫螯；用伏龍肝水調敷。中一切魚毒；水送服伏龍肝一錢。

【處方】新本草綱目：伏龍肝，（五錢）白朮，豬苓，（二錢半）治惡阻嘔吐不止者。

【用量】一錢至三錢。

【編者說明】宏昌曰：此竈中對釜心下黃土也。以竈有神，故號為伏龍肝，姑以隱其名耳！今人用廣州鹽城屑，以療漏血，瘀血，亦是近月之土，蓋得火燒之義也。

●朴硝

【別名】皮硝，鹽硝，消石朴。

【產地】生於鹽鹵之地，產四川及河北等省。

【形態】為無色透明稜柱狀之結晶體，或小塊。遇空氣，則水分揮發而為白色不透明之粉末。

【成分】含硫酸鈉質。

【性味】味鹹辛苦，性寒，無毒。

【功效】醫治慢性便秘，慢性消化不良。主軟堅化積，逐六腑積聚，結固留癖，清熱，瀉下，消食化積；治女子月經不通。

【處方】新中藥：同大黃，枳實，厚朴；治慢性便秘。佐食鹽；治慢性消化不良。

【用量】每次一錢至三錢。

【禁忌】詳芒硝條。

【反藥】與大黃配合，反苦參，苦菜，女

菀。與石韋配合，反三稜，莪朮。

●自然銅

【產地】產四川雲南等省山中，卽礦物中硫酸鉄也。

【性味】味辛，性平，無毒；或作有毒。

【功效】爲散瘀破積，續筋接骨要藥。主消瘀血排膿，散血止痛，破積聚，安心，止驚悸，以酒磨服。

【用量】普通水飛用，自數分起，隨疾而遞加。

【禁忌】凡用作內服，火煆酒淬七次，研細水飛用，用之中病而已；切不可過服，以其有火毒金毒，走散太甚也。

●血石

【產地】產於鉄鑛中。

【形態】爲堅重有稜之槐，色深褐，無光澤，而有微黑色之條紋其破碎面，則現朱色鮮明之束針狀；研末則成血紅色。

【成分】乃代赭石之一種，中含養化鉄及土質。

【功效】爲止血收斂藥：凡失血，吐血，用此立止。治白帶下，下瀉，萎黃病，經閉；功效與鉄屑同。如吐血，血尿，咯血，衄血，燒酒浸服。

【用法】宜研爲極細之末用。

【用量】自一分半至一錢。

●芒硝

【產地】與朴硝同；乃煎煉水硝，結出細芒輕而純者。

【形態】爲無色透明之結晶，在空氣中，易失水分而風化，成白色粉末，易溶於水。

【成分】含有硫酸鈉質。

【性味】味鹹辛苦，性寒，無毒。

【功效】爲軟堅，化積，清熱，瀉下要藥。主治腸胃積熱，痰實結搏，時行大熱，小兒驚熱有痰；通經脈，利大小便，及月水。破五淋，推陳致新，下瘰癧黃疸病時疾壅熱，能散惡血，墮胎，敷漆瘡。

【用量】一錢至三錢。

【禁忌】凡痰不由邪熱閉結，及血枯津涸，以致大腸燥急，陰虛精乏，以致大熱骨蒸；火炎於上，以致頭痛目昏，口渴，耳聾，咽痛，吐血衄血，欬嗽痰壅，虛極類實等證，均忌用芒硝，朴硝，消石，元明粉等。

【編者說明】芒硝之用有三：去實熱一也，蕩滌腸中宿垢二也，破堅積熱塊三也。氣堅者，以鹹實之；熱盛者，以寒消之。故仲景大陷胸湯，大承氣湯，調胃承氣湯，皆用芒硝。不至堅者，不可用也；與大黃相須爲使也。

●玄明粉　又名元明粉

【產地】乃從朴硝中製出之粉末。

【性味】味鹹辛苦。性平，無毒。

【功效】主治心熱煩躁，五臟宿滯癥結，明目，退膈上虛熱並消腫毒，與芒硝功用相同，而性質較純。

●赤石脂

【產地】產山西，山東河南等省，他省亦多有之，與白石脂相同。

【性味】味甘酸辛，性大溫，無毒。

【功效】爲固腸收歛要藥：主治赤白久痢，赤白帶下。厚腸胃，除水濕，收脫肛，養心氣，明目，益精，療腹痛腸澼，癰疽瘡痔，及女子崩漏，產難胞衣不出；久服補髓。

【用量】普通二錢至四錢。

【禁忌】凡火熱暴注者不宜用；滯下全是濕熱，於法當利，自非的受寒邪，下利白積者不宜用。崩中法當補陰清熱，不可全仗收濇；帶下本屬溼熱積滯，法當袪溼除積，止濇非宜。

●辰砂 即丹砂，詳丹砂條。

●東壁土 詳黃土條附錄。

●道中墊土 詳黃土條附錄。

●明礬

【別名】白礬，明石，礬土，涅石，悶石，羽涅，羽澤，鎮風石。

【產地】產四川，陝西，甘肅；南方諸省亦多有之。

【形態】天產明礬，為八面形之結晶塊，色白，間或如絲，附他石面而生，其量甚少。人工製造者，初生皆石，採得之，燒碎煎煉，乃成礬，色白淨者為明礬。

【成分】含有硫酸『亞爾密紐謨加僧謨』一名加里明礬。

【性味】味甘酸濇，性寒，無毒。

【功效】用為止血收歛藥：功能收濕，解毒止血，解熱，化痰，追涎，墜濁。主明目，堅齒，除風，殺虫，蝕惡肉，生好肉，治癰疽，疔腫，惡瘡，癲癇，疸疾，蛇虫咬傷。生含嚥津，治急喉痺，瘵鼻衄，齆鼻，鼠漏，瘰癧，疥癬。

枯礬貼軟甲牙縫中，治血出如衄。

【單方】新本草綱目：鼻下潰爛，摻明礬末。癲癇，用明礬一錢，茶五分，煎茶飲。食河豚中毒，用明礬末，水煎服。

【處方】新本草綱目：黃蠟，（二兩）白礬，（一兩）先將蠟溶化，候少冷，入礬和勻，爲丸酒下，名蠟礬丸。治一切瘡癰惡毒；或爲毒虫蛇犬所傷，並宜服之。

【用量】內服一分至三分，外用無定量。

【反藥】甘草爲使，畏麻黃，惡牡蠣。

●空青

【產地】產河南，山西，陝西諸省山中；青色質輕。

【性味】味甘酸，性寒，無毒。

【功效】爲一切目疾要藥：主治目赤目痛青盲，耳聾；利九竅，通血脈，養神，益肝，利水道，下乳汁，治頭風。

【用量】內服外用，分許至一二錢。

【附錄】曾青：味酸，性小寒，無毒。主目痛，止淚出，療風痹，利關節，通九竅，破癥堅積聚，養肝胆，除寒熱，殺白虫，療頭風腦，中寒，止煩渴，補不足，盛陰氣。

扁青：味甘，性平，無毒。主明目，治目痛，折跌癰腫，金瘡不瘳，破積聚，解毒氣，利精神，去寒熱風痺，及丈夫莖中百病，益精，吐風濕，治癲癇，平肝。

白青：味甘酸鹹，性平，無毒。主明目，利九竅，耳聾，心下邪氣，殺諸毒，下三虫，令人吐。

●花蕊石　又名花乳石

【產地】產陝西甘肅山中。

【性味】味酸濇，性平，無毒。

【功效】爲產科及金瘡出血要藥：治一切失血，傷損內漏，去目翳，下死胎及胞衣。療金瘡出血，刮末敷之卽合，仍不作膿；又療婦人血暈惡血。

【用量】普通水飛用，數分至一錢，煎用可增加。

●扁青　詳空青條附錄。

●砒石

【別名】信石，砒霜。

【產地】爲金屬岩類，砷礦中含之；產山東，山西，陝西，甘肅，浙江，湖南，四川，廣西，貴州，雲南，諸省。

【形態】爲白色結晶體，或白色之粉末。

【成分】含有三養化砒素。

【性味】味苦酸，性大溫，有毒。

【功效】爲變質藥：用於瘧病，慢性皮膚病，惡性淋巴腺腫，諸種之神經病，諸種之貧血病，及其他之營養障碍。內用能治貧血，久瘧，臟腑痼寒，吐元痰，配他藥用以補血虧；外用療狠瘡，蝕敗肉，殺虫，枯痔。有砒黃砒霜兩種：（砒黃即紅砒，砒霜即白砒。）

【處方】新中藥：合橘皮，甘草；治貧血及久瘧。同豬油；治狠瘡。

【用法】內服研細末，在飯後化水飲；外用和他藥或化水罨患部。

【用量】每次一厘至一分。

【禁忌】爲劇毒藥，服過一錢即死；凡臟腑無寒者，不可輕用。

【反藥】反石灰，蛤殼，蜆殼，磁石，代赭石，禹餘粮；畏綠豆，冷水羊血。

【編者說明】砒石之用極廣，雖大熱大毒，西藥中多參入此物。補血提神，化痰截瘧，效驗甚著。西婦服之悅顏色，尤喜用之；而我國視爲戕生之物，使有效之良藥，目爲危險毒品，殊可慨也！凡服砒中毒，淺者吐瀉交作，須煎菉豆汁，兼冷水飲之；重者腹必大痛，舌必伸出，其狀甚慘，速用瀉毒神丹：（當歸三兩白礬一錢大黃一兩女草五錢）煎數碗飲，立時大瀉則生，否則不治。或加菉豆粉，黃土，（掘地三尺用之）各四兩，研極細，生雞蛋清九枚，以浸菉豆冷水，和稀服之。如砒霜之毒尤烈，鼠雀貓犬食之即死，可不畏哉！

●禹餘糧

【產地】產於山島或池澤，乃石中黃粉。
【成分】含有養化鉄。
【性味】味甘，性寒；或作平，無毒。
【功效】爲固補下焦要藥：主治滑泄，下血，血閉，血虛，四肢虛而不仁，崩漏赤白。治欬逆，寒熱煩滿；療小腹痛結煩疼。
【用量】入煎劑，錢半至三錢。水飛用，五分至一錢。
【禁忌】下焦有實熱者忌用。

●胡粉

又名鉛粉詳鉛粉條。

●桑根下土

詳黃土條附錄。

●浮石

【別名】海石，水花，海南石，海浮石，玉脂芝。
【產地】乃海濱之細沙與水沫凝集，日久結成。
【形態】爲疎鬆極輕之塊，色有多種，或白，或灰白，或帶黃，或黑青，有類似玻璃或絹絲之光澤；質堅而脆，有無數大小之細孔，破碎面作貝殼狀。
【成分】含有珪酸，礬土，石灰，苦土，養化鉄，養化錳，鉀，鈉等。
【性味】味鹹，性平，無毒。
【功效】用以治諸淋，及咳痰。主消老痰積塊，上焦痰熱，清肺降火，止渴，通淋，去目翳，消瘤癭結核疝氣，下氣消瘡腫。煑汁飲，止渴治淋，殺野獸毒。
【處方】新本草綱目：海石，三稜，莪朮，桃仁，紅花，五靈脂，香附子，蚶殼，石礦，(各等分)爲末醋粉丸，白朮煎湯下，名海石丸；治痰與食積死血成塊者。

【用量】一錢至四錢。

【禁忌】實痰可用；因虛而生痰者，愼用之。

●消石

【別名】硝石，生消，火消，苦消，焰消，鹽石，地霜，化金石。

【產地】產於西北諸省及東印度埃及等熱帶地方。

【形態】爲六稜之冰柱狀結晶，無色，或白色，置空氣中，不變化，水能溶解，投火中，則爆鳴，立即燃燒而發鮮明之燄。

【成分】含有硝酸『加留謨』。

【性味】味苦，性寒，無毒。

【功效】用爲清涼利尿藥：主清積熱，利小便，治五淋，止煩滿消渴，瘰癧蝕瘡，治腹脹，伏暑傷冷，霍亂吐痢，女癆黑疸，赤眼頭痛，牙痛；含咽治喉閉。

【處方】新本草綱目：消石，礬石，(等分)名消石礬石散。治腹臚脹滿，大便黑時溏泄。

新中藥：含蒼朮，白朮，茯苓，厚朴，香附子，陳皮；治水腫。佐地膚子，木通，車前，合歡，滑石；治石淋。

【用量】五分至一錢。

●砭石

【產地】砭石昔從東方運來，但近日難得此物。

【功效】用以刺百病癰疽。

【用法】砭石係用以外治者；古時有砭法以石爲針，猶今之以磁針刺病也。此石可削之爲針，利如鋒鏃，治百病功在湯液之上，惜其法失傳已久，至近時稍有人注意，曾有金梁者著砭經。

●粉霜

【別名】白雪，白霜砂，水銀霜。

【產地】產山西，陝西及各省山中；爲汞化物之一種。

【形態】爲白色半結晶之塊或粉。

【功效】醫治黴毒，與水銀同。

【用法】化水千分之二，洗滌患部。

【禁忌】忌內服。

【反藥】反硫黃，雞卵，醋。

●粉錫

又名鉛粉詳鉛粉條。

●馬腦

又名瑪瑙詳瑪瑙條。

●硇砂

【別名】神砂，磠砂，戎鹽，濃沙，氣砂，無情子，北庭砂。

【產地】產西北諸省及埃及。

【形態】爲白色結晶性粉末，或纖維狀堅硬結晶塊。

【成分】爲綠化錏。

【性味】味鹹苦辛，性溫，有毒。

【功效】用作發汗，祛痰及通經藥；功能消食破瘀，止痛下氣，去腐生新。主治痰飲食積，膈噎，癥瘕，婦人血氣疼痛痃癖，煖子宮，助陽事；外用治惡瘡贅疣。

【用量】三分至一錢。

【反藥】畏牡蠣，海漂蛸，晚蠶沙，蘿蔔，卷柏，冬瓜，羊躑躅，商陸，蒼耳，烏梅；忌羊血。

【編者說明】硇砂有大毒，爲五金之賊；有沉冷之疾，則可服之，服之有暴熱。宗奭曰：金銀有僞，投硇砂鍋中，僞物盡消化；況人腹中有久積，豈不腐潰？其性破堅癖，不可獨用，須入羣隊藥中用之。

●紫石英

【產地】產深山中，石鑛中多有之。

【性味】味甘辛，性溫，無毒。

【功效】主鎮祛潤枯，養心益肝，治女子風寒在子宮不孕。療心腹欬逆邪氣，補心氣不足，定驚悸，安魂魄，塡下焦，止消渴，除胃中久寒，散癰腫，令人悅澤。

【用量】煎用二錢至三錢；煅用者宜少量。

【禁忌】凡絕孕由陰虛火旺，不能攝受精氣者忌用。

●蚯蚓泥

【別名】蚓螻，六一泥。

【產地】田中或韭田中及地下，處處有之。

【性味】味甘酸，性寒，無毒。

【功效】主解毒敷瘡，小便不通，赤白痢疾。

【用法】內服宜煎汁澄清，去滓飲水。

【用量】一錢至三錢。

●寒水石

【別名】冷石，冷油石，凝水石，凌水石，臼水石，白水石。

【產地】爲方解石或霞石之一種鑛石，生於鹵地積鹽之下，精液滲入土中，年久至泉結而成石。

【形態】為白色或透明堅硬之固塊，或為粗糙細粒，或清瑩如水晶，亦有帶青黑色者，種類甚多。

【成分】由結晶性炭酸鈣而成。

【性味】味辛；或作鹹，性寒，無毒。

【功效】配合眼藥：主明目，固齒，涼血降火，除時氣熱盛，腹中積聚，療湯火傷，（燒研敷）止渴，壓丹石毒風，解傷寒勞復。

【用量】煎劑一錢至三錢。

【禁忌】性寒，凡虛寒之體不宜用。

【反藥】畏地榆，伏玄精石，製丹砂。

【編者說明】此即凝水石也。凝水石堅白晶潔，狀若明礬蓬砂之質；或有碎之，大小皆四方，故又名方解石；今人謂之硬石膏者是也。古方所用凝水石，即寒水石；唐宋諸方，所用凝水石即石膏，——此古今不同之誤也。

●曾青

詳空青條附錄。

●無名異

【產地】產河南，陝西，廣東諸省；係附生於石上之光澤黑褐圓球形物。

【成分】含有水養化鉄。

【性味】味甘，性平，無毒。

【功效】主治損傷出名，能止血定痛，生肌解毒，消腫毒癰疽，（醋磨敷之）內服外用均可。

【用量】普通水飛用，三分至一錢。

●猴棗

【產地】產南洋新加坡等地。

【形態】形橢圓似蛋，色青灰，為層層裹疊之石質。

【性味】味苦，性寒，無毒。

【功效】為消痰要藥：主治小兒急驚，化

熱痰甚捷；治癰疽，瘰癧，痰核橫痃。

【用量】普通數厘至二分。

【禁忌】凡脾胃虛寒，飲食生痰，及虛喘痰鳴者均忌。

●琥珀

【別名】丹珀，南珀，花珀，明珀，虎魄，江珠，紅松脂，物象珀。

【產地】產新疆，廣東，雲南，及南洋羣島；爲松脂入土，年久而化爲石質者。

【形態】爲扁平或不正圓形之塊，色淡黃，或淡白，質透明，有類松脂之光澤，但頗脆弱，破碎面作貝殼狀。

【成分】含有樹脂，揮發油，琥珀酸「斯可企涅」及硫黃等。

【性味】味甘，性平，無毒。

【功效】用作利尿及通經藥：功能行水，散瘀，安神。主壯心氣，定魂魄，療癲邪，破積癥，消瘀血；治五淋尿血，產後血痛，明目磨翳，生肌肉，合金瘡。

【處方】新本草綱目：滑石，(二錢)琥珀，木通，扁蓄，木香，當歸，鬱金，(炒)(各一錢)爲末，溫湯下，名琥珀散。治氣淋，血淋，膏淋，砂淋。

【用量】三分至一錢；入湯藥，宜冲服。

【禁忌】凡陰虛內熱；火炎水涸，小便因少不利者忌服；用則愈損其陰，反有燥急之苦。

【編者說明】琥珀以松脂或楓脂，入地結成卽爲寶。故能上行；能使肺氣下降，而通膀胱。從重墜藥，則安心神，從辛溫藥，則破血生肌，從淡滲藥，則利竅行水。和大黃鼈甲作散（琥珀，大黃，鼈甲，三稜，元胡，沒藥）破婦人惡血，腹內瘀盡乃止。

●硝石

又名消石詳消石條。

●硫黃

【別名】黃牙，黃英，黃硇，硫礦，留黃，黃硇石，石硫黃。

【產地】產火山地帶，雲南，貴州，及日本多有之。

【形態】天產品，爲黃色或黃綠色透明結晶塊，時或作橙黃色或橙赤色，破碎面作介殼狀，有玻璃狀光澤；精煉品，爲黃色或黃綠色半透明結晶塊狀。

【成分】天產品，含有砂石等雜物。呈橙色者，含有雄黃或鉄；呈橙黃色者，含有硒質。

【性味】味酸，性溫，有毒。

【功效】有殺虫之效，外用於疥癬；又有緩下之效，內用於便祕痔疾；但非精製品，不可內服。主治脾胃虛寒，寒痺冷癖，命門火衰，能發汗祛寒痰，治風痛喘息，疎利大腸，治便祕，塗擦皮膚，能吸收殺虫，故用治疥癬等。

【處方】新本草綱目：硫黃，(二兩)硝石，(二兩)爲末，名硫黃散；治頭風。

【用量】五分至二錢。

【反藥】畏細辛，朴硝。

【編者說明】硫黃秉純陽之精，賦大熱之性，能補命門眞火不足；其性雖熱，而疎利大腸，又與燥濇者不同，蓋亦救危妙藥也。如太白丹，來復丹，金液丹，通靈玉粉散，皆用硫黃。或佐以消石，至陽佐以至陰；與仲景白通湯，佐以人尿猪胆汁，大意相同。硫黃原是火中之精，火煉服之，多發背疽，惟有痼冷者宜之。

●陽起石

【別名】石生，白石，羊起石，五金精。
【產地】產深山山谷；或謂惟齊山有之，胎生於寒水石及苦灰石中。
【形態】爲束鍼狀之塊，色白，或灰，或淡綠。發石膏之光澤，質柔軟，易破碎，作細絲狀。
【成分】含有無水珪酸及苦土；此外尙含有『加爾叟謨』及鐵等。
【性味】味鹹，性微溫，無毒。
【功效】用作陽痿藥：功能補右腎命門，治陰痿精乏，男女下部虛冷，腰膝冷痹，癥瘕水腫。
【用法】研磨水飛，醋浸七次，製細末用。
【用量】三分至一錢。
【禁忌】凡陰虛火旺，及陽痿屬於失志，以致火氣閉密，不得發越；與崩漏由於火盛，而非虛寒者均忌。
【反藥】惡澤瀉，菌桂，畏兎絲子，忌羊血。

●雄黃

【別名】石黃，丹山，夜金，男精，黃奴，熏黃，黃金石。
【產地】產陝西，甘肅，及江蘇泰縣羌道山谷中。
【形態】爲紅黃色不透明固體，有作粒狀，有作葡萄狀及鐘乳石狀者，其面有線痕，有眞珠光。
【成分】含有『三硫化砒』。
【性味】味辛苦，性溫，有毒。
【功效】近時祇用作腐蝕藥，及脫毛藥；但昔時則用治鼠瘻，惡瘡，梅毒及痔疾，或爲蛇虫犬咬傷藥。功能搜汗氣，瀉肝風，殺百毒，治驚癇，痰涎，頭痛，眩暈，暑瘧，澼痢，泄瀉，積聚。又能化血爲水，燥濕，殺虫，爲外科要劑；亦可內服。

【處方】新本草綱目：雄黃，（五錢）五靈脂，（一兩）爲末，每服二錢，好酒調服，乃敷患處，良久再進一服，治毒蛇咬傷。

【用量】內服三分至一錢，外用無定量。

【禁忌】雄黃性熱有毒，外用易見效，內服難免害；凡服之中病即止，不可過劑。因其有腐蝕性，終不免侵蝕腑臟；又忌鉄及火。

【編者說明】雄黃能殺百毒，辟百邪，殺蠱毒，人佩之，鬼邪不敢近，入山林虎狼伏，涉川水，毒物不敢傷，焚之，蛇皆遠去；治蛇咬，塗之亦良。其性入肝經氣分；故肝風，肝氣，驚癇，痰涎，積聚，痞虫諸病，用之皆有特效！

●雲母

【別名】貝石，雲砂，雲液，雲英，雲華，雲胆，千層紙。

【產地】產四川，山東，陝西，江蘇，浙江，江西等省山中。

【形態】爲斜方柱狀或板狀之礦石，將一片雲母分剝之，可得數十或數百片，每片透明，現玻璃光澤，有彈力性，色有白黑黃紅綠數種。

【成分】含有珪酸，礬土，鉀，鈉，鎂，鈣，氟，水氣等。

【性味】味甘，性平，無毒。

【功效】內服治肺結核，動脈硬化症；外用療臃瘍。主補肺下氣，補中堅肌，除邪氣，安精神，補腎，明目，治勞傷，瘧痢，瘡腫，癰疽。

【用法】焙至黃色，爲細末用，以不雜色者爲佳。

【用量】內服數分至一錢。

黃土

【產地】處處有之，以色黃質滓者爲佳，掘地三尺取用。

【性味】味甘，性平，無毒。

【功效】爲解毒要藥：主治腹內熱毒，絞痛，中暑，驚風，解中諸肉毒藥毒，菌毒；外用敷湯火灼傷。

【用法】取乾土水煎三五沸，去滓暖服。

【用量】入煎劑，數錢至數兩不等。

【禁忌】地面上汚土不可用。

【附錄】東壁土：乃屋之東壁上土，取向陽久乾者用之；味甘，性溫，無毒。主治下部瘡，脫肛，止洩痢，霍亂，煩悶，溫瘧，點目去翳。同蜆殼爲末，敷豌豆瘡，療小兒風臍，摩乾濕二癬。道中熱土：主治夏月暍死；（行烈日中，中熱而死。）以土積心口，少冷卽易，氣通則甦。或用熱土圍臍旁，令人尿臍中，再用熱土大蒜等分搗水中，去滓灌之卽活。桑根下土：主治中惡風毒水而肉腫者，水和敷上，炙之，熱氣透入卽平。鞋底下土：主治適他方，不服水土，刮下和水煎服卽止。

黃金

【別名】太眞，金王，女古，黃物，阿羅，金少翁。

【產地】金有山金沙金兩種，產東三省及嶺南山中及江沙中，各國皆產之，但多少不同耳。

【形態】爲光艷極强之黃金色軟性金屬物；唯製成之好金及金箔，方可入藥。

【性味】味辛，性平，無毒。

【功效】爲解熱及解毒藥；功能鎭心肝，安魂魄，治驚癇風熱，咳嗽，傷寒，肺損，吐血，骨蒸，煩渴。又黴毒腺毒入骨者，子宮出血者；可以製成軟膏，爲腺病之塗擦劑。

【處方】新本草綱目：人參，沈香，（各四錢）麝香，（二錢）熊胆，（五錢）金箔，（五十張）共爲末，水化熊胆，以金箔三十張入藥中，和米糊丸，以金箔二十張爲衣，名奇應丸。治積聚腹痛，胸膈痞悶，腹中下利，氣絕心痛，疝氣，虫症，鬱症，傷食，嘔吐，噎氣，噁心，惡阻，瘧疾，眩暈，癲癇，兒枕痛，小兒五疳，注船，注車；解酒醉，消毒。

【用量】普通金器，投入煎劑，以取鎮納之意，雖多無碍；惟金箔而內服者，宜以數厘爲度，不可多用。

●黃磠砂

卽精製硫，詳硫黃條。

●滑石

【別名】白滑，石液，石綾，冷石，活石，磆石，白玉粉。

【產地】產山東及西南諸省山中。

【形態】爲纖維狀，塊狀，粒狀，或藥狀，間有斜方柱狀之結晶體；多爲青白，黃白，灰綠，或銀灰諸色，有脂肪狀或珍珠狀之光澤。

【成分】含有含水珪酸鎂，及少數雜物。

【性味】味甘，性寒，無毒。

【功效】中醫用作淋疾要藥：或治黃疸，水腫，吐血，衄血，金瘡等。功能祛濕熱，利小便；主通六腑九竅津液，上開腠理，下通膀胱，益氣，補脾胃，瀉熱，降心火。

【處方】新本草綱目：滑石，（六兩）甘草，（一兩）爲末，冷水或燈心湯調下，名六一散。治傷寒中暑，表裏俱熱，煩燥口渴，小便不通，瀉利熱瘧，霍亂吐瀉，下乳，滑胎，解酒食毒，治石淋。

【用量】一錢至四錢。

【禁忌】凡陰精不足，內熱，以致小水短少，赤澀，或不利，及煩渴身熱，由於陰虛火熾水涸者均忌。脾胃俱虛者，雖不作洩，亦忌。

【編者說明】時珍曰：滑石利竅，不獨小便也。上能利毛腠之竅。下能利精溺之竅。膀胱司津液，氣化則能出，故滑石上能發表，下利水道，爲蕩熱燥濕之劑。發表是蕩上中之熱，利水道，是蕩中下之熱；發表是燥上中之濕，利水道，是燥中下之濕，熱散則三焦利而表裏和，濕去則闌門通而陰陽利。劉河間之用益元散，通治表裏上下諸病，蓋此意也。

●硼砂

【別名】蓬砂，盆砂，鵬砂，南蠻砂。

【產地】產西藏，廣東，及印度，波斯，意大利等地。

【形態】爲無色透明稜柱狀結晶小塊，熱之則熔成玻璃狀塊。

【成分】含有硼酸鈉。

【性味】味鹹甘；或作苦辛。性涼；或作煖，無毒。

【功效】用作防腐，利尿，通經，緩性收斂藥：有殺菌之效；用於眼病創傷痒疹。又有收斂之效；用喉頭炎，口內炎，齒齦炎，膀胱炎，眼結膜炎。更爲粘滑保疵料，用於鼻炎與粘膜炎。功能消痰洩熱，破堅軟積，防腐解毒；治積塊瘀肉，惡瘡，口齒眼諸病，及痰熱，喉痺，噎膈，反胃。

【處方】新中藥：合食鹽，甘草；治喉頭炎。佐茯苓，萆薢，烏藥，車前，甘草；治膀胱炎。同黃連，桑葉，荊芥；治眼結膜炎。

【用法】眼病創傷之洗滌及罨法料，用硼砂百分之五之水溶液，浸以綿紗用之。齒齦炎，咽喉炎，用百分之五之水溶液爲含漱料。粘膜炎，塗布百分之五之硼砂甘油液。

【用量】內服二分至一錢，外用無定量。

【禁忌】爲暫用之藥，非久服之劑。

【編者說明】今醫家用硼砂治咽喉，最爲要切。含化嚥津，治喉中腫痛膈上痰熱，初覺便治，不能成喉痺，緩于取效可也。其性能柔五金而去垢膩；治眼目障翳者，取其去垢也。

●鉛塊

【別名】青金，黑錫，金公，青鉛，水中金。

【產地】產四川山中，各國多有之。

【性味】味甘，性寒，有小毒。

【功效】爲鎮心，墜痰，解毒要藥：主治積聚，噎膈，惡瘡，肝逆，墮胎，消瘻癧癰腫，明目，固齒，療風癇，治傷寒毒氣，反胃嘔噦。

醋爲末，和青木香敷瘡腫惡毒。

【用量】內服用量宜少，外用無定量。

【禁忌】性質重墜，能碍消化，虛者愼用，孕婦忌用。

【編者說明】鉛爲鎮墜之物，有反正之功；但鉛一變而成胡粉，再變而成黃丹，三變而成密陀僧，四變而成爲白霜，其功皆與鉛同。但胡粉入氣分，黃丹入血分，密陀僧鎮墜下行，鉛白霜專治上焦胸膈，此爲異耳。

●鉛丹

【別名】丹粉，赤丹，黃丹，國丹，鉛華，鉛黃華，光明丹。

【產地】係用鉛塊養化製成粉末，再入鐵燒成丹。

【形態】黃赤色重粉末。

【性味】味辛，性微寒，有小毒。

【功效】專供製膏藥之用，主吐逆反胃，驚癇癲疾，除熱下氣，止小便利，除毒熱臍攣，（卽小兒臍風）止金瘡血溢。驚悸狂走，消渴。煎膏用止痛生肌，內用治瘧及久積，墜痰殺虫，去怯除忤惡，鎭心安神。

【處方】新本草綱目：巴豆，（硏極細）鉛丹，以麻油及蜜少許和勻，塗顖會，乾換之，二三日稍覺燃痒，隨發細泡，是其候，不過七日卽愈。此名鉛丹膏，療一切赤眼及障翳不多日者。

【用量】內服用量宜少，外用無定量。

【編者說明】無已曰：仲景龍骨牡蠣湯中，用鉛丹，乃收斂神氣，以鎭驚也。時珍曰：鉛丹體重而性沉，味兼鹽礬，走血分，能墜痰去怯，故治驚癇，癲狂反胃，有奇功！能消積殺蟲，故治下痢疾有實驗！能拔毒生肌，去瘀，又治惡瘡腫毒；及入膏藥，爲外科必用之物也。

●鉛粉

【別名】粉錫，胡粉，定粉，光粉，杭粉，鉛華，白膏，白粉。

【產地】產廣東，以醋蒸鉛，化合而成。

【形態】爲白色無氣味之粉末，或易破碎之凝塊。

【成分】含有鹽基性炭酸鉛。

【性味】味辛，性寒，有小毒。

【功效】爲外用要藥：作膏藥治潰瘍，火傷，皮膚剝脫，發疹等。

【單方】新本草綱目：用敷小兒蝕瘡。赤白痢，腹痛數次，用鉛粉一兩，和蛋白，炙焦爲末，冷水服下一錢卽愈。

【處方】新中藥：合麻油，滑石；治潰瘍。

新本草綱目：白絞油，（三兩）椰子

油，(一兩)白蜡，(八錢)枯礬，(細末)(五錢)鉛粉，(細末)(三兩)龍腦，(二錢)將油蜡先入瓦鍋，溶化去滓，再入他藥次第和勻，名白龍膏。治丹毒，草瘡，燒部小瘡，漆瘡，湯火燒等。

【用量】普通皆外用，內服甚少。

【反藥】惡雄黃，制硫黃。

●慈石

【別名】磁石，指南石，吸鐵石。

【產地】產慈州山中，爲最有名者。

【形態】或如粒，或成塊，其成晶形者，爲八面體，或斜方十二面體，黑鉄色，不透明，有光屬光澤，質緻蜜而脆，條痕現黑色。

【成分】含有第二酸化鐵，第一酸化鉄，礦石名『酸鐵鏈』。

【性味】味辛，性寒，無毒。

【功效】爲補腎壯陽要藥：能引肺氣入腎補腎，益精，除煩，祛熱，通耳，明目，治羸弱，周痺，骨節酸痛，驚癇，腫核，誤吞針鉄。(研末服)

【用量】入煎劑，一錢至四錢；水飛用，三分至八分。

【禁忌】惡丹皮，殺鉄，消金。

【編者說明】磁石入腎鎮養眞精，使神水不外移；硃砂入心，鎮養心血，使邪火不上浸。而佐以神麴消化滯氣，生熟並用，溫養脾胃，發生之氣。磁石乃堅頑之物，無融化之氣，惟在用者能得病情而中的耳！淮南萬畢術云：以亡人衣裹磁石，懸於井中，亡人自歸也。

●瑪瑙 又名馬腦

【產地】爲美石之一，似玉，產甘肅，陝西等省。

【性味】味辛，性寒，無毒。

【功效】主治目疾；治目生瘴翳，爲末，日點之。

【用量】水飛用，煎服宜少量。

●綠礬

【別名】青礬，皂礬，青明礬，皂莢礬。

【產地】產山西陝西之溫泉縣及銅陵縣，爲天產黃鉄鑛所製成。

【形態】爲淡綠色稜柱狀半透明結晶體，於表面生黃色銹，形塊狀或粉狀，在空氣中風化，易溶於水。

【成分】含有硫酸鉄，第二硫酸鉄，時含有硫酸銅。

【性味】味酸，性涼，無毒。

【功效】用作腐蝕及止血藥，又爲強壯藥：用於貧血，痿黃症，出血等；但易起消化障碍。主燥濕化痰，療諸瘡，消積滯，止血，除脹滿，黃腫，瘧利，風眼口齒諸病。

【用量】內服數分，外用無定量。

【禁忌】能令人作瀉，胃弱人不宜多用，忌食蕎麥。

●綠青

【別名】石綠，大綠，銅綠，銅青。

【產地】產益州山谷中，爲金屬鑛石類銅鑛之一種，久經風雨而產者。

【形態】爲淡綠色粉末，或塊粒。

【性味】味微苦而酸，呈弱酸性反應，有小毒。

【功效】醫治黃癬，主益氣，止洩痢，醫目疾，殺微虫，蝕腐肉，療鼽鼻，吐風痰，愈婦人血氣心痛甚效。

【處方】合石胆，黃連；治黃癬。

【用量】外用研細末，或水敷上，內用宜少量。

●銀屑

【別名】山凝，白衣，白物，白鑞，白銀，丹精，朱提，金妃，龍鬚，阿路巴。

【產地】各國皆有出產。生於銅礦及鉛礦中。

【形態】為有光輝白色之金屬，有引伸及延展兩性。

【性味】味辛，性寒，無毒。

【功效】為鎮驚，清熱，解毒要藥：主安五臟，定心神，止驚悸，除邪氣。破冷，解風，堅骨，明目；治風熱，癲癇。

【用法】銀屑或銀器煎服，銀箔研磨用。

【用量】普通以銀器煎水服，雖多無碍；惟銀箔而作內服者，以數厘為度。

【編者說明】時珍曰：此乃至陰毒物，因火煆丹砂而出。加以鹽礬，鍊而為輕粉，加以硫黃，升而為銀朱；輕飛靈變，化純陰為燥烈。其性走而不守，善劫痰涎，消積滯。痰涎既去，血液消亡，筋失所養，營衛不從，筋攣骨痛，經年累月，遂成癈痼，其害無窮，用者宜審。

●銅青

又名綠青詳綠青條。

●輕粉

【別名】汞粉，膩粉，銀粉，白雪，水銀粉，白靈砂。

【產地】產湖南，廣東，四川等省；日本製造最多。以水銀與滷汁，赤土，燒煉而成。

【形態】為板狀，針狀，或椎狀之白色固體，有脂肪之光澤，但此品不甚純潔，僅作外用；內服者為純白色細粉末。

【成分】含有質地疎鬆之甘汞。

【性味】味辛，性冷，有毒。

【功效】爲殺虫通腸要藥：醫治疥瘡，楊梅瘡，蛔虫，便祕，消痰，化積；療小兒疳痺，瘰癧，風濕瘙痒，水腫鼓脹。

【處方】新中藥：合麻油，治疥瘡。同使君子，檳榔，甘草，治蛔虫便祕。新本草綱目：輕粉，竹茹，（各一錢）牽牛子，（二錢）梅肉，（一個）共爲末，糊丸，茶末爲衣，分作三分，日服一分，白湯飲下，盡一劑，名輕粉丸。治黴毒痼疾，經年不愈者。

【用量】爲驅黴藥，一日量爲一格蘭姆十分之零五；爲緩下劑，一日量爲一格蘭姆十分之一至一格蘭姆。

●雌黃

【別名】石黃，王雄，黃安，黃砒，帝女血。

【產地】產地同雄黃，各國均有之。

【形態】爲粘土質，狀似鐘乳，或如葡萄，或如粒，或如板片，色鮮黃，有眞珠光澤，質半透明或全透明。

【成分】含有砒素，硫黃等，化學上謂之『三硫化砒素』。

【性味】味辛，性平，有毒。

【功效】主治惡瘡，殺虫，解毒，却邪，止身痒，療癩疥，醫頭禿，爲外科要藥；與雄黃功用相彷彿。

【用量】普通內服數分，外用製爲膏藥，敷用無定量。

●鞋底下土

詳黃土條附錄。

●磁石

卽慈石，詳慈石條。

●蓬砂

又名硼砂詳硼砂條。

。

●凝水石

又名寒水石，詳寒水石條。

●錫塊

【產地】產西南諸省山中，爲金屬物之一。

【性味】味甘，性寒，有小毒。

【功效】主治惡毒，風瘡，癭贅。

【用量】研粉用；內服用量宜少，外用無定量。

【禁忌】以錫器盛酒，越宿則有毒，若浸漬日久，飲之能殺人。

●龍骨

【產地】產四川，山東，山西等省，爲一種化石鑛物。

【性味】味甘，性平，無毒。

【功效】爲固氣强壯藥：用於瘧疾熱病。主安心神，辟驚煩，治洩利膿血，崩帶，遺精，鎮喘咳，歛虛汗，收瘡口，療脫肛。

【用法】與食鹽混和，入土器炒，去食鹽用。

【用量】三分至三錢。

【禁忌】收攝太過，若非久痢虛脫者切勿妄投；火盛失精者若誤用，多致溺赤澀痛。

【反藥】畏石膏，川椒；忌魚及鉄器。

【編者說明】龍骨能收歛浮越之正氣，固大腸而鎮驚；又主帶脈爲病。著名方劑，有人參龍牡湯；治自汗盜汗，固氣澀精。桂枝龍骨牡蠣湯；治男子失精，女子夢交。鼻衄眩冒欲死者，龍骨末吹之頗效。（梅師方）

●龍齒

【產地】產山岩中，爲化石之有齒狀者。
【性味】味濇，性涼，無毒。
【功效】爲鎮心，安魂，除煩，淸熱要藥：主治驚狂諸痙，狂熱邪魅；治煩悶，殺蠱毒。
【用量】普通一錢至三錢。
【禁忌】同龍骨。
【編者說明】龍齒主治，與龍骨相近，而無止汗澁精之能。時珍曰：龍爲東方之神，故其骨與角齒，皆主肝病。許叔微方：肝藏魂，能變化，故魂游不定者，治之以龍齒，卽此義也。

◉膽礬

【別名】丹礬，君石，黑石，畢石，石胆，銅勒，靑石子。
【產地】產各處銅山岩孔，或洞穴中。
【形態】爲藍靑色透映斜方稜柱狀結晶體，有玻璃狀光澤。
【成分】爲硫酸銅。
【性味】味酸辛，性寒，有小毒。
【功效】用作腐蝕，催吐，及收歛性眼科藥：功能蝕惡瘡，散癥積，吐風痰，明目；治咽喉，鼻瘡，蟲牙，腋下狐臭。喉痹極速垂死者，用眞胆礬末，醋調灌之，大吐膠痰數升卽瘥。
【處方】新本草綱目：銅綠，(五錢)明礬，(四錢)胆礬，(三錢)五倍子，(微炒)(一兩)白芷，(五錢)輕粉，鬱金，(各一錢)麝香，(一分)共爲極細末，用米醋一碗，入杓內慢火熬，至小杯，候起金黃色泡爲度，待溫，上藥一錢，攪入膏內，再頓溫，用新筆塗膏於瘡根上，以綿紙蓋瘡根，名鉄桶膏。治發背將潰時，根脚走散不收束者。
【用量】研末用作吐劑，三厘至五厘或一分；入煎劑，一錢至二錢。

●瀉利鹽　又名含利鹽

【產地】生於石灰洞中，附生石面；又或為土壤，天然產甚少，多以人工製成之。

【形態】為稜柱狀之結晶體，無色透明，水能溶解。

【成分】含有硫酸，『痲偪涅叟謨』。

【功效】專用為緩下劑。

【用量】四錢至八錢。

●礜石

【別名】礜砂，石鹽，澤乳，鼠鄉，太白石，青介石，肉羊石。

【產地】產山中岩石間，為石礦之一種。

【形態】為銀白色，或灰黑色粒狀或樹脂狀礦石，斷面不滑澤，質脆。

【成分】含有砒硫化鐵。

【性味】味辛，性大熱，有大毒。

【功效】用作腐蝕藥：能治久積痼冷，堅癖，寒濕風痺，外用蝕瘡，去鼻中瘜肉；又用作殺鼠藥，鼠服之即斃。

【用量】以少用慎用為宜。

【禁忌】宜以火煅百日服，生用能破人心肝。

●礞石　又名青礞石

【產地】江南諸山多產之；有青白二種，以青色而內有白星點者為佳。

【性味】味甘鹹，性平，無毒。

【功效】為消痰去積食要藥：主治宿食癥塊，積痰驚癇，咳嗽喘急。

【用量】入煎劑一錢至三錢；火煅水飛者，五分至一錢。

【禁忌】凡積滯癥結脾胃虛弱者忌；小兒驚痰食積虛寒久病者忌。除熱泄結，若因於陰虛火炎，煎熬津液凝結爲痰，或發熱聲啞，痰血雜出者；如誤投之，則陰氣愈虛，陽火反熾，痰熱未退，而脾胃先敗矣。可見前人立方，不能無弊，是在後人善用耳！

●爐甘石

【別名】爐眼石，爐山生，爐先生。

【產地】產四川雲南湖南河南等省，生硫化鋅鑛及銅脈鑛中。

【形態】爲白色或藍色長方形或六面形鑛石，多作玻璃狀或眞珠狀有光之骰子形，鐘乳形，有半透明或不透明者。

【成分】爲炭酸鋅；中含有鉄，鈣，鎂及鎘等。

【性味】味甘，性溫，無毒。

【功效】用作眼科要藥：主治翳膜，爛弦，腫毒，赤眼，散風益血明目。

【單方】新本草綱目：眼爛，用爐甘石末水飛，調水敷之。

【處方】新本草綱目：爐甘石，（煅者六兩）銀朱，冰片，（各二錢）麝香，（二分五厘）綏汞丹，（一錢）共研極細聽用，名燭龍散；治翳膜經年難治者。

【用法】浸童便三日，又煅三日，去火氣用之；或煅紅淬童便七次，用水洗淨，研末極細，水飛用之。

【用量】合眼藥或點或洗，無定量。

【禁忌】質粗者不易化，能損目，忌用。

●礬石

卽明礬，詳明礬條。

●鐘乳石

卽石鐘乳，詳石鐘乳條。

●鐵粉

【別名】鐵華粉，鐵艷粉。

【產地】乃鋼鉄之鎚屑，各處鉄舖中均有之。

【形態】爲灰黑色之粉末。

【品類】中醫方所用之鐵粉，分鉄落，鍼砂，鉄銹三種。

【性味】味鹹，性平，無毒。

【功效】用爲鎮痙强壯藥；又用以治黃疸水腫等。主安心神，堅骨髓，除百病，潤肌膚，化痰，鎮心，令人不體健能食，久服令人身重肥黑；和合諸藥，各有所主。

【用量】吞服一厘至五厘，煎服者雖數錢亦可，近時多用以溶化他藥中服之。

【禁忌】鐵性重墜，有碍消化，服原質者宜慎之，患腫者服之忌鹽。

●鉄落

【功效】味辛，性平，無毒。乃燒鉄赤沸，砧上擊落之屑。主平胆，去怯；治善怒發狂，驚邪癲癇，賊風痙，風熱，氣竄皮膚。此物性沉下降，能除心肝二經之熱，爲治狂怒之良品。

●鐵鏽

【功效】主塗瘡疥，損傷，虫咬。

●鐵砂

【功效】乃造針錯者磨鑪之細末，故又名鍼砂；其性味主治同鐵粉。用鍼砂醋炒，入猪脂，生地龍，各三錢，與葱汁和勻，敷臍中約一寸厚，能治水腫尿少；加甘遂末更妙，至尿多爲度。

●靈砂

【別名】氣砂，二氣丹，鐵辰丹。

【產地】化學上爲赤色硫化汞，舊製法以硫黃和水銀，燒煉而成。

【形態】爲鮮色針狀結晶。

【性味】味甘，性溫，無毒。

【功效】昔時中醫用治霍亂；功能養神，益氣，明目，通血脈，增精神。主上盛下虛，痰涎壅盛，頭旋，吐逆，霍亂，反胃，心腹冷痛。

【用量】一分至三分。

第三類　動物門

●九香虫　又名黑兜虫

【產地】產貴州赤水河中。

【形態】大如指頭，狀似水黽，身青黑色。

【性味】味鹹，性溫，無毒。

【功效】主壯元陽，通滯氣；治胸膈肝胃氣滯，脾腎虧虛，腰腹疼痛。

【處方】括要：脾胃虛弱，泄瀉，用九香虫一兩半，車前子，新會皮，於朮，各四錢，杜仲八錢，共研末蜜丸，名烏龍丸；每服錢半取效。

【用量】普通一二錢。

【禁忌】胃火血熱者愼用。

●人中白

【別名】人尿白，千年冰，萬年霜，秋白霜，尿白鹼，溺白垽。

【產地】乃人尿沉澱固著之灰白色薄片，經久而乾者。以童子便壺及老僧溺器中，所得者爲最佳。

【成分】含有尿酸鈣。

【性味】味鹹，性平，無毒。

【功效】加人參濃煎，用作強壯藥：功能除熱降火，散瘀，消渴；治肺瘀，鼻衄，諸竅出血，肌膚汗血，痘疹煩熱，倒陷，勞熱，牙疳，口瘡，清三焦火，敷治瘡毒。

【用法】久時晒乾用，或入甕燒後用。

【用量】一分至五分。

【編者說明】人中白，能降肝火，三焦火，並膀胱火，從小便中出；蓋膀胱乃此物之故道也。又能降相火，消瘀血；蓋鹹能走血潤下故也。今人病口舌諸瘡，用之有効；蓋亦降火之驗也。

●人中黃

【別名】金汁，馬子鹼。

【產地】乃從糞便中製出者；法以甘草入竹筒，兩端封閉緊密，冬日浸糞池中，經久則甘草得糞之氣，立春後取出晒乾入藥。

【性味】味甘，性寒，無毒。

【功效】為解熱毒要藥：用治咳嗽及風邪。主清痰火，消食積，大解五臟實熱；治天行熱狂，痘瘡血熱，黑陷不起，惡瘡瘟疫，療中諸蠱毒及諸藥毒。

【用量】普通一分至二錢。

【禁忌】傷寒瘟疫，非陽明實熱；痘瘡非大熱鬱滯，因而紫黑乾陷者均忌。小兒胎質虛寒，體瘦色白者亦忌之。

●人牙　又名人齒

【產地】乃人口中脫落之牙也。

【性味】味甘鹹，性熱，有毒。

【功效】主發痘瘡陰疸，治痘倒靨，乳癰未潰，及蠱毒氣。

【用量】普通三五分，燒用煎服。

【禁忌】痘瘡方出之際，外為風寒穢氣所冒，腠理閉塞，血澀不行，毒不能出，或變黑倒靨，宜用人牙以酒麝達之。若伏毒在心，昏迷不省人事，及氣虛色白，癢塌不能作膿，或熱疿紫泡之證，止宜解毒，補虛；苟誤用此，則鬱悶聲啞，反成不救。

●人乳汁

【別名】奶汁，仙人酒。

【產地】乃婦人產後，乳內生出之乳汁也；以頭胎或溫良無病之婦女所泌者爲良。

【形態】爲白色不透明液汁。

【成分】含有水分，蛋白質，脂肪，糖質，鹽類。

【性味】味和而甘，性平，無毒。

【功效】爲滋養緩和藥：功能補虛，潤澤，補血液，潤五臟，止消渴；治風火症，健腦髓，療便祕，點目痛多淚。

【用量】普通爲哺兒服食之品，入藥無定量。

【禁忌】凡藏氣虛寒，滑泄不禁，及胃弱脾虛不思食者均忌。

●左盤龍

即鴿糞，詳鴿糞條。

●五倍子

【別名】川文蛤，百虫倉，五去風，五棓子。

【產地】產四川者爲佳，乃蚜虫生卵子檞樹葉中，所長之瘤。

【形態】形球圓，大者如胡桃，小者若豆，面有小阜，阜與阜之間，甚光滑，色暗藍或絳綠，內部色黃白，中央有小孔。

【成分】含有沒食子單甯酸，及沒食子酸，糖和膠，樹脂蛋白澱粉。

【性味】味酸；或作酸鹹，性平，無毒。

【功效】爲收斂要藥：用於慢性下痢，子宮出血，腸出血，鼻血，腸結核，及其他之出血症。主斂肺降火，收頑痰，解熱毒，止血，斂汗，生津，止嗽，治下血脫肛，喉痺嘔吐，齒宣疳𧏾，肺臟風毒流溢皮膚，作風濕，癬疥痒，五痔下血不止，小兒面鼻疳瘡。

【用量】七分至二錢。

【禁忌】凡咳由外感，瀉非虛脫，及肺火實盛者均忌用。

【編者說明】五倍子，味酸鹹，能斂肺止血，化痰止渴與收汗。其氣鹹能散熱毒瘡腫，其性收能除泄痢濕爛。黃昏咳嗽，乃火氣浮入肺中，不宜用涼藥；宜五倍子五味子，斂而降之。玉鎖丹：用五倍子一兩，白茯苓三兩，龍骨二兩；治腎經虛損，眞陽不固。此方濇中兼利，誠古人製方之妙用也！

●五穀虫

【別名】糞虫，糞蛆，屎虫，天漿子。

【產地】處處有之，爲糞坑中之蛆，取出於長流水中漂洗三日入藥。

【形態】體爲圓柱狀，色帶白，有環圈數十個，長尾偭行。

【性味】味甘苦鹹，性寒，無毒。

【功效】治小兒傷食病，及驚癎，疳積，疳瘡，毒痢；功能清熱健胃。

【單方】新本草綱目：小兒消化不良，用五穀虫末，加甘草末少許，飯湯爲丸如大豆大，每服十粒，飯湯送服。口中糜爛，用五穀虫末，絹包浸水，頻頻含嗽。

【處方】新本草綱目：天麻，（去蘆）朱砂，（飛研）牛胆，製天南星，甘草，（剉炒）（五錢）雄黃，（飛研）五穀虫，（微膩）（三百五十個）膩粉，（研）（各一兩）銀箔，（七十片）共爲細末，入研藥，鍊蜜爲丸，如豌豆大，以銀箔爲衣，一歲兒每服一丸，薄荷湯化下，疾症未退可再服，服量大小加減，食乳後服，名八珍丹。治小兒驚風壯熱，精神昏憒，嘔吐痰涎，驚悸恍惚，或發瘛瘲，目睛上視。

【用量】爲末，普通一二錢。

●五靈脂

【別名】丹芝，龍芝，生常山，生泰山，生霍山，五靈芝，鶡鴠糞。

【產地】乃禽鳥之糞；此鳥名鶡鴠，又名寒號虫，產北地。

【形態】其糞恆集一處，氣甚臊惡，粒大如豆，採之有如糊者，有成塊如餹者，凡用以餹心潤澤者爲眞。

【品類】五靈脂之大如豆粒，狀似糞屎者，謂之鼠糞；色黑而有光澤，成樹脂狀之粘塊者，謂之鉄糞。

【性味】味甘，性溫，無毒。

【功效】用於胎前產後之血症，血閉能通，血多能止，爲行血止痛要藥。主治血痹，血積，散血，和風，治血貫瞳子，崩中帶下，通月經，殺虫積，療痰血積，男女一切心腹脅肋少腹諸痛。

【處方】新本草綱目：五靈脂，玄胡索，莪朮，當歸，良薑，（各等分）爲末，每服二錢，名愈痛散；治心痛胃痛。

【用量】一錢至二錢。

【禁忌】凡血虛腹痛，血虛經閉，產婦去血過多，發暈，心虛有火作痛，血虛無瘀滯者均忌用；藥惡人參。

【編者說明】五靈脂，李仲南謂其治崩中，而止經溢；諸痛皆屬于木，諸虫皆生于風，故此藥乃去風之劑。衝任經虛，被風傷襲營血，以致經血紊下，與古拜散（荊芥）治崩義同。蠶脂散治產後心腹脇肋諸痛，能散惡血。如心煩口渴者，加炒蒲黃，以溫酒下，腸風下血者，煎烏梅柏葉湯下，中風痲[illegible]痛者，加草烏二錢，同童便水酒煎服。

●文蛤　詳海蛤粉附錄。

●水蛭

【別名】紅蛭，至掌，馬蛭，馬蝗。

【產地】產水田池澤中，處處有之；每吸附人畜肌膚，而吮其血。

【形態】體似蚯蚓而粗扁，有扁平之環節，長二三寸，大者六七寸，色有數種，大抵背帶黃褐色，有黃色之縱線五列，腹帶黃色，全體有百餘輪，雌雄同體，體之前後兩端，有大吸盤，以之吸附動物之皮膚，而吮血液。又其體伸縮自在，縮則狀如小球，在水中則爲波狀而游泳。

【功效】生活之水蛭，醫家用之。若遇血液凝滯及膨脹等症，則令其吮附咬咂，飽滿自然脫落；若遇折傷疼痛等，則爲服藥。主逐惡血，破癥積，利水道；治折傷墜撲蓄血疼痛，墮胎通經。外治咂赤白游疹，及癰腫毒腫。

【處方】新本草綱目：水蛭，虻虫，（各十個）大黃，（二錢）桃仁，（七分）共爲末，以水一盞，煎取六分服，名抵當湯。治瘀血，少腹鞕滿，小便快利，急則以湯，緩則以丸。

【用量】一錢至二錢。

【禁忌】此爲破血洩氣之品，不可輕服；藥畏石灰食鹽。

【附註】誤吞水蛭，入腹雖死，久則生子，食人肝血，腹痛難忍，面黃肌瘦；用田中泥一兩，雄黃二錢爲丸，分四服，開水下，即隨大便而出。又桂圓肉，包烟油吞之即下。

●水獺肝　又名水狗肝

【產地】水獺產溪岸水濱，處處有之。
【性味】味甘；或作鹹，性溫，有毒。
【功效】主勞疰，治上氣咳嗽，虛勞喘病，殺虫蠱，瘵積聚，及婦人蓐勞。除魚鯁，燒灰酒服；又治虛汗客熱，四肢寒瘧，殺虫。
【用量】普通一二錢。
【禁忌】忌與兔肉同食。

●水獺胆

【功效】味苦，性寒，無毒。主治視物不明，點眼翳黑花，如飛蠅上下。

●爪甲

【產地】乃人手足指上修下之爪甲也。
【性味】味甘鹹，無毒。
【功效】主催生，下胞衣。外用止鼻衄，點目翳，利小便，治尿血；亦合喉症吹藥用。
【用量】普通三五分。

●牛肉

【產地】牛，處處有之，普通有黃牛水牛兩種。
【性味】黃牛肉為補養脾胃要藥：主安中益氣，生肌堅肉，治腰脚軟弱，唾涎，消渴。
【用量】普通為服食品，藥用無定量。
【禁忌】補力雖與黃耆同功，然易發藥毒，動舊病。消化力薄者，宜取汁服之。忌與豬肉同食，食則令腹中生寸白虫；亦忌與韭薤生薑，黍米同食。
【附錄】水牛肉：味甘，性平，無毒。主補養脾胃，安中益氣，强筋骨，消水腫，除濕氣，能消渴，止乾嘔泄瀉，敷手足腫痛，功同黃牛肉，而其性較平。

●牛骨髓

【功效】味甘，性溫，無毒。主補中益氣，安五臟，塡骨髓，續絕傷，止洩利，治瘦病，澤肌膚，潤肺，補腎；以清酒暖服食。

●牛乳汁

【功效】味甘，性微寒，無毒。主養心肺，潤大腸，治反胃熱嘔，風熱毒氣，熱氣黃疸，勞損消渴。同羊乳飲，入脾胃二經，爲潤燥生津之品，於老年人虛弱人最宜。反胃噎膈大便燥結者，以牛羊乳服之，功勝人乳；冷服傷人，與酸物相反，患冷氣人忌之。

●牛胆

【形態】胆囊中之胆汁，自肝汁分泌而來，係一種稍透明之液汁。色暗褐，或暗褐綠，帶一種臭氣，易腐敗；入藥用者，須將此胆汁蒸發，令其稠厚，成暗褐之「越斯幾」狀。

【成分】含有「偭利可可泐克」酸，「套羅可泐克」酸，「殼勒斯台林」酸，「那篤僴謨」及胆色素，粘液等。

【性味】味苦，性大寒，無毒。

【功效】爲解凝性苦味藥，及胆汁補償藥，或爲苦味殺虫藥。主鎮肝陽，益目睛，治心腹熱渴，口焦燥；瘰癧腫，除黃，殺虫。合天南星釀製，名胆南星；能化痰熱，治小兒急驚。

【單方】新本草綱目：大便不通，及小兒蚘虫；水化牛胆，塗搽臍部。痰核痰塊；用牛胆汁塗搽患處，一日數次，不久消散。耳鳴；用牛乳化開牛胆汁，棉花蘸濕，納入耳中。蜜和牛胆；點眼頗效。

【用法】外用，以清水，或乳汁，或蜜溶和；內用，多製成丸劑。

【禁忌】忌酸類，酸性鹽類，瀉利鹽，金屬鹽類，單寧酸等。

●牛黃

【別名】土精，牛栥，西黃，丑寶，丑玄。

【產地】生於病牛胆中；凡牛有黃者，入夜身上有光，眼如血色，時復吼鳴，恐懼人。是時以大盆盛水置牛前，鳴時吐出水中，取得後，陰乾百日，勿令見日月光，每塊大如雞子，重叠可揭。輕虛而氣香者爲佳，名生神黃，價值黃金。

【品類】牛黃有四種；有角中黃，心黃，肝黃，生黃，於病牛，以盆盛水承之。吼喚喝迫而得者，名生黃；殺死在角中得者，名角中黃；牛病死後，於心中剝得者，名肝黃；大抵皆不及生黃之爲貴。眞者有香氣，輕虛重叠，以指甲磨之，可透甲黃。犛牛之黃，出自西番，堅而不香，藥用，入乳缽碎之。

【形態】爲黃色球圓形之塊，大者如鷄卵，小者若豆粒；質輕虛，壞則中現小白點。此圓塊係薄層重叠而成，試以熱針刺其中，即有小片剝落，入水微溶解，作黃色，唾液能溶解之，取少許嚥下，即催起嘔吐。

【性味】味苦；或作甘。性平；或作寒。有小毒；或作無毒。

【功效】用治小兒之五疳，驚風等症，印度人則以之爲解毒藥：功能淸心，解熱，利痰，涼驚，通竅，辟邪；治中風入臟，驚癇，口噤；小兒百病，發痘，墮胎。得牡丹，菖蒲，聰耳明目，人參爲使。

【單方】新本草綱目：痘瘡不愈；用牛黃，細辛末，白湯服。初生兒噤口不開；用牛黃五六分，竹瀝灌服。

【處方】新本草綱目：牛黃，（二錢半）朱砂，鬱金，腦子，牡丹皮，（各三錢）甘草，（一錢）共爲細末，煉蜜和膏，名牛黃膏。治婦人熱入血宜，發狂不認人者。

【用法】研磨細末用之。

【用量】四厘至一分。

【禁忌】風熱未深入者忌用。

【反藥】惡龍骨，地黃，龍胆，常山；畏牛膝，乾漆。

【編者說明】牛黃定驚，入肝治筋病。凡中風入臟者，必用牛雄腦麝之劑；入骨髓，透肌膚，以引風出。若風中腑，及血脈者用之，恐引風邪，流入於骨髓；如油入麵，莫之能出也。牛之有黃，必多病易死；諸獸皆有黃，人之病黃者亦然。因其病在心，及肝胆之間，凝結成黃；故還能治心，及肝胆之病，正如人之淋石，復能治淋也。

●叩頭虫

【功效】將虫翻置桌上，能自跳起數寸，跳力愈大者，藥力亦更力。能壯陽，治腰脚無力；一說能絕瘧。用以安置眉心上，將虫頭向上，再用膏藥蓋住，過時自愈。

●瓦楞子

【別名】蚶子，魁蛤，瓦壠子，瓦屋子。

【產地】產江海中，殼面凹凸似瓦楞，其形肖蛤。

【性味】味鹹，性平，無毒。

【功效】爲軟堅，散積要藥：主化痰積，消血塊 散冷氣，治痰膈病，癥癖。

【用法】以殼入藥，火煆醋淬用。

【用量】普通二三錢。

●瓦楞肉

【功效】味甘，性平，無毒。主治心脊冷氣，腰脊冷風，利五臟，益血色；治痿痺，洩利便膿血，溫中，消食，化痰。

【禁忌】多食壅氣。

●田螺　又名田贏

【產地】產河澤瀆岸及水田中，有殼旋，處處有之。

【性味】性甘；性大寒，無毒。

【功效】主治目熱赤痛，水氣浮腫，止渴醒酒；煮食或搗爛貼臍，消熱通尿，亦敷痔瘡瘰癧。煮汁服，療熱醒酒；用珍珠末，黃連末，灌入，取汁注目中，止目痛。取水搽痔瘡狐臭；燒研敷瘰癧癬瘡。搗爛用作眼疾點劑；長途旅行，用田螺煮乾貯之，每食一個，則不中異鄉水毒。

【用量】普通爲服食品，入藥無定量。

【禁忌】脾胃消化力弱者忌之。

【附錄】貝甲：即田螺殼口之圓形薄片，有利尿作用，燒灰亦用於配合香藥。

●田雞

【別名】青蛙，長股，青雞，坐魚，蛤魚。

【產地】生池沼及水田中，處處有之；似蝦蟆而背青綠，後脚長，善躍。

【性味】味甘，性寒，無毒。

【功效】主治小兒熱瘡，勞劣，解熱毒，

治水腫，塗濕瘡，小兒臍傷，上痛氣不足；燒灰塗月蝕瘡，饌食調疳瘦，補虛損，尤宜產婦；搗汁服，治蝦蟆瘟病。

【用量】普通爲服食品，入藥無定量。

【禁忌】不宜同辛辣脂油煎爁食，產婦食之，生子瘖不能言；多食小蛙，令人尿閉，擂車前草水飲可解。

◉白蜡　又名蟲白蜡

【產地】乃白蜡虫附於黃櫨樹，及山漆樹果實所遺之蜡質；產四川，雲南，湖南，安徽等省。

【形態】爲黃白色之不透明固體。

【成分】含有多量之脂肪酸（即蠟質）。

【性味】味淡，呈中性反應，微有油脂氣。

【功效】止創傷出血，有直接凝固血液之功，合滑石尤良；又用作膏藥原料。

【用法】創傷研末罨之。

【用量】視傷部之大小而定。

◉白花蛇

【別名】蘄蛇，黔蛇，褰鼻蛇。

【產地】產四川，雲南，貴州，等省；凡蛇死皆目閉，惟出於蘄州白花蛇，雖乾枯而目開不陷，諸鼻向下，獨此蛇鼻向上，故蘄蛇擅名。

【形態】龍頭虎口，黑質白花，脅有二十四個方勝紋，腹有念珠斑，口有四長牙，尾上有一佛指甲，長一二分，腸形如連珠。

【性味】味甘鹹，性溫，有毒。

【功效】爲祛風去濕藥；治中風濕痺，筋脈拘急，半身不遂，口面喎斜，脚弱不能立，骨節疼痛，大風癬疥，暴風瘙痒，肺風鼻塞，浮風瘾瘮，身上白癜風，小兒急驚風，小兒風熱，破傷風，癧瘍斑點，瘰癧漏疾，楊梅毒瘡。小兒痘瘡黑陷；用白花蛇連骨共炙三錢，丁香七枚，爲末，用酒水服下。

【處方】新本草綱目：白花蛇，（二兩）青皮，黑牽牛，（各一錢）生犀角，（五分）共爲末，每一錢入輕粉五分研勻，名白蛇散。治九漏，瘰癧。

【用法】爲風藥，頭尾有大毒，祗用中段，乾者以酒浸，去皮肉，其骨刺須遠棄之，能傷人，其毒與生者同。

【用量】二錢至五錢。

【禁忌】若中風口面喎斜，半身不遂，緣陰虛血少內熱而發，非得之風濕者殊異，不宜用。

●白殭蠶

【別名】死冰，　直殭蛇，　白甘遂，議殭子。

【產地】處處有之；乃蠶之風病而殭者，通體內外，俱爲白色粉末。

【性味】味鹹辛，性平，無毒。

【功效】爲祛風化熱要藥：用於中風，失音，喉痺，癇症，諸瘡等。主治小兒驚癇，頭風齒痛，喉痺咽腫，中風失音，丹毒瘙痒，瘰癧結核，瘧疾，血病，崩中，帶下，下乳汁。外用滅諸瘡瘢痕，滅黑黯，令人面色好，男子陰囊痒病；爲末封丁腫，拔根極效。以七枚爲末酒服，治中風失音，幷一切風症。小兒客忤，女子帶下；焙研薑汁調灌，治中風喉痺欲絕，小兒驚疳，膚如鱗甲，由氣血不足，一名胎垢，用白殭蠶煎湯浴之。

【處方】新本草綱目：白附子，白殭蠶，全蝎，(去毒生用)(各等分)爲末，每服二錢，熱湯調下，名牽正散。治中風，口眼喎斜，半身不遂。

【用法】選白色自直者，晒乾收貯，以水或米泔浸一日，去腹之絲並首尾，炒用。

【用量】三分至三錢。

【禁忌】所治諸病，非由風寒外邪客入者均忌；白殭蠶乾後，又帶濕氣者有毒，不堪入藥。

【反藥】忌桑螵蛸，桔梗，茯苓，茯神，萆薢。

●白丁香

【別名】靑丹，雀蘇，雄雀屎。

【產地】係鳴禽類過山客雄雀之糞，處處有之。

【成分】含有淡有機物之尿酸，安母尼亞，及燐酸鹽類等。

【功效】治疝氣，癥瘕，積聚，脹滿，目翳，努肉，及一切腫瘍。腹中諸積塊；與乾薑，桂心，艾葉，各同量，爲丸服。喉痺乳蛾；用白丁香二十枚，砂糖爲丸，綿裹一丸，含嚥卽效。又與天雄，乾薑，各同量爲丸服；能强陰。

【用法】以雄雀糞爲良，需五月收取或臘月收取，研如粉末，用甘草湯煎之，晒乾用。

●石蟹

【功效】此乃水溪石穴中之蟹，與礦物科石蟹不同；搗敷久疽瘡，療漆瘡，能化漆爲水。

●石燕

【功效】產鐘乳石穴中，似蝙蝠而能飛，食石乳之汁為生，與礦物科石燕不同；味甘，性暖，無毒。主益氣，健力，壯陽，增精，補髓，開胃，潤皮膚，暖腰膝，縮小便，禦風寒，辟山嵐瘴疫，治小兒諸疳，羸瘦。

●石蜜

【功效】乃蜂蜜之生於巖石中，而色青者。味小酸，主降火，多食令人心煩，與冰糖別名石蜜者不同。

●石決明

【別名】九孔螺，千里光，石厥明，海蚌殼，朱子房。

【產地】產海濱，屬於單殼類中前鰓類鮑之貝殼。

【形態】形如小蚌而扁，外皮甚粗，內有光耀，背側一行有孔，如穿成者。

【成分】含有炭酸鈣，燐酸鈣。

【性味】味鹹，性平，無毒。

【功效】為除風熱，明眼目要藥：主平肝益陰，入血除熱；治肝肺風熱，肺結核，骨蒸勞熱，青盲，內障，外障，通五淋；更用於溜飲，跌打等症。氣虛，血虛，肝虛，致眼紅或生翳者；用石決明燒灰，木賊焙等分為末，每服三錢，水煎，和渣服，日服二次。酒酸；用石決明數個，煅為末，入酒中，蓋一時許飲之，味即不酸。

【處方】新本草綱目：石決明，五味子，菟絲子，（酒浸一宿）（別搗為末）（各一兩）山藥，知母，細辛，熟地黃，（各一兩半）共為末，煉蜜丸，如梧子大，每服三十丸，米飲下，名石決明丸。治肝虛血弱，目久昏暗。

新中藥：合食鹽石灰，治肺結核。

【用法】取吸水九孔者爲上品，七孔者亦堪用，十孔以上者爲下品，不入藥用。以麵濕水，捏裹石決明，入炭火中煨之，後去麵，削去外面黑處，碎殼端之厚處，研爲細末。

【用量】四分至四錢。

【反藥】畏旋覆花。

◉石首魚　又名白鯗

【功效】味甘，性平，無毒。主開胃益氣，合蓴菜作羹食，能瓜成水；治暴下痢及卒腹痛不消。痢疾最忌油膩生冷，惟白鯗可食。其頭中石骨，研末或燒灰服，主下石淋，小便不通。

◉矢柄魚

【別名】簳魚，大寶魚，矢簳魚，火箭魚，馬鞭魚，戴帽魚。

【產地】產於太平洋附近海中，捕他魚，偶獲得之。

【形態】魚體頗似海鰻，長約二三尺，通體作淡紅色，鱗有細紋，眼大口小，尾鰭尚垂紅絲一條，嘴似鰔魚而長，口內上下齒，排列如鋸，內部空虛似管，有如矢柄，故名矢柄魚。

【功效】其嘴治膈噎病，故藥肆祗售其嘴；而其肉製成乾品，亦有作藥用者。

◉地龍

即蚯蚓之別名。詳蚯蚓條。

◉吐鐵

【別名】麥螺，梅螺。
【產地】產水濱池澤中。
【性味】味甘酸鹹，性寒，無毒。
【功效】主補肝腎，益精髓，明耳目。

●羊肉

【產地】羊有山羊綿羊兩種，處處有之，以北產者爲良。
【性味】味苦甘，性大熱，無毒。
【功效】爲助元陽，益虛勞要藥：主溫中補虛，開胃增食，益氣血，充形骸，治虛勞寒冷，心弱善驚，壯陽道，益精髓。
【用量】普通爲食品，入藥無定量。
【禁忌】凡骨蒸，瘧疾，熱痢，與癰腫瘡瘍，消渴吐血，嘈雜易飢，一切火證均忌。和杏仁盛瓦器煎，使易爛；合胡桃則不臊；同蕎麥麵豆醬食，發痼疾；同醋食，傷人心；同生魚酪食，能害人；孕婦食之，令子多熱；不可用銅器煮，令男子損陽，女子暴下。中羊肉毒，以生甘草湯解之。
【反藥】反半夏，菖蒲。

●羊膏

【功效】乃羊之脂肪，經火力熔煉而出者。味甘，性熱，無毒。主潤肌膚，透肌肉經絡；治虛勞，口乾，能柔銀軟銅，可治誤吞銅錢。

●羊血

【功效】味鹹，性平，無毒。主卒驚，解誤吞蜈蚣，水蛭，誤食芥菜，胡蔓諸毒。（生鮮血乘熱飲之）治九竅出血，便血，婦人血虛中風，產後血攻，胞衣不下。忌與豬血同食，食則鼻出長毛；可用乳石，硇砂，等分爲丸，臨臥服十丸，其毛自落。

●羊肝

【功效】味苦，性寒，無毒。主補肝明目，治肝風虛熱，目赤熱痛，病後失明，視物䀮䀮；外治貼赤眼，及婦人陰䘌。

●羊腎

【功效】味甘，性溫，無毒。主補腎，壯陽，治虛損勞傷，腎虛精竭，下焦虛冷，小便淋瀝；療腰痛，勞痢，消渴盜汗。

●羊乳汁

【功效】味甘，性溫，無毒。主潤五臟，益精氣，治乾嘔，反胃，虛勞，消渴，中風，心痛。蜒蚰入耳，灌之化爲水；蜘蛛咬毒，飲之卽解。

●西施舌　又名車蛤

【產地】產海濱沙中，狀如蛤蜊，而長大；足突於外，如人舌，其肉可食。

【性味】味甘鹹，性平，無毒。

【功效】主補陰益精，治煩渴，潤臟腑。

【用量】普通爲服食品，入藥無定量。

●沙魚翅

【別名】魚翅，鮫魚翅。

【產地】產熱帶海洋中，爲魚類之胎生者，其體甚巨，故其翅亦最肥美。

【性味】味甘，性平，無毒。

【功效】主補腎，清痰，消積解毒；治虛弱乏力，開胃，進食，托毒，補五臟，長腰力，消魚積，解蠱毒。

【用量】普通爲服食品，入藥無定量。

●牡蠣

【別名】牡蛤，蠣蛤，左牡蠣。

【產地】產淺海汚沙中，右殼小而薄，左殼大而凸，常連綴重疊，附於岩石。

【成分】含有炭酸石灰。

【性味】味鹹，性平，無毒。

【功效】爲軟堅，利水，斂汗，固腸要藥：主益肝腎，除老血，治傷寒寒熱，留熱在骨間，化痰破積，去膝下堅滿，濇大小腸，清熱安神，除拘緩鼠瘻，女子帶下赤白，止汗止渴，療洩精，治喉痺咳嗽，男子虛勞，小兒驚癇，去脅下堅滿，治瘰癧及一切瘡。

【用法】碎爲細粉。

【用量】普通二三錢。

【禁忌】凡病虛而有寒者忌；腎虛無火，寒精自出者亦忌。

【反藥】惡麻黃，細辛，茱萸，伏硇砂。

【編者說明】牡蠣入足少陰，爲軟堅斂濇之劑。以柴胡引之，能去脇下硬，以茶引之，能消項上結核，以大黃引之，能消股間腫，以地黃爲使，能益精收濇，止小便；腎經血分之藥也。陳氏云：瘰癧不拘已破未破，用牡蠣四兩甘草二兩爲末，每食後，用臘茶湯調服一錢，其效如神。

●貝齒　又名貝子

【產地】產海濱，殼質極堅硬，略似三角形，小者如豆，大者至三四寸，兩頭狹，一面作球形，一面稍扁平，其左右邊緣作鋸齒狀，有白黑紫黃褐色之花斑。

【性味】味鹹，性平，有毒。

【功效】主散結熱，利水道，治目翳，狂熱，鬼疰蠱毒，小兒疳蝕，搜濕毒，通五癃；又治鼻淵出膿血，下痢，男子陰瘡，解漏脯麵曬諸毒；燒研點目去翳。

【用量】普通二三錢，蜜酸浸透，煅末酒淘入藥。

●貝甲　又名貝香

即田螺殼口之圓形薄片，詳田螺條附錄。

●兔肉

【產地】兔爲山野中之小獸，眼紅，毛色有多種，處處有之。

【性味】味辛；或作甘，性平，無毒。

【功效】主補中益氣，涼血解熱，治胃熱嘔逆，消渴，羸瘦，健脾，利大腸，除熱氣濕痺；炙食壓丹石毒，臘月作醬食，去小兒豌豆瘡。

【禁忌】孕婦不可食；忌合芥食，食則傷血脈，損元陽。又忌合薑橘食，食則令人心痛霍亂。

【附錄】兔腦：主催生滑胎，塗凍瘡；同髓用，治耳聾。

●青魚

【功效】味甘，性平，無毒。主治脚氣濕痺，脚弱煩悶，益氣力。青魚胆，味苦，性寒，無毒。主消赤目腫痛翳障，吐喉痺痰涎，及魚骨哽，塗熱瘡；忌胡荽，葵菜，豆藿，麥醬。

●刺猬皮

【別名】刺蝟皮，蝟鼠皮。

【產地】山野中處處有之，皮入藥用。

【性味】味苦，性平，有小毒；或作無毒。

【功效】主涼血，開胃氣，治胃逆，療五痔，及腸風瀉血，與腹痛疝氣。（燒灰酒服）治陰蝕下血，赤白五色血汁不止，陰腫痛引腰背；酒煮殺之。

【用量】普通一二錢。

【反藥】畏桔梗，麥東。

●阿膠

【別名】烏膠，盆膠，傅致膠，驢皮膠。

【產地】產山東阿縣，用阿井之水，將黑驢皮煎熬而成，今則精製之膠，處處皆有出產。

【形態】爲琥珀色透映之板片，面上多有製造之牌號，永不變軟。

【性味】味甘，性平，無毒。

【功效】爲滋養潤補藥，用於虛脫症。主養陰，清熱，清補肺臟，滋益肝腎，和血液，堅筋骨，治風痛，虛勞，喘嗽，吐血，婦人血枯，經閉，崩中帶下，男子小腹痛，虛勞羸瘦，陰氣不足，脚酸不能久立，腸風下痢，及男女一切風病，骨節疼痛，水氣浮腫，癰疽腫毒。

【處方】新本草綱目：阿膠，（炒煉）白龍骨，赤石脂，炮乾薑，（各五錢）爲末，每服二錢，熱酒調下，名阿膠散。治婦人血崩不止，或赤白帶下；若崩漏，用艾湯下。

【用法】剉炒成珠，或麵炒，蛤粉炒；化痰，蒲黃炒；止血，酒化；童便和用。

【用量】一錢至三錢。

【禁忌】胃弱作嘔吐，脾虛食不消者均忌用；藥畏大黃。

【編者說明】陳自明云：補虛用牛皮膠，去風用驢皮膠；陰不足者，補之以味。阿膠之甘以補陰血；凡肺液不足，頻欬不已，須用阿膠，以潤肺安肺，清燥救肺湯之用阿膠是也。小兒驚風後，瞳神不正者，以阿膠倍人參服之最良，傷脉湯中用阿膠是也。痢疾因伏熱而成，宜用阿膠，以疏導熱毒之留滯，黃連阿膠湯是也。今用方法，或炒成珠，或以麵炒，或以火或以蛤粉炒，或以蒲黃炒，或酒化，或水化，各隨其症用之。

●夜明砂

【別名】石肝，鼠法，鼠眞，蝙蝠糞，天鼠矢，千里光。

【產地】乃蝙蝠所遺之糞，產岩穴或屋隙間，處處有之。

【形態】兩端皆尖，其色褐黑，狀似鼠糞，中混未消化之虫，如蚊螢等。

【性味】味辛，性寒，無毒。

【功效】為除熱軟堅要藥：用以治小兒疳症及目盲，障翳等；功能活血，消積。主治目盲障翳瘧疾，疳疾，驚風，淋病，帶下，頭面癰腫，破寒熱積聚，除驚悸；下死胎。

【單方】新本草綱目：用夜明砂燒灰酒服；下死胎。墮馬跌損作痛；用夜明砂入熱酒清服，立能止痛。內障五年者；用夜明砂，當歸，蟬退，木賊，（去節）各一兩為末，為丸如梧子大，食後五十丸，白湯下。久瘧不瘥，發作不定者；用夜明砂五十粒，硃砂半兩，麝香一錢，糯米糊為丸，於發作前，白湯下十丸。胎前患瘧；用夜明砂研末三錢，溫酒下。

【用法】將未消化之蚊螢等虫類，除淨，再入水中攪動，去其砂分，焙乾候用。

【用量】三分至一錢。

【反藥】惡白蘞，白薇。

●明魚膠　又名魚肚膠

【產地】產浙江甯波，爲明魚肚所製成。

【形態】爲白色半透明黏液或塊。

【成分】爲精製膠。

【功效】與鹿角膠同，而效能尤遠過之；醫治咯血，腸出血。

【處方】同秋石，治咯血；合當歸，蒲黃炭，甘草，茯苓，治腸出血。

【用法】溫水調，飯後服。

【用量】每次一格蘭姆半，至四格蘭姆。

【禁忌】凡胃弱消化不良者忌用。

【反藥】反良薑，醋，五倍子，茶，榴皮。

●河豚

【別名】鯸鮧，鰗鮧，鯢魚，嗔魚，吹肚魚，氣包魚。

【產地】多生於水之鹹淡相交處，江浙兩省頗多，其形小口大腹，無鱗，觸之則脹大如球。

【性味】味甘，性溫，有毒。

【功效】主補虛去濕，理脚氣，去痔疾，殺虫。

【用量】普通爲服食品，入藥無定量。

【禁忌】其血及子，均有大毒，食之最易中毒，故須去其子與嘴目，及脊中肝內惡血，一切腸雜，周身脂膜，方可煮食；忌煤火煤炲。

【反藥】及荊芥，桔梗，菊花，甘草，附子，烏頭。

●狗寶

【產地】生癩狗腹中。

【性味】味甘鹹，性平，有小毒。

【功效】主膈噎，治癰疽，瘡瘍，發背疔瘡，反胃，吐食。

【用量】普通三五分。

●芫青　又名青娘子

【產地】處處有之，形似斑蝥；但其色純青，綠背上有一道黃紋，多生長於芫花上故名。

【性味】味辛，性微溫，有毒。

【功效】主下痰結，利小便，解蠱毒，瘰癧，治耳聾目翳，水腫疝氣。破血墮胎。攻猘犬傷毒。

【用量】普通二三分。

【禁忌】性同斑蝥，而毒尤猛；製法禁忌及解毒法，皆同斑蝥。

●虎骨

【別名】威骨，柑骨，大虫骨，伯都骨，李父骨。

【產地】虎生深山中，為哺乳獸中食肉類之猫族，其骨入藥。

【性味】味辛，性微熱；或作平，無毒。

【功效】為搜風健骨藥：又用於骨痛等症。主治筋骨不利，走注疼痛，辟邪疰；治驚癇，風痺，拘攣，癲狂，犬咬，骨哽，瘟瘧，頭風。

【單方】新本草綱目：犬咬，為末水敷患處。頭風，用頭骨為末服。手足風，用脛骨為末服。腰脊風，用脊骨為末服。初生小兒，煎湯浴之，辟惡鬼，去瘡疥，驚癇。作枕，辟惡夢魘。

【處方】新本草綱目：虎骨，當歸，赤芍藥，川續斷，白朮，藁本，（各一兩）烏蛇肉，（半兩）共為末每服二錢，溫酒，食後調下，名虎骨散。治半身不遂，肌肉乾瘦，名曰偏枯。

【用法】酒塗炙，剉為末用。

【用量】三分至一錢。

【禁忌】凡血不足以養筋，以致筋骨疼痛

者宜少用。

【編者說明】古人云：虎嘯而風生；所以治風病，攣急屈伸不得走，骨節疼痛，風毒驚癎諸病，皆此義也。虎之強悍皆賴於脛，雖死而脛猶矻立不仆，故治脚脛無力用之。治頭風，當用頭骨，治手足諸風，當用脛骨，腰背諸風，當用脊骨，各從其類也。

●虎睛

【功效】主治癲疾，瘧疾及小兒熱疾驚悸，明目去翳。

【附註】凡使虎睛，取眞者以生羊血浸一宿，漉出，微火焙乾，搗粉用；自死者，不入藥用。

●洋虫

【功效】性溫，無毒；主去濕，搜風，行血分，煖脾胃，和五臟，健筋骨，壯陽道，除怯弱，治百病，各用引藥良。

●紅旗參

詳海參條附錄。

●玳瑁

【別名】瑇瑁，毒冒，文甲，代尾，班希，蠵瑁。蝳蝐。

【產地】產南方海洋中。

【形態】爲棲息熱帶海洋之一種爬虫類，體頗大，背甲以十三片主甲鱗列，周緣缺如鋸齒，呈黃褐色，有深黑色斑紋。老者甲厚，其色鮮明，幼者甲薄，其色灰暗；四肢作槳狀，前足較長，便於游泳，角嘴彎曲如鷹，但不能用於咀嚼，其甲與肉，俱入藥。

【功效】其甲爲鎮心神，行血氣，解毒清熱要藥：主去痘毒，消癰腫，解百藥毒；治傷寒熱結，小兒急驚，痘瘡黑陷。

預解痘毒：用生玳瑁，犀角，各磨汁

一合，和勻，温服，日三次，則未發者內消，已發者稀少。

【用量】普通一二錢。

【禁忌】宜生用，忌經湯火。

●玳瑁肉

【功效】味甘，性平，無毒。主鎮心神，逐邪熱，行氣血，去風膈熱，利大小腸，治諸風毒，及婦人經脈不通；其血刺出，生鮮飲之，解諸藥毒。

●珊瑚

【產地】屬腔腸動物，爲珊瑚之軀殼，經久而成，產南方海洋中。

【形態】狀如無枝之樹，質堅硬，色紅白。

【性味】味甘，性平，無毒。

【功效】主鎮驚，安神；醫治胃液溢，腸出血，飢傷，目翳，止鼻衄；消宿血。爲末吹鼻中，止鼻衄；點眼去飛絲。

【處方】合石灰，陳皮，甘草，麥角；治胃液溢。佐蒲黃炭，烏賊骨；治腸出血。和食鹽；治創傷。

【用法】內服研細末服，在飯後吞下；外用敷創口。

【用量】內服一格蘭姆，至二格蘭姆；外用無定量。

●穿山甲

【別名】川山甲，石鯪甲，透石甲，陵鯉甲，龍鯉甲。

【產地】產各處深山大谷中，爲哺乳類及貧齒類動物，其鱗甲入藥。

【形態】爲堅硬如甲之鱗片，色淡褐或黑褐，有光澤，大小不等，略成三角形，中央厚，邊緣薄如刀鋒，甲自表面，自底部向末端，有無數條線隆起，裏面則扁平滑澤。

【性味】味鹹，性微寒，有毒。

【功效】爲消腫排毒要藥：用於痲疹，痘瘡疥癬之內攻。兼用爲通乳藥，主通經絡，消癰疽，止痛排膿，和傷發痘，治風冷濕痹。

【單方】新本草綱目：乳汁不通；用穿山甲，(土炒焦)(篩去土)天花粉，王不留行，三味等分，爲末，每服三錢，溫酒下。乳汁不出，或甚少；用穿山甲二錢爲末，米泔搗和飲服。痘瘡變黑；用穿山甲，蛤粉，等分炒，研爲末，每服五分，入麝香少許，溫酒下，色卽轉紅，有神效。

【處方】新本草綱目：金銀花，連翹，（各一兩）穿山甲，瓜蔞根，（各二兩）甘草，（三寸）陳皮，青皮，（各一兩）共爲細末，熱酒調下，名復元通氣散。治諸氣滯，耳聾，腸癰，便癰，瘡疽無頭，止痛消腫。

【用量】入煎劑二三錢，爲末服錢許，外用無定量。

【禁忌】癰疽已消者禁服；痘瘡元氣不足，不能起發者亦忌用。

【編者說明】穿山甲入厥陰陽明經，古方鮮用；近世風瘧瘡科，通經下乳，用爲要藥。此物喜食蟻，故治蟻瘻；穴山而居，寓水而食，出陰入陽，能竄經絡，達于病所故也。

●桑虫

【功效】桑虫，卽桑葉上之青虫；味甘，性溫，無毒。主祛風，補不足，治胸下堅滿，卒然心痛，婦人崩中漏下，墮胎下血，小兒驚風，風疹口瘡，障翳，瘀腫。凡痘瘡毒盛，白陷不能起者，絞汁和白酒釀服以透之；但痘之薄皮脚散，因虛內陷者均忌。

◉桑螵蛸

【別名】蜱蛸，螵蛸，螵蛸虫，螳螂窠，遺尿窩。

【產地】爲直翅類之螳螂秋日築窠於桑樹上，經日堅凝，於二三日間收採，灌以沸水，晒乾入藥。

【形態】爲形如舊紙之塊，性極輕，長寸許，色黑褐，或黃褐；破之，則各房中俱藏卵子。

【性味】味甘鹹。

【功效】用以治陰痿，遺精，及夜尿病：功專益精，固腎，治虛損，陰痿，遺精，血濁，血閉，瘕疝，傷中，腰痛，通五淋，縮小便。

【單方】新本草綱目：遺尿，用桑螵蛸，酒攪炒，爲末二錢，生薑湯服。小兒夜尿，炙飼之。

【處方】新本草綱目：桑螵蛸，（蒸過略炒）遠志，石菖蒲，人參，茯神，當歸，龍骨，（別研）鼈甲，（炙黃）（各半兩）甘草，（二錢）共爲末，每服二錢，用人參，茯苓，煎湯調下，夜臥服，名桑螵蛸散。治心腎不和，小便白濁，或如米泔，或爲夢泄。

【用量】炙末用，五分至一錢。

【禁忌】凡膀胱有熱，小便短數者忌之。

◉海參

【產地】產海濱，南北海洋多有之。

【性味】味甘鹹，性溫，無毒。

【功效】爲滋補要藥：主益精髓，充血脈，攝小便，壯陽具，治虛火上炎，大便燥結，消痰涎，休息痢疾。外用貼潰瘍生疽，金瘡破爛。

【用量】普通爲服食品，入藥無定量。

【禁忌】凡寒濕素重，脾胃久弱，飲食生痰者忌之。

【附錄】紅旗參：又名遼參，乃產於遼東海邊者。色黑多刺而較小，力能滋陰，益髓，生血養肝。

●海蛤粉

【產地】產海濱，爲蛤類之殼，經海水礱礪，漂集海邊泥沙中者；物小如棋子，光潤熒淨。

【性味】味苦鹹，性平；或作寒，無毒。

【功效】爲軟堅潤下要藥：主治老痰，熱痰，痰氣，喘咳，消癭核，散腫毒，止嘔逆，到小便，止遺精，心脾疼痛，治婦人血病，白濁帶下。

同香附末，薑汁調服，主治心痛；油調，敷湯火傷。

【用量】普通一二錢。

【禁忌】雖善消痰積血塊，然脾胃虛寒者宜少用。

【反藥】畏甘遂，芫花。

●海狗腎

又名膃肭臍，詳膃肭臍條。

●海馬

【產地】產南海，爲硬骨魚之一種。

【性味】味甘，性平，無毒。

【功效】主壯陽道，暖水臟，治血氣痛，瘕塊，婦人難產，（平時佩身上臨時燒末服並手握之）功效與蛤蚧相似，（雌雄成對）爲治陰莖痿弱之良品。

【用量】普通成對用。

●海龍

【產地】同海馬，乃海馬之大者，尾如龍

而無爪牙。

【性味】味甘，性溫平，無毒。

【功效】主壯元陽，暖腰膝，益房術，催生。

【用量】同海馬。

●烏蛇

【別名】烏梢蛇，黑花蛇，黑風蛇。

【產地】棲息於各地山野間，爲蛇類之一種，捕獲後，刺於竹串晒乾，取其肉，供藥用。

【形態】全體漆黑色，腹部灰黑色，頭圓尾尖，背有三稜。

【性味】味甘，性平，無毒；或作有小毒。

【功效】主治諸風頑痺，皮膚不仁，風瘙瘾疹疥癬，皮肌生癩，眉髭脫落；功同白花蛇而性善。

【用法】去骨皮，浸酒，炙用。

【用量】一錢至二錢。

●烏賊骨

【別名】白龍，明鰲，柔骨，烏賊甲，烏鯽骨，海螵蛸，黑魚骨。

【產地】爲棲息於鹹水近海處，多產於海濱，入藥取用其骨。

【形態】爲雪白色長橢圓形之骨質，表面作革質狀，一面稍凹，一面隆凸，由石灰鹽類之結晶組成，質脆弱。

【成分】含有燐酸鈣，炭酸鈣，膠質等。

【性味】味鹹，性微溫，無毒。

【功效】用作斬傷止血藥，或配合眼藥：醫治肺結核咯血，痔出血，創傷。主通經絡，祛寒濕，治血枯，寒熱癥瘕，陰蝕痛，赤白漏下，補肝傷，瘀血不足，殺虫。

【單方】新本草綱目：創傷；用烏賊骨研末，摻患處。擦傷皮肉；用烏賊骨研末，調雞蛋黃塗之。

【處方】新本草綱目：烏賊骨，葛粉，五倍子，柿核，黃蘗末，（各等分）共研末和勻，麻油調敷；治湯火傷。

新中藥：合秋石，石決明，龍胆末；治肺結核咯血。佐胆礬，枯礬；治痔出血。同葛粉，麻油；治創傷。

【用法】炙成黃色，水飛，晒乾用，用作內服，于飯後研末呑，外用敷患部。

【用量】五分至三錢。

【禁忌】血病多熱者勿用。

【編者說明】時珍曰：烏賊骨，厥陰血分藥也。其味鹹而走血，故血枯血瘕經閉崩帶，此厥陰本病也。寒熱瘧疾，少腹痛，陰痛，厥陰經病也。目翳流淚，耳鳴失聰，厥陰竅病也。厥陰屬肝，肝主血，故諸血病皆治之。

●烏骨雞　詳雞肉條附錄。

●眞珠

【別名】走珠，明月，南珠，珍珠，鮫珠，蚌球，西洋珠。

【產地】產海中，乃大蚌內所生之物也。

【形態】介殼類之種族，原因，位置，種種不同，故產生之眞珠，其形狀，大小，色澤亦異。形狀有球圓，長圓之別，最小如芥子，最大如大豆，色澤有白藍，黃，褐，黑諸種，質堅，微透映，如有銀之光澤，發美麗之光，光澤以產於海水者爲佳，淡水者次之。

【品類】眞珍，其爲新光正圓精而大者，多用爲裝飾品；若小而不整，或暗且帶色，裝飾不適用者，方肯入藥。

【成分】含有炭酸鈣，動物質，植物質等

。

【性味】味鹹甘，性寒，無毒。

【功效】專用爲眼科藥：功能瀉熱，定驚，鎭心下痰。主安神，澤顏色，除煩熱，消渴，點目去翳；塞耳治聾；研末酒服，下死胎，胞衣。

【處方】新本草綱目：當歸，熟地黃，（各錢半）人參，酸棗仁，柏子仁，（各一錢）犀角，茯神，沈香，龍齒，（各半錢）眞珠母，（三分）共爲末，煉蜜成丸，如梧子大，辰砂爲衣，名眞珠丸。治肝虛風邪，狀若驚悸。

【用法】製成細末用。

【用量】三厘至一分。

【禁忌】若患病不由火熱，及喉症口糜，尚不宜收歛者均忌；又曾作首飾及經尸氣者不可用；敷湯火傷，不可着水；研不細則傷人臟腑。

●馬寶

【別名】鮓答，鮓丹，石糞，馬糞石。

【產地】乃病馬腹中所結成者。

【形態】形狀大小不一，小者如豆，大者如鷄卵，更有大如西瓜者；其實質或重或輕，未有一定，外觀作灰色，油色，褐色，黑色等，剖之，內有渦紋。

【成分】含有燐酸鎂，炭酸鈣，炭酸鎂等。

【性味】味甘鹹，性平，無毒。

【功效】主治癲癇，驚悸，毒瘡。

●馬肉

【產地】馬產西北諸省爲最多且良，他處亦有之。

【性味】馬肉，主長筋骨，強腰脊，除熱下氣作脯，治寒熱痿痹，煮汁治瘡頭白禿。

【用量】普通少用以入藥，故無定量。

【禁忌】煮馬肉，宜先以冷水浸漬，搦洗血令淨，再加冷水燃煮，不可蓋釜，否則其毒不出；孕婦忌食，又不可合豬肉，生薑，蒼耳，倉米同食；中馬肉毒，用甘草汁杏仁解之。

●馬乳汁

【功效】味甘，性冷，無毒。主除熱，止渴，消肉。

●馬懸蹄

【功效】味甘，性平，無毒。主治衄血，下血，齲齒；燒入鹽少許，摻走馬牙疳甚良。

●蚺蛇

【功效】味甘，性溫，有小毒。主殺三虫，去死肌，治癘風瘙氣，惡瘡癬疥。其胆，味甘苦，性寒，有小毒。主明目，護心，瀉熱，涼血，除疳殺虫，治大風疾，眼中翳膜；灌鼻治腦熱，同麝香敷齒疳。

●淡菜

【別名】殼菜，海蜌，東海夫人。

【產地】產海中，海產皆鹹，此獨味淡故名。

【性味】味甘，性溫，無毒。

【功效】爲益陰補血要藥：主治精血衰少，吐血久痢，血結疝瘕，腹內冷痛，產後瘦羸，崩中帶下，消癭氣，益陽事，潤毛髮，消宿食。

【用量】普通爲服食品，入藥無定量。

【禁忌】若多食久食，能發丹毒，並脫人髮。

●犀角

【別名】兕角，凹角，奴角，低密。

【產地】產雲南，貴州，四川等省，生長山谷中；屬牛類，其角生於鼻上。

【形態】角爲角質狀之一種尖物，微灣曲，有剛毛，大抵牡者爲短，牝者爲長，最長者可二三尺，尋常多七八寸或尺許，底部闊五六寸。其色不一，或外面淡褐綠色，內作黃色，中央黑色，或黑白二種，或黑色相和；角爲勝，入藥用，以黑色爲佳品。

【成分】含有炭酸石灰，燐酸石灰，膠質等。

【性味】味苦酸鹹，性寒，無毒。

【功效】爲散邪，清熱，涼血，解毒要藥：主治傷寒時疫，發黃發斑，風毒中惡，狂言忘語。治胃中大熱，痘瘡黑陷，吐血，下血，蓄血譫語；能消癰化膿，解毒定驚，明目，補虛勞，消痰，療赤痢。

【單方】新本草綱目：食雉肉中惡；用犀角磨末一錢，和水服。感冒發熱；用犀角末一錢，白湯頓服。

【處方】新中藥：合生地，紅花，寸冬，紫草，白芍，牛蒡；治痘疹。新本草綱目：犀角，防風，木通，茯苓，桑白皮，甘草，（各等分）水煎溫服，名犀角湯；治心驚熱盛。

【用法】以鑢或鮫皮，磋爲細末，加入煎劑，或以溫湯冲服。

【用量】小兒五厘至一分半，大人五分至

錢半。

【禁忌】凡痘瘡氣虛無大熱，傷寒陰證發燥，脈沉細，足冷，渴而飲不多；且復吐出者均忌。又能消胎氣，孕婦忌服。

【反藥】惡烏頭，忌鹽。

【編者說明】犀角解心熱，能療血，羚羊清肺肝，涼氣熱，同爲散邪清熱之品；其犀羚合用者，手足厥陰同病也。犀角，犀之精靈所聚，足陽明胃藥也；能解一切毒，能療一切血及譫語昏憒驚狂斑痘等證。

● 紫河車　又名胞衣

【產地】乃婦人產後，落下之胞衣也；取其色紫者入藥。

【性味】味甘鹹，性溫，無毒。

【功效】主添精助氣，益血扶虛；治男女虛勞，失志，恍惚，癲癇。

【用量】普通修治一具，洗淨，作一料，分數次服用。

【禁忌】凡精虛陰涸，水不勝火，發爲咳嗽，吐血，盜汗等證，此屬陽盛陰虛，法當壯水，以鎮陽光，不宜服此及補劑，致耗將竭之陰；而胃火齒痛者亦忌。

【附註】紫河車治虛勞，當以骨蒸藥佐之。氣虛，加補氣藥；血虛，加補血藥。

● 羚羊角

【別名】羚角，羬角，麢羊角，羱羊角，九尾羊角。

【產地】羚羊產蒙古及陝西，甘肅，四川等省深山中，爲齝草類羚羊之角入藥用。

【形態】爲細長角，長尺許，徑寸許，呈黃褐色，稍有光澤，末端稍灣曲，有螺旋狀關節。

【性味】味鹹；或作苦鹹，性寒，無毒。

【功效】用作鎮痙通經藥：功能散邪清熱。主治傷寒時氣寒熱，邪氣驚夢狂走，筋攣搐搦，溫熱風毒，清肝火，散肺熱，降邪火，明眼目，去惡血止下，辟蠱毒，瘰癧，惡瘡，溪毒，久服強筋骨。治中風筋攣，附骨疼痛，作末服；磨水塗腫毒。治一切熱毒風攻疰，中惡毒風卒死，散產後惡血衝心；燒末酒服之。

【處方】新本草綱目：羚羊角，（磨）（一兩）犀角，（三錢）羌活，防風，（各一兩）薏苡仁，（炒）秦艽，（各一兩）共爲末，煉蜜成丸，名羚羊角丸。治中風手顫攣，言語澀。

【用法】常密封貯存，臨用磨爲粉末用。

【用量】一分至一錢。

【禁忌】若心肝二經，虛而無熱者忌用。

【編者說明】羚羊入肝經主木，開竅于目；其發病也，目翳流淚，而羚羊能平之。肝主風，在合爲筋；其發病也，小兒驚癇，婦人子癇，大人中風以及筋脈攣急，歷節抽痛，而羚羊能舒之。魂者肝之神也；發病則驚駭不寧，狂越躁妄，而羚羊能安之。血者肝之藏也；發病則瘀滯下注，疝痛毒痢，產後血暈，而羚羊能散之。相火寄于肝膽，在氣爲怒，病則煩懣氣逆，噎塞不通，傷寒伏熱，而羚羊能降之。且羚羊爲性靈之物，又能辟邪惡而解諸毒；用者珍之，亦固宜也。

●蚯蚓

【別名】地龍，蚓螻，土蟺，寒蚓，堅蠶，土龍，曲蟺。

【產地】多穴居平澤膏壤之地中，處處有之；以白頸者爲良。

【形態】爲棲息於濕地之橡皮狀及圓筒狀虫類，頭尖，無耳目鼻，有多數環節，腹面有細小短刺，以助前進；在地中時，肛門向地面，食土壤，攝收滋養料，排泄細土於體外。

【性味】味鹹，性寒，無毒。

【功效】用作解熱及利尿藥：主治傷寒溫病，伏熱發狂，大人小兒小便不通。療蛇瘕，殺三虫，塗丹毒，風熱赤眼，敷漆瘡，禿瘡，瘰癧，卵腫脫肛，解蜘蛛毒瘡，蜒蚰入耳。溫病大熱，狂言，飲汁皆瘥。炒作屑，去蚘虫。去泥鹽化爲水，治天行諸熱，小孩熱病，癲癇；塗丹毒，敷漆瘡。納葱中鹽化爲汁，療耳聾。炒爲末，主治蛇傷毒，解射罔毒。

【單方】新本草綱目：淋疾，及小便不通；煎蚯蚓服之。瘭疽；搗蚯蚓貼之。耳潰；用蚯蚓燒灰，調麻油點耳內。卒然耳聾；用蚯蚓入鹽置葱中，則化爲水，灌入耳中。

【用量】普通一二錢。

【禁忌】凡傷寒非陽明實熱狂燥者；溫病無壯陽及脾胃素弱者；黃疸緣大勞，腹脹屬脾腎虛，尸疰因陰虛成癆瘵者均忌。

●蛇蛻

【別名】蛇衣，蛇脫，蛇殼，龍退，蛇退皮，蛇脫皮，龍子衣。

【產地】蛇爲爬虫類，其鱗有皮膜，每歲須退四五次，多蛻於石上及人家牆屋間，處處有之。

【形態】爲如管之皮膜，而有鱗形，色銀灰，有光澤，首尾全數尺。

【性味】味鹹甘，性平，無毒。

【功效】以治喉痺，木舌，翳膜及諸瘡等；或以供洗滌之用，使皮膚滑澤。治皮膚癬疥瘡瘍，疔毒，痔漏。

【單方】新本草綱目：小兒口瘡，用水泡軟蛇蛻，徐拭口中，再搗爛天南星貼足心。小兒頭面患月蝕瘡，用蛇蛻皮末，和猪脂調勻塗之。小便不通，用蛇蛻皮末，温酒服。橫生，倒產，胞衣不下，用蛇蛻炒焦為末，東向酒服一錢。痔瘡，用蛇蛻皮炒，研末貼上。毛虫螫痛，煎蛇蛻皮洗。

【處方】新本草綱目：蛇蛻，（洗焙）蟬退，（洗焙）黃連，（各半兩）綠豆，（一兩）甘草，（二錢）共為末，每服二錢，用新汲水煎服，名開障散；治目中諸障翳。

【用量】五分至二錢。

【禁忌】凡小兒驚癇癲疾，非外邪客忤，而由肝心虛者忌用；孕婦亦忌用。

【反藥】畏磁石及酒。

●雀肉　又名麻雀肉

【產地】麻雀，處處有之；多棲息於簷瓦之間，馴近階除之際，羽毛斑褐。

【性味】味甘，性温，無毒。

【功效】主壯陽，益氣，增精血，補五臟，治腎冷偏墜，煖腰膝，縮小便。治血崩帶下，益精髓；縮五臟不足氣，宜常食之，不可停輟。

【用量】普通為服食品，入藥無定量。

【禁忌】不可合李食，及與諸肝食，服白朮者忌之。

●勒魚

【功效】味甘，性平，無毒。主開胃暖中，作鮝尤良。

●鹿茸

【別名】鹿虫，袋角，囊角，茄子茸，九女春，冲天室。

【產地】鹿產山林中，處處有之，西北及

東三省爲多，其茸入藥。
【形態】爲蒙有毛皮之初生角，柔軟作茄子狀，類蕈菌，故名鹿茸。外面呈紫褐色，有光澤，中有血管。
【性味】味甘鹹，性溫，無毒。
【功效】爲强壯藥：用以滋補神經病，及內部病症；主大補眞陽，生精，養血，助陽，强筋，益骨。治男子虛勞，腰腎虛冷，四肢疼痛，頭眩，滑精，婦人崩漏帶下，破瘀血在腹，散石淋，癰腫，骨中熱疽痒，安胎，下氣，久服耐老。
【處方】新本草綱目：鹿茸，黃蓍，當歸，白茯苓，熟地黃，（各二分）白芍藥，白朮，附子，人參，肉桂，半夏，石斛，五味子，（各三分）肉蓯蓉，杜仲，（各四分）甘草，（一分）加薑棗水煎，空心服，名鹿茸大補湯。治男子一切虛損，婦人亡血等症。
【用法】薄剝，刺串，塗蘇油，火炙，燔去毛，爲末用之，或塗酒炙，或用酒蒸炙用之。
【用量】七分至三錢。
【禁忌】壯年人愼用，陰虛火旺者忌之。不可嗅，有虫，恐入鼻顙，藥不能治；藥畏大黃。
【編者說明】鹿爲純陽之品，性熱而燥，專補元陰，又能補骨血堅陽道，益精髓也。治癰疽，亦爲陰症而火衰者，方爲可用。世人亦將麋角僞爲之，麋茸角利補陽，鹿茸利補陰，佐以他藥則有功，此不可不知也。

●鹿角

【別名】鎮山威，斑龍角。
【產地】爲鹿頭之角，供藥用。
【形態】係作枝狀分歧之堅實角質，長達三尺，外面呈白色，或淡褐色，處處兟起，下部斷面，有無數鬆孔，是乃血脈穿過角質中之瘢痕。

【成分】含有燐酸鈣，炭酸鈣，膠質，軟骨質等。

【性味】味鹹，性溫，無毒。

【功效】專用作強壯藥：主益氣，補陽，強骨髓，續絕傷，治腰脊痛，心腹痛，少腹血急痛，脫精，尿血。療女子胞中餘血不盡欲死，（燒灰以酒服）惡瘡癰疽。煮成粉，名鹿角霜，治脾胃虛寒嘔逆，食少便溏；熬膏，用於滋補。

【單方】新本草綱目：胎漏，用鹿角屑，當歸各二錢，以水三杯，煎一杯半服。竹木刺，用鹿角燒爲末，和水塗其上。脚氣衝心，用鹿角爲末，白湯服下。

【處方】新本草綱目：鹿角，（燒）（四分）黃蘗，（一錢）爲末，以山歸來汁送下，名鹿角散；療楊梅瘡餘毒。

【用法】剉屑爲細末用之。

【用量】一錢至三錢。

【附註】鹿不但其角可供藥用，其胎謂之鹿胎子，其陰莖謂之鹿莖，又名鹿鞭，其脂謂之鹿脂，俱可入藥。

●鹿角膠

【別名】白膠，食膠。

【產地】爲鹿角以水熬成之膠質，冷固成塊，切斷晒乾入藥用。

【形態】爲無色透明或半透明無味之薄片。

【成分】含有膠素及軟骨素等。

【性味】味甘，性平，無毒。

【功效】用作病後滋養藥。主補中，益氣，長肌，增髓，止痛，安胎，黑鬚髮，強筋骨，壯腰膝，生精血。治傷中，虛損，勞嗽，吐血，尿血，下血，多汗，淋瀝，腰痛羸瘦，四肢作痛，崩中帶下，瘰癧瘍腫毒。

【處方】新本草綱目：鹿角膠，鹿角霜，菟絲子，柏子仁，熟地黃，（各同量）爲末，酒化膠爲丸，名斑龍丸。治虛損，理百病，駐顏，益壽。

【用量】一錢至三錢。

●野鴨　又名鳧

【功效】味甘，性涼，無毒。主補中益氣，平胃消食；治熱毒風，殺腹臟虫，雖寒不動氣，大益病，遠勝家鴨。

●黃蠟

【別名】蜜蠟，蜂蠟，黃占，黃蜂蠟。

【產地】爲蜜蜂巢所製之蠟質，處處有之。

【形態】爲黃色或褐色蜡狀之固塊，破折面作碎粒狀。

【成分】含有『密里辛』『塞林』『塞洛列因』三種物質。

【性味】味甘，性微溫，無毒。

【功效】概用作丸劑，及膏藥賦形藥：醫治創傷，腸出血，黴毒。主治下痢，膿血，補中益氣；外敷，能使堅硬者化軟，解凝結，續絕傷，治金瘡，消散釀膿，或腫瘍，乳頭熱焮腫，塗皮膚破裂。

【處方】新中藥：合煉猪油，治創傷。佐阿膠，當歸，黃連，黃蘗，陳倉米，治腸出血。和黃丹，輕粉，治黴毒。

【用法】內服煎飲；外用，研細敷創口。

【用量】內服，每次一格蘭姆十分之五，至二格蘭姆；外用無定量。

【反藥】反芫花，齊蛤。

●黃明膠

【功效】乃牛皮熬成之膠，味甘，性平，無毒。主補陰，活血，潤燥，利小腸，治風濕走痛，肺傷吐血。（水煎服）外用治湯火灼傷，療腫毒，癰疽，瘰癧。（製膏用）

●黃頷蛇　又名赤楝蛇

【功效】味甘，性溫，有小毒。主風癩頑癬惡瘡，釀酒服；自死蛇煮疥癩，浸治臂腕作痛。

●斑蝥

【別名】斑蚝，斑螯，宴青，赤頭，龍蛇，蟹蝥虫。

【產地】生於大豆葉上之甲蟲，有黃斑紋，處處有之。

【成分】含有芳香性揮發油及脂肪質。

【性味】味辛，性寒，有毒。

【功效】外用作發泡藥；及生毛藥等。功能蝕死肌，敷疥癬，治瘻癧瘡疽疔毒。內服間有用作利尿藥者；功能破石淋，利水道，治寒熱鬼疰，墮妊娠死胎。

【處方】新本草綱目：斑猫，（一兩）薄荷，（四兩）爲末，以雞子清和丸，空心清茶下，名斑雞丸；治瘰癧多年不瘥。

【用法】浸糯米泔水，去翅足，或與米共炒，去米用。

【用量】普通二三分。

【禁忌】生者多外用，內服則吐瀉，性猛毒，力能爛肉墮胎，體虛者忌之。

〔編者說明〕斑蝥辛寒有毒，用者取其利小便，引藥行氣，以毒攻毒是矣！故其入藥，亦專主走下竅，直達膀胱，所下敗物，痛不可當。此物初獲之時，尾後惡氣射出，臭不可聞。妊娠腹中胎死，斑蝥一枚，燒研水服卽下；懷孕人最忌。中斑毒。服黃連，黑荳，葱茶，皆能解之。

●豚脂

【別名】豬脂，　豬油，　陰龍膏，　萬貞鹿。

【產地】爲家畜類之豕，其腹網膜及腎臟周圍之脂肪，均得製出油脂。

【形態】爲純白色之脂肪，遇熱度卽融解而爲無色透明之油液。

【成分】含有『沃來茵』『瑪爾加林』『斯替阿林』均爲構成脂肪之原素。

【性味】味甘，性平，無毒。

【功效】專用爲製造膏藥原料。

●童便

【別名】還元湯，　還魂湯，　輪回酒。

【產地】乃十二歲以下童男之便，以壯健兒童所溲者爲佳。

【性味】味鹹，性寒，無毒。

【功效】主降火清肺，治血悶熱狂，撲損瘀血，止吐血衄血，陰虛火旺勞咳。療寒熱頭痛，產後血暈，利大腸，解熱毒，明目，益聲，潤飢膚，推陳致新；停久者服之佳，恐冷則和熱湯服。

【處方】新本草綱目：童便，取十二歲無病童子不茹葷辛清澈如水者熱飲，冬則用湯溫之，或加藕汁阿膠和服，有痰加薑汁，名還元水。治咳血，吐血，及產後血運血虛久嗽。

【編者說明】人溺須童子者佳，能治肺病，引火下行。凡人精氣清者爲血，濁者爲氣，濁之清者爲津液，清之濁者爲小便，小便與血同類也。諸虛，吐衄咯血，須用童子小便，其效甚速。

●蛤蚧

【產地】產兩廣雲南等山谷中，雄者爲蛤，雌者爲蚧，混名蛤蚧，交合時甚緊，分擘之雖死不開。

【性味】味鹹；或作甘。性平；或作溫，有小毒。

【功效】蛤蚧爲補肺納腎要藥：主治虛喘久咳，益精血，壯陽道，療折傷勞損，肺痿咯血，通月經，下淋瀝，利水道，療肺癰。

【用法】去眼入藥，因其毒在眼；入丸散中，宜去頭足肉毛，洗除不潔之物，酥炙或蜜炙用，其尾力尤緊，尾不全者不效。

【用量】普通成對入藥。

【編者說明】蛤蚧補肺虛勞嗽；合人參用，大補元氣，益陰血，助精扶羸。肺主出氣，腎主納氣，此物肺腎並補。何大英云：定喘納氣，莫佳於此！

●蛞蝓

【別名】附蝸，鼻涕虫，蜒蚰虫。

【產地】爲生於暖地池澤草木牆壁等陰處之軟體動物。

【形態】體闊三四分，長二寸餘，背面均有網羅，狀黑縞，呈褐灰褐黑或赤褐等色，觸角爲黑色，分泌多量粘液。其所經之處，留下銀色線，若用食鹽砂糖等撒於其體，則分泌粘液甚多，即發痙攣而斃。

【功效】功能治蜈蚣螫毒，故生用塗蜈蚣創，可止痛云。

●晚蠶沙

【功效】味甘辛，性溫，無毒。主祛風除濕，治爛弦風眼，（麻油浸研細塗）消渴，（焙末冷水下）熱中，癥結，腸鳴，心痛，（滾水泡濾淨服）腹內宿冷，冷血，瘀血，偏風，風痺，筋骨癱軟，皮膚頑痺，腰脚冷軟，半身不遂，（並炒熱袋盛熨之）婦人經閉，血崩，轉女胎爲男，（井華水服）療頭風白屑，（燒灰淋汁洗）風瘙癮疹，（水煎去渣浴避風）伏硇砂，焰消，粉霜，入藥宜淘淨晒乾微炒用。

雄原蠶蛾

【產地】處處有之，爲育蠶家第二番之蠶蛾，入藥用。

【性味】味鹹，性溫，有小毒。

【功效】爲助陽要藥：主益精氣，壯陽事。治腎虧，遺精，陰痿，止尿血，暖水臟，療暴風金瘡，凍瘡，湯火傷，滅瘢痕。

【用量】普通一錢至三錢。

【禁忌】少年陰痿由於失志者，及陰虛有火者均忌用。

【附錄】蠶蛹：主長肌退熱，除蛔虫，治諸風，勞瘦，小兒疳瘦，消渴煩亂瘑瘡，瘰瘡。有爲猘犬嚙者，終身忌食此物，食則毒發必死。

蜂蜜

【別名】蜂糖，卉釀，食蜜，百花精，百花蕋，衆口芝。

【產地】蜂蜜有兩種：一係得自高山大樹之自然空穴，或大石巖嶺間曾經數年之蜂巢者，謂之山蜜，石蜜，岩蜜。一爲人家或野外置箱或桶，所養之蜂釀成者，謂之飼蜜或家蜜；今江浙兩省多產之。

【形態】爲淡黃色濃稠液體，經時稍久則成顆粒狀，有清香。

【成分】含有葡萄糖，果糖，蔗糖等。

【性味】味甘，性平，無毒。

【功效】爲潤臟腑要藥：有鎮咳通便之效，及用作丸劑佐藥與調味藥。主益氣補中，滋養脾胃，調和營衞，治五臟不足，腸胃燥結，肌肉疼痛，除心煩，療腸癖，作梃入穀道，導便秘。

【單方】新本草綱目：火傷，用蜂蜜塗傷處。魚骨鯁於咽，含好蜜，稍稍入咽。蜂螫，用蜂蜜塗螫處。誤呑水蛭，用蜂蜜食之，卽化水。

【用量】普通二三錢。

【禁忌】蜜性甘滑，中滿與洩瀉者均忌服。與生葱萵苣同食，則下痢；與鮓魚同食則死。

【編者說明】蜜爲甘潤之品，能養脾胃，調營衞，通腸痺，和百藥。蜜之氣味皆厚，屬乎陰也；能和脾。蠟之氣味俱薄，屬乎陽也；故和胃，兼止泄痢。張仲景治痢，有調氣飲，千全膠蠟湯。調氣飲：（黃蠟三錢阿膠二錢黃連末五錢）膠蠟湯：（蠟阿膠黃連黃柏陳倉米）

● 蜆肉

【產地】處處有之，黑色，似蚌而小，多生溪湖中。

【性味】味甘，性寒，無毒。

【功效】主開胃，下濕，去暴熱，利小便；治濕毒，酒毒，目黃，丹毒，疔瘡，利小便，下濕氣，通乳，明目。生浸取汁，洗疔瘡，痘癰。浸汁服，治消渴。

【用量】普通爲服食品，入藥無定量。

【禁忌】能動冷氣，發嗽，消腎，不宜多食。

● 蜆殼

【功效】味鹹，性溫，無毒。主治吐食，反胃，止嘔，化痰，治呑酸心痛，均燒灰服；療一切濕瘡，燒灰塗之。

● 蜈蚣

【別名】天龍，蝍蛆，蝃蝶，百脚

，百足虫。

【產地】處處有之，多棲息老屋，石間，陰濕地，落葉下；藥用，須以活者充之，赤足者良。

【形態】身扁長，背色光黑，節節有足，色赤或黃，雙鬚岐尾，腹色黃。

【性味】味辛，性溫，有毒。

【功效】爲驅風散結要藥：主治小兒驚癇風搐臍風，撮口，瘰癧，蛇癥，瘡甲，墮胎，去惡肉，制蛇毒，療心腹寒熱積聚，丹毒，禿瘡，便毒，痔漏，蠱毒，溫瘧，去三虫，啖諸蛇虫魚毒。

【單方】新本草綱目：以蜈蚣浸胡麻油中，二十日後取用；凡被一切毒蟲，毒獸咬傷作痛者，取塗之，立能止痛消腫，火傷亦用之。

【用法】取赤足黑頭者火炙，或去頭足尾甲，薄荷葉火煨用，或酒炙。

【用量】普通一二錢。

【禁忌】蜈蚣有毒，必風氣暴烈，藥病相當，方可用；若過劑，以蚯蚓桑皮解之。畏蛞蝓，蜘蛛，蜒蚰，雞屎，桑皮，鹽等。

●雉肉　又名野雞

【產地】處處有之，羽毛美麗。

【性味】味酸，性微寒；或作溫。無毒；或作有微毒。

【功效】主補中，益氣力，止洩痢，除蟻瘻。

【用量】普通爲服食品，入藥無定量。

【禁忌】多食能發痔瘡及瘡疥，令人瘦，同蕎麥食則生虫，同胡桃食則頭眩心痛。

●鼠婦

【別名】地虱，地雞，負蟠，鼠負，鼠粘，鼻姑，蜲蜲。

【產地】處處有之，多在下濕處甕器底及七坎中。

【形態】全體呈灰綠色，長二三分，卷縮作球圓形，下腹扁平，多足，尾端有棒狀具，能彈地跳行。

【成分】含有蟻酸。

【性味】味酸，性溫，無毒。

【功效】用作引赤發泡藥：治胞肉瘡，使咂其血，則蠱赤脹，瘡隨愈。主利水道，去瘀積，治久瘧寒熱，婦人月閉，血瘕，癇痓，寒熱；風虫牙齒疼痛，小兒撮口驚風，鵝口瘡，痘瘡倒靨，蜘蛛毒，蚰蜒入耳。

【用量】普通錢許。

【禁忌】孕婦忌之。

●蜣蜋

【別名】矢甲，弄丸，蛣蜣，天仙子，天社虫，俠客螂。

【產地】為化生虫類，乃糞中之黑虫也，處處有之。

【形態】蜣蜋形似金龜子，長四五分，全身黑如漆，有光澤，背有剛甲，晝伏土中，夜見燈光，則飛出；猝然受驚，則縮脚伏頭，佯如死狀，徐徐仍飛去。

【性味】味鹹，性寒，有毒。

【功效】中醫用以治小兒驚癇，癲癇，瘈瘲，腹脹，寒熱，驚風瘄疾，大人癲狂。蜣蜋心：在腹中，度取之，其肉稍白者是也；貼之，能治疔瘡，半日許，再易之，血盡根出，即愈。

●蜜蠟

詳黃蠟條。

嘉魚

【功效】味甘，性温，無毒；或作有小毒。食之，令人肥健悅澤；治腎虛，消渴，勞瘦虛損。

熊肉

【產地】熊爲脊椎動物哺乳類，生長山谷中；產陝西，河南等省，各處亦多有之。

【形態】形狀小於馬，大於犬，體軀肥滿，全身有黑毛，惟喉下有白鉤，如新月之弦，喙略尖，耳目較小，尾短，四肢各有五趾，距具黑色銳利之鈎爪，行時全蹠踐地，毫無聲音，齒爲食肉類之齒，因常食果實等物，故其發育不全。

【性味】熊肉；味甘，性平，無毒。

【功效】主治風痺，筋骨不仁，補虛羸，功與脂同。熊掌食之，可禦風寒，益氣力。

【用量】普通爲服食品，入藥無定量。

【禁忌】腹中有積聚寒熱者勿食。有痼疾者，如食熊肉，則令終身不愈；煮食宜經久熟爛，否則難化。

熊胆

【產地】乃取熊之胆囊，乾而入藥。

【形態】其形狀，因採製時期而有夏胆冬胆之別，夏胆作紅黃色，能透映，囊皮厚，胆沙少，謂之琥珀手，推爲佳品；冬胆黑色，有光澤，囊皮薄，胆汁滿，謂之黑胆，非佳品。又有現綠褐色者，謂之青茶手，大抵琥珀手多採於秋間，黑胆多採於春間，又夏採琥珀手，至秋每變爲茶褐色，秋採之琥珀手，至冬每變爲黑色。

【成分】含獸類之胆汁色素：『革利殼烏爾』『黍烏洛殼烏衕酸育來斯台林』

【性味】味苦，性寒，無毒。

【功效】爲健胃，殺虫，鎮痙，興奮之藥，又用爲胆汁補償藥：功能療癥瘕疝痞，痃癖，心腹痛，腹痛，傷食腹痛，癲癇，瘧疾，痢疾，殺虫退熱，止嘔，發痘瘡，治痔疾，妊娠腹痛，產後腹痛，催生，點眼去翳，塗痔止痛，一切卒患急病，用以鼓舞元氣，開通蔽塞。

【處方】新本草綱目：熊胆，人參，（各等分）糊丸，名熊人丸。開胸膈，救卒死。

【用法】用爲煎藥者不多，每作煉藥及丸藥用之。法取熊胆，加水少許，靜置少刻，令得溶化，去渣，再配合他藥，若爲苦味健胃藥，宜碎爲細粉。

【禁忌】凡小兒不因痘證而目生障翳，及痘後蒙蔽者均忌用。

●膃肭臍

【別名】骨貀，骨訥，骨豽，貀獸，海狗腎。

【產地】產東海，勃海；其陰莖及睾丸與臍相連接，切取而用之，故名。

【性味】味鹹，性大熱，無毒。

【功效】爲健腎壯陽要藥；有溫補滋養之功效。主暖腰膝，助陽氣，破癥結，冷癖，治精寒，痿弱，鬼氣，尸疰，男子色傷，虛勞損傷。

【用量】普通用一全具。

【禁忌】性熱助陽，凡陰虛火熾，強陽不倒，或陽事易舉，及骨蒸勞嗽等證，均忌。

●蜘蛛

【產地】處處有之，皆結網於天井及屋簷；取大腹深灰色，空中作圓網者入藥用。

【性味】性微寒，有毒。

【功效】外用，主治口喎，瘰癧，結核，治蜈蚣蜂蠆螫傷；斑者治瘧疾疔腫。內服，治乾霍亂嘔吐，脫肛㿗疝，小兒大腹痞。

【用量】普通一二錢。

【禁忌】有毒之物，可外用，少內服，宜去頭足用，落在飲食中者不可食；被蜘蛛咬中毒者，用艾葉燒烟薰之，或雄黃敷之。

【反藥】畏蔓青，雄黃。

【附錄】壁𧉅：又名壁錢虫，形似蜘蛛，作白色窠。

●蜻蛉 又名蜻蜓

【產地】處處有之，多飛翔于河邊水傍；產河南一種最大，身綠色，翼薄如紗。

【性味】性微寒，無毒。

【功效】主強陰，壯陽，止精，暖水臟。

【用量】普通一二錢。

●鳳凰衣

即雞蛋殼中之白皮，詳雞蛋條附錄。

●蝦肉

【產地】蝦，處處有之；江湖中出者大而白，溪池中出者小而青。

【功效】主補虛，壯陽，治小兒赤白遊腫，搗爛敷之；作羹，治鼈瘕，托痘瘡，下乳汁；法製，壯陽道；煮汁吐風痰；搗膏，敷虫疽。

【用量】普通為服食品，入藥無定量。

【禁忌】動風熱，發瘡疥，小兒及雞犬食

之，令足軟弱；若無鬚色白，腹下通黑者，皆有毒，不可食。

●蝦蟆

詳蟾蜍條附錄。

●蝱虫

又名蜚蝱

【產地】處處有之，專噉牛馬血以為生。

【性味】味苦，性微寒，有毒。

【功效】主逐瘀血，破堅積，通血脈，利九竅；治女子月水不通，及喉痺結塞，消積膿，破癥結，墮胎。

【用量】普通一二錢。

【禁忌】墮胎在頃刻之間，入藥宜去翅足炒用，惡麻黃。

●蝸牛

【別名】山蝸，瓜牛，寄居，海羊，書梁，螔蝓，蠡牛，蝸虫，水蜒蚰，野螺螄。

【產地】處處有之，生池澤草樹及人家下濕處，為軟體動物。

【形態】狀如扁螺，其螺旋介殼，呈淡褐色，薄而易碎，體類蛞蝓，雌雄同類。腹面作扁平灰褐色，能分泌粘液，有四觸角，其中二個頗長，尖頭有眼，口作半月形，行時出殼而負殼；若為物所驚觸，則身首俱藏殼中。

【性味】味鹹，性寒，有小毒。

【功效】主利小便，療痔漏，脫肛，治腫毒，筋急，驚癎，喉痺，小兒臍風撮口，鼻衄，耳聾。制蜈蚣蠍毒，研爛塗之。生研汁飲，止消渴。治痔疾脫肛，搗爛貼之。治疔瘡，以釘刺孔，用蝸牛連殼同搗爛如泥貼之。小便頓閉不通，小腹堅滿悶亂，取蝸牛搗爛，攤紙上，貼臍下，用手徐徐按摩向下。

【處方】新本草綱目：蝸牛，(一錢)片腦，麝香，(各少許)搗爛取汁，名蝸牛膏。治痔漏，敷痔上，痛止腫消。

髮髲

【產地】乃人頭上之髮，處處有之。剪髢下髮，謂之髮髲；梳櫛下髮，謂之亂髮。

【性味】味苦，性溫，無毒。

【功效】主益陰洩熱，治小便不利，五癃關格，小兒驚熱，血悶血暈，去瘀血，止好血。入藥燒存性用；煎膏長肉，消瘀血。

【用量】普通三五分。

【禁忌】髮髲氣味惡劣，胃弱者勿服。

【附錄】髮灰：又名亂髮霜，治淋狹，及小便不通，赤白痢，癰腫，疔腫，骨疽；又用作止血藥。吹鼻止衄；合雞蛋黃煎爲水，療小兒驚熱，合諸藥熬膏，涼血，去瘀，長肉。齒跟出血；用亂髮霜一錢許，調醋服，並塗數。赤帶下；取髮灰用白湯下。小便混有鮮血；用髮灰二錢白湯入醋少許送下。小兒驚啼；用乳汁，或酒服下，髮灰少許。小便不通；取髮灰用冷水飲下。崩漏；取髮灰各一錢，燒爲末，用溫酒或白湯服下。

蝟皮

【別名】猬皮，蝝皮，毛刺皮，蝟鼠皮，刺蝟皮。

【產地】多生於深山中，係屬食虫類之刺蝟，剝下之皮，攤平晒乾入藥。

【形態】爲表面叢生褐色刺毛之皮，內作白色，質堅易破，刺毛長三四分，尖端爲白色或黑色。

【性味】味苦，性平，無毒。

【功效】專用作治痔漏藥：又治婦人癆瘵病。療腸風瀉血，五痔；滴耳中，治聾。

【處方】新本草綱目：胡黃連，(一兩切薑汁炒)刺蝟皮，(一兩炙切再炒脆)麝香，(三分)共爲末，陳米爛飯爲丸，如麻子大，每服一錢，食前溫酒下，服後如膿水反多，是藥力到矣；勿懼，候膿水將盡，服黃連閉管丸。

【附錄】黃連閉管丸：胡黃連，(淨末五錢)穿山甲，(麻油內煮黃色)石決明，(煅)槐花，(微炒)(各五錢)爲末，煉蜜爲丸，如麻子大，每服一錢。

【用法】炒至稍變黑，研爲粉末用之。

【用量】四分至一錢。

◉蝮蛇

【別名】反鼻蛇，地扁蛇。

【產地】爲毒蛇之一種，夏月棲息於山野或樹中陰處。

【形態】體粗，長達一尺五六寸，色灰褐，背有黑色，或紅褐色之斑紋；其狀如錢，頭大口尖，上顎之左右兩側，各生毒牙一枚，平時向內橫轉，一旦張口，兩毒牙則突出噬嚙他物，其時毒腺中之毒液，即自牙前面之孔，并射而出，用以毒人。

【成分】於酒精液中，檢出結晶體兩種，其一種爲塔烏林。

【性味】味甘，性溫，有毒。

【功效】專用爲強壯藥：釀作酒，療癩瘋諸瘻，心腹痛，下結氣，除蠱毒。治大風，諸惡瘡，瘰癧，皮膚頑痺，半身枯死，手足五臟間重疾，五痔，腸風，瀉血。

能止血，治惡瘡。

蝮蛇焙枯，名反鼻霜，又名五八霜；將蝮蛇去首尾，剖腹除腸，剉浸油中，五十日後，微蒸取用；外塗一般腫痛，善治創傷潰爛，雖久遠不治之外症，用此亦愈。

【處方】新本草綱目：獨活，連翹，（各一錢）反鼻蛇，川芎，大黃，土茯苓，（各四分）共爲末，每服一錢，溫酒送下，名反鼻散；治楊梅瘡。

【用量】五分至錢半。

●燕窩　又名燕蔬菜

【產地】產海濱山岩之洞穴中，爲金絲燕烏魚後，吐涎沫而結成者，爲暹羅之出品居多。

【性味】味甘淡，性平，無毒。

【功效】爲益氣，潤肺，養陰，化痰要藥：主治虛勞咳嗽，補肺潤胃，治膈痰，燥痰，咯血，痢血，肺虛痰喘，能添精，補髓，壯陽，治噤口痢，小兒痘疹。

【用量】一錢至三錢。

【禁忌】胃中有痰濕，不甚相宜。

【編者說明】燕窩大養肺陰，潤燥化痰，補而能清，爲調理虛癆之聖藥。一切病之由於肺虛，不能清肅下行者，用此皆可治之。燕窩入煎劑，用者甚少；惟加冰糖燉服，用以調養，甚爲平妥。

●豬肉

【產地】豬爲雜食獸類之家畜，種類頗多處處有之。

【性味】味甘，性微寒；或作平。無毒；或作有小毒。

【功效】主潤腸胃，生津液，豐肌體，澤皮膚；治上氣欬嗽，腎氣虛竭，浮腫，疳渴，壓丹石，解熱毒，療水銀風，及病狂久不愈。

【用量】普通爲服食品，入藥無定量。

【禁忌】能滯氣，生痰，使筋骨軟弱；凡體肥痰嗽及患病初愈胃力薄弱者均忌。合牛肉食，則生虫；合驢馬肉食，得霍亂；合羊肝食，則悶心；合雞蛋，鯽魚，黃豆食，則滯氣；合龜鼈食，則能傷人。

【反藥】反烏梅，桔梗，黃連，胡黃連；畏吳茱萸，胡荽肉。

●豬脂

詳豚脂條。

●豬血

【功效】味鹹，性平，無毒。主生血，治中滿腹脹，（須不著鹽水者漉乾爲末服）交換陰毒，（乘熱酒服）蜈蚣入腹，中射罔毒，俱灌之。

●豬肺

【功效】味甘，性微寒，無毒。主補肺，治肺虛欬嗽，吐血，衂血，乾欬無痰，久欬成肺痿諸症。

●豬肝

【功效】味苦，性溫，無毒。主補肝明目，治浮腫脹滿，風毒脚氣。

●豬心

【功效】味甘鹹，性平，無毒。主治驚邪憂恚，虛悸氣逆，急心疼痛。

●豬胃

【功效】味甘，性微溫，無毒。主養胃健脾，補中益氣，治勞熱脚氣，溫養胎氣。

●豬腎

【功效】味鹹，性冷，無毒。主理腎氣，通膀胱，補水臟，暖腰膝，治耳聾，消渴，產後蓐勞，腎虛有熱。

●豬腦

【功效】味甘，性寒，有毒。主治風眩腦

鳴，塗凍瘡。

【禁忌】能損男子陽道。

●豬胆汁

【功效】味苦，性寒，無毒。主清心明目，涼肝胆，治目赤目翳，小兒疳瘦。其著名方劑之豬胆汁方：（用豬胆一枚，和醋少許，灌入穀道中，少頃大便卽出宿垢。）治陽明病，熱結於下，大便不通。

●螃蟹

【別名】郭索，無腸公子。

【產地】產陂澤中，處處有之；八足二螯，有甲殼。

【性味】味鹹，性寒，有小毒。

【功效】主散血，解結，疏肝氣，理經脈，利肢節，續筋骨，治熱結痛，胸中邪氣，喎僻，面腫，婦女經血不通，愈漆瘡，養精益氣。以醋食之，利肢節，五臟中煩悶氣。產後肚痛血不下者，以酒食之。筋骨折傷者，生搗炒署之。續斷絕筋骨，去殼同黃搗爛，微炒納入瘡中，筋卽連也。搗膏，塗疥瘡，癬瘡；搗汁，滴耳聾。

【用量】普通爲服食品，入藥無定量。

【禁忌】能動風，有風疾人不可食，不可合柿及荊芥食，食則發霍亂，動風。孕婦忌之；中蟹毒者，用紫蘇煎濃汁，冷服解之。

●醍醐

【產地】乃釀製之物，以合牛羊馬類諸乳汁，煉之以爲酪，復由酪取酥，酥中之精，卽爲醍醐；西北省人民多造之

【性味】味甘，性冷利，無毒。
【功效】主添精補髓，明目，清心，益中，治怯，治風邪，痺氣，頭痛心熱；外用療蝕瘡，潤瘡痂。
【用量】普通二三錢。
【禁忌】其性滑潤，宜於血熱枯燥之人；若脾胃虛滑者禁用。

●鮑魚

【產地】產於海濱，無鱗有殼，腥臭特甚。
【性味】味辛臭，性溫，無毒。
【功效】主利腸，消瘀，治婦人血枯，傷肝，崩中，療折傷。煮汁，治女子血枯病傷，利臟。同麻仁葱豉煮羹服，通乳汁。
【用量】普通爲服食品，入藥無定量。
【禁忌】孕婦食之，令人多疾。

●鴨肉

【產地】鴨爲家禽之一，處處有之。
【性味】味甘，性冷；或作平，無毒。
【功效】主補虛清熱，和臟腑，利水道，療小兒驚癇，解丹毒，止熱痢。頭生瘡腫，和葱豉煮汁飲之；去卒然煩熱，宜用白鴨。
【用量】普通爲服食品，入藥無定量。
【禁忌】性寒，能滑中冷利，有脚氣及腸風下血人，不可食鴨。

●鴨蛋

【功效】味甘，性微寒，無毒。治心腹胸膈熱；多食發冷氣，令人氣短背悶，小兒多食，則脚軟。

●鴨血

【功效】味鹹，性冷，無毒。熱飲解野葛

毒，已死者入咽卽活；又解生金，生銀，丹石，砒霜諸毒，射工毒；又治中惡及溺水死者，灌之卽活；蚯蚓咬瘡，塗之卽愈；鴨胆可塗痔核。

●螳螂

【別名】 常郞，刀娘，不過，天馬，天蝼，拒斧。

【產地】 產山野草地中，處處有之。

【形態】 體細長，前胸頗長，腹部肥滿，脊有翅，前翅作角質，全體深綠色，時或作褐色，頭小作三角形，觸角爲鞭狀，由多數之節而成，有六脚，前脚長，末端灣曲作鐮狀，有鋸齒，爲捕捉他虫之具，中肢短，後肢長，適於跳躍。

【功效】 用治刺傷。針入肉，研螳螂頭和糊貼傷處。刺留肉中，用螳螂燒灰，口唾煉和，塗貼患處。痔瘡，燒螳螂褐色者服之。

●龍蝨

【產地】 產廣東廣西等省，爲有甲之虫，居水中，亦能飛。

【功效】 主活血，治面上黝黯赤氣，能令人美顏色；廣東人以爲饌，熏乾油潤食之。

【用量】 普通爲服食品，入藥無定量。

【禁忌】 其性當爲溫，而有小毒者，不宜多食。

●龍涎香　又名鯌糞

【產地】 鯨魚產於大西洋，及太平洋；爲其腸及膀胱所分泌之凝結物，浮漾海上爲人所採取者。

【形態】 爲不透明蠟狀固塊，大者重約一

百五十斤，有白色灰色淡赤色，黑白相間者，有暗褐色而有黑斑者，有各雜色層相疊作大理石狀者，質脆弱而輕，嚼之如蜡，粘著齒牙，有香氣。

【功效】與麝香同，惟較劣，多用作香料；爲興奮及回蘇藥：功能開經絡，通諸竅，透飢骨，治卒中諸風，諸血，諸氣，諸痛，神經衰弱，陰痿，痰厥，驚癇，癥瘕，瘴癘，鼻窒，耳聾，目翳，陰冷，辟邪，解毒，殺虫，墮胎，壞菓，敗酒，療果積酒積。

【處方】同龜甲，龍骨，遠志，菖蒲；治神經衰弱症。合樟腦，當歸，甘草；治陰痿。

【用量】一分至四分。

【禁忌】凡患遺精症者忌用。

◉龜板

【別名】下甲，神屋，龜甲，敗將，敗龜板，漏天機。

【產地】多棲息於川澤池沼間爲脊椎動物之一種，處處有之。

【形態】體軀扁平，略帶橢圓形，背腹兩面，俱有堅甲，連結若匡，背甲有六角紋十三，分三行並列，周圍有六角紋二十五，繞其邊緣，腹甲有縱橫溝，作暗黑色。

【性味】味甘，性平，無毒。

【功效】用爲强壯藥：功能補心益骨，滋陰益智，治陰血不足，骨蒸勞熱，腰脚痠痛，久痢，久瀉，久嗽，癥瘕，崩漏，五痔，產難，陰虛血弱之症。人齒咬傷者，用龜板，或鼈甲，燒成性爲末，以香油調搽。又方：一日內先用熱小便浸傷處，洗淨牙黃瘀血，次以龜板或鼈甲調塗，若腫痛焮發甚者，亦與童便浸洗拭乾，拭乾後，用粗草紙燃蘸麻油點火，用烟焰熏腫痛上，良久方住，以解牙毒。如臭腐淋漓，用葱白三兩，粉草五錢，煎湯，每日洗淨，再用藥搽。

【處方】新本草綱目：敗龜板，（酥炙）（六兩）熟地黃（酒蒸）（六兩）知母黃柏，（各鹽炒）（各四兩）用豬脊髓和蜜爲丸，鹽湯下，名大補陰丸。治水虧火炎，耳鳴，耳聾，欬逆虛熱，堅脈洪大不能受峻補者。

【用法】取大者酥炙，或酒炙，醋炙，豬脂炙，燒灰用，或洗淨，搥，水浸三日用，桑柴熬膏用；自死敗龜尤良，因其得陰氣更全也。

【用量】一錢至三錢。

【反藥】惡人參。

●龜肉

【功效】味甘酸，性溫，無毒。主治筋骨疼痛，年久寒嗽，瀉血，血痢；釀酒，治大風緩急，四肢拘攣，癱軟不收；煮食，治濕痺，身腫踒折。

●螻蛄

【別名】螻蟈，螻蛄，梧鼠，石鼠，仙蛄，碩鼠，土駒，土狗蟈。

【產地】處處有之，穴地糞壤中而生，夜則外出求食。

【形態】全身黑褐色，長一寸許，形似蟬，首圓而長，其翅雄長雌短，不能高飛。雄者喜撲燈火，雌者則否，夏季善鳴，入冬棲息土中，掘土而行，頗爲捷速。

【性味】味鹹，性寒，無毒；或作有毒。

【功效】主行水解毒，下哽噎，利二便。治大腹水腫，通石淋，療難產，外塗出肉刺，治癰腫，除惡瘡，愈瘰癧，口瘡，骨鯁。有利尿功效，竹木刺入肉體，取蛄螻搗敷患處。

【用量】普通二三錢。

【禁忌】但其性急，虛者忌之，去翅足炒用。

●䗪虫

【別名】土鱉，地鱉虫，簸箕虫。

【產地】處處有之，多生於牆壁下土中濕處，形扁小，六足，似鱉而無甲。

【性味】味鹹，性寒，有毒。

【功效】䗪虫為破癥瘕下血積要藥：主心腹寒熱，留血積聚，治乳脈不通，婦人經閉，產後血積，折傷瘀血，重舌，木舌，口瘡，小兒腹痛夜啼。通乳脈，用一枚擂水半合濾服，勿令知之。

【用量】普通一錢至三錢。

【禁忌】無瘀血停留者忌；孕婦慎用。

【編者說明】時珍曰：張仲景治雜病方，及瘕塊積聚，產婦腹痛，有乾血者，用大黃䗪虫丸，又有大鱉甲丸，與婦人藥並用之，以其有破堅下血之功也。

●鴿肉

【產地】處處有之，家園有畜之成羣者，品色甚多，白者入藥。

【性味】味鹹，性平，無毒。

【功效】主調精益氣，治消渴，療疥癬，白癜風，風瘡，能解諸藥毒。

【用量】普通為服食品，入藥無定量；宜炒熟酒服。

【禁忌】多食消減藥力，勞怯人不宜食。

●鴿蛋

【功效】鴿蛋白，和辰砂綠豆，使小兒時服之，可預解瘡毒，痘毒。

●鴿糞　又名左盤龍

【功效】味辛，性溫，有微毒。主消瘰癧諸瘡，療破傷風，及陰毒垂死者，消腫及腹中痞塊，能殺虫；人馬疥瘡，炒研敷之。

●麋茸

【產地】產山谷中，處處有之；江蘇北部及山東頗多，似鹿而稍大。

【性味】味甘，性溫，無毒。

【功效】爲滋陰益腎要藥：主治血虛勞損，筋骨酸痛，及一切血病。補督脈，益陽事，去風痺，止血，益氣力，添精，益髓，通血脈，暖腰膝。

【用量】七分至錢半。

【禁忌】陽氣衰少，虛羸多寒者忌之。

●鯉魚

【功效】味甘，性平，無毒。主治欬逆上氣，止渴，療黃疸，水腫脚滿，下氣。又治懷妊身腫，及胎氣不安，作膾溫補去冷氣，痃癖氣塊，橫關伏梁，結在心腹。下水氣，乳汁，利小便。天行病後下痢，及宿癥不可食；藥忌天冬，硃砂，犬肉，葵菜。

●鯽魚

【功效】味甘，性溫，無毒。合五味煑食，主治虛羸，溫中下氣，止下痢腸痔，夏熱痢有益，冬月不宜。又主調中益五臟，合小豆煮汁服消水腫；生搗塗惡核不散；炙油塗婦人陰瘡諸瘡，殺虫止痛；釀白礬燒研飲服，治腸風血痢；釀硫黃煆研及釀五倍子煆研酒服，並治下血；釀茶葉煨煮，治消渴；釀胡蒜煨研飲服，治反胃；釀鹽花燒研，摻齒痛；釀當歸燒研，揩牙烏髭止血；釀砒燒研，治急疳瘡；釀白鹽煨研，搽骨疽；釀附子炙焦和油，塗頭瘡白禿。

◉蟬蛻

【別名】枯蟬，蜩甲，蟬皮，蟬殼，蟬退，金牛兒。

【產地】蚱蟬為昆虫類動物，於夏季常集鳴於樹枝上，處處有之；其二次所脫之皮殼，較為湍浮，藥用乃為上品。

【性味】味鹹甘，性寒，無毒。

【功效】用於熱性病及小兒痙攣等症，功能驅風散熱。主治小兒驚癇，大人失音，醫頭風眩暈，皮膚風熱，透瘡疹，除目翳，去皮膚風熱瘡瘍，催生下胞，止小兒夜啼。卒然聲啞，用蟬退末一錢，調井華水服。小兒瘡疹出不快，用蟬蛻水煎服。出痘發痒，用蟬蛻三七枚，甘草一錢水煎服。小兒陰腫，用蟬蛻五錢，水煎洗；內服五苓散，腫消痛止。

【處方】新本草綱目：合歡木，(焙)(十兩)舊京墨，(炒)(一兩)蟬蛻，(炒)(五錢)為細末，溫酒服用，名秘傳神墨方。治失血，血暈，及一切血病。

【用量】一錢至二錢。

【禁忌】失音由於肺虛虧損而致者，法宜補肺，非蟬蛻所能治。

●雞肉

【產地】雞爲家禽之一種，人家多飼畜之。

【性味】味甘，性微温，無毒。

【功效】主補虛温中，治勞劣，益精血，止血，愈久傷乏，瘡不瘥，治女人崩中漏下，赤白沃。

【用量】普通爲服食品，入藥無定量。

【禁忌】雞肉不可合葫蒜，葱，芥子食，不可合犬肉食，不可合獺肉兎肉魚汁食，多食動風發疾，小兒五歲以下不宜食，忌與糯米同食。

【附錄】烏骨雞：甘味，性平，無毒。主補虛勞羸弱，治消渴，益產婦，治女人崩帶，一切虛損諸病；大人小兒噤口痢，並煎食飲汁，雞舌黑者良。

●雞蛋

【成分】含有蛋白質，脂肪，水分，灰分等。

【性味】味甘，性平，無毒。

【功效】用爲滋養強壯之藥：功能安五臟，益氣，補血，清咽開音，散熱，定驚，止嗽止痢，（醋煑食）利產，安胎。（胎衣不下者，吞蛋黃二三枚解髮刺喉令嘔，即下。）

【單方】新本草綱目：治乳頭咬傷，用雞蛋白調椰子油塗敷。火傷，塗蛋白。小兒痢疾，用雞蛋入湯煑熟，去白取黃，擂碎，和生薑絞汁飲之；忌茶二三日。疝氣腰痛，用雞蛋黃白湯煑飲。赤白帶下，用亂髮一團，雞蛋一枚，各燒爲末，水煎服。

●雞肫皮

【功效】又名雞內金，味甘，性平，無毒

。主化積，治反胃，療洩痢尿血，下血崩中帶下，小兒食積疳積，大人淋瀝，消導酒積。外敷治一切口瘡，牙疳，腿瘡，穀道生瘡。

●雞屎白

【功效】味苦，性微寒，無毒。主行水消積，治鼓脹，療轉筋入腹，破石淋，利二便，下氣破血，治傷寒，寒熱，中風，賊風。風痺，白虎風；貼風痛頭痛，止遺溺，滅瘢痕，止小兒客忤驚啼，解金銀毒；酒服療乳妬，乳癰，乳頭破裂。外敷禿瘡，耳瘡，瘰癧。

●鵝肉

【產地】鵝為家禽之一種，處處有之。

【性味】味甘，性平，無毒。

【功效】主利五臟，解熱，止消渴，益氣。鵝血，飲之解藥毒，及中射工毒者，并塗其身。鵝口涎，能消稻芒哽咽喉。鵝胆，塗痔瘡初起。鵝掌黃皮，燒灰搽脚趾縫溼痒；焙研細調塗凍瘡。

【用量】普通為服食品，入藥無定量。

【禁忌】多食令人動風，發瘡，發痼疾。

●蟚蜞

【功效】蟚蜞，乃石蟹之一種，其形較小，其殼透明。取其膏，塗濕癬疽瘡。

●蟶肉

【產地】生海泥中，乃海中蚌屬也。

【性味】味甘；或作鹹，性寒，無毒。

【功效】主補虛滋陰，治痢疾，婦人產後虛熱，虛損，去胸中邪熱，煩悶。

【用量】普通爲服食品，入藥無定量。

【禁忌】時行病後，忌食之。

●鯧魚

【功效】味甘，性平，無毒。主令人肥健，益氣力，其子有毒，令人痢下。

●蟾蜍

【別名】苦蠪，蚵蚾，癩蝦蟆。

【產地】爲兩棲類動物，各地皆有 多棲息於人家之濕地，黃昏即出，覓食昆虫。

【形態】爲蛙類中之最大者，背暗褐或黑色，常濕潤，皮多疿瘰，具毒腺 腹肥大，色黃白，而雜黑色之斑紋，眼放金光，口亦闊大，趾端無蹼，性愚鈍，步行緩慢，不善跳躍。

【性味】味辛，性寒，有微毒。

【功效】其肉用爲小兒五疳，及驚風之藥：功能拔毒殺虫，殺疳虫，治蝕瘡，癰疽，除濕，發汗，利水，消腫，退虛熱，猘犬傷，療蝦蟆瘟病。燒灰敷諸惡瘡；去腸生搗食一二枚，治溫病發斑困篤者。

【處方】新本草綱目：蟾蜍，黃連，（各等分）爲末，糊爲丸，名蟾連丸；治胸膈腹痛虫症。

【用量】普通燒存性用一二錢。

【禁忌】蟾蜍，蟾酥，不可同辛辣煎炒食，尤忌入目，誤入赤腫欲盲者，急以紫草汁洗點，即消。

【編者說明】蟾蜍土之精也；上應月魄，而性靈異，穴土食虫，又伏山精，制蜈蚣，故能入陽明經，退虛熱，行濕氣，殺虫䘌，而爲疳病，癰疽，諸瘡之要藥也。惟性有毒，不宜多用入發汗解毒藥中，服者亦宜審慎。

◉蟾酥

【產地】乃蟾蜍皮膚腺類取出之白色分泌毒液，與麵粉混和煉合。

【形態】以分泌毒汁與粉麵混和之煉合物，外面稍帶滑澤，現黑褐色，其破碎片之尖端，透映而作褐色。市上出售者，多作扁圓形，大九分許，中心凹陷，有一小孔。

【功效】為清涼性興奮藥：用以治疳疾及疔瘡，惡腫等；功能助陽氣，治發背，疔毒。治小兒疳疾；和硃砂，麝香，為丸，如麻子大，空心服一丸。腦疳；和乳汁調滴鼻中。虫牙疼痛；點之卽瘥。齒縫出血，腰腎冷；同牛酥或吳茱萸苗汁，調摩腰眼陰囊。

【處方】新本草綱目：雄黃，朱砂，片腦，（各五分）乳香，沒藥，輕粉，（各三分）血竭，（二錢）眞蟾酥，（一錢）麝香，（二分）共為末，用酥油或乳汁為丸，名神效丹。治諸般惡毒，疔瘡，發背，一切腫毒；遍身痒痛，及小兒痘瘡，黑陷不起，喉閉腫痛。

【用量】二厘至五厘。

◉蠍子

【別名】伊祁，杜白，蛜蝌，蛜螂，蠆尾虫。

【產地】為蜘蛛類之毒虫，多棲息於石下或牆壁地板之下；產河南，陝西，河北一帶，南方亦有之，其尾螫人作劇痛。

【形態】頭胸部短，腹部較長，後腹部狹而尤長，末端具有毒鉤，全體凡十三節，其中後腹部有六環節，眼有二，在頭之中央，尚有單眼四，末端有爪，觸鬚長大，能螫人，全體長二三寸至五寸，色有紅褐青黑種種。

【性味】味甘辛，性平，有毒。

【功效】用為五癇及驚風之藥：功能驅風，逐邪；主治諸風癮疹，小兒驚癎。治口眼喎斜，手足抽掣，及中風半身不遂；又治耳聾，疝氣，寒熱瘧疾，女人帶下。腎虛或兩耳卒聾；用全蠍四十九枚，生薑如蠍大四十九片，入鍋同炒，以薑乾為度，研末，溫酒服一錢，約二時許，再進一服，醉而不覺其苦，次日聞得諸聲即效。

【處方】新本草綱目：全蠍，（焙）（五分）白附子，（炮）天麻，（焙）甘草，人參，茯苓，石菖蒲，木香，蓮肉，白朮，（各一錢）加薑棗，水煎服；名醒脾散，治吐瀉脾困不食；若去天麻，石菖蒲，白朮；加橘紅，南星，陳倉米，名大醒脾散。

蠐螬

【產地】產卑濕腐穢之地，處處有之。

【性味】味鹹，性微溫；或作微寒，有毒。

【功效】主逐惡血，破癥積，明目，下乳；取汁，點目中青翳，白膜；搗敷，療丹毒惡瘡痔漏；汁點喉痺，治赤白遊瘮，瘮擦破塗之。

【用量】普通二三錢。

【反藥】惡附子。

露蜂房

【別名】蜂腸，蜂家，百穿，草蜂窠，紫金沙，黃蠆蜂窠。

【產地】多生於山中木石或寺院簷端，大

者如甕，最小者，即草蜂窠也。

【性味】味甘鹹，性平，有毒。

【功效】爲祛風殺虫要藥：治驚癇，和瘈瘲，除寒熱，去邪氣，癲疾，蠱毒，腸痔等；又治附骨疽根，止風虫牙痛，塗瘰癧成瘻，壯陽治痿。合亂髮，蛇皮，燒灰，以酒日服二方匙，治惡疽附骨癰，根在臟腑，歷節腫，去疔腫惡脈諸毒。燒灰酒服，治陰痿。水煑，洗狐尿刺瘡，及熱病後毒氣衝目。服汁，下乳石毒。煎水，漱牙齒疼病；又洗乳癰，蜂疔，惡瘡。炙研和豬脂，塗瘰癧成瘻。

【處方】新本草綱目：露蜂房，(炙)蟬退(各半個)共爲末，每日一錢，三次服用酒下，治風氣瘙痒癮疹。

【用量】普通一二錢。

【禁忌】凡病屬氣血虛無外邪者，與癰疽潰後元氣乏絕者均忌用。

【反藥】惡乾薑，丹參，黃芩，芍藥，牡蠣。

●麝香

【別名】臍香，臍堂，香麞，麝臍，射文，麝臍香。

【產地】產於西藏，青海，陝西，雲南，甘肅，四川等省；屬哺乳獸雙蹄類麝香鹿之腺囊。

【形態】腺囊在臍與陰部之中間，充滿分泌物，即名麝香。形卵圓或輪圓，小者如金橘，大者若雞卵，下扁平，上陷凹，有毛被之，中央有一小孔，毛密而廻旋爲放腺狀，外皮似革，剝之有兩層，膜中藏有香液，新鮮之際，稠厚如軟膏，乾則爲大小不等之顆粒，色黑褐，或深赤褐，質半透映，香氣異常峻烈。

【成分】含有脂肪，膠質，蛋白質，纖維質，無機鹽類，安母尼亞，水分等。

【性味】味辛，性溫，無毒。

【功效】爲興奮及回蘇藥，又用作香料。功能開關通竅，主內透骨髓，外徹皮毛，走竄開通；治中惡，痞滿，風毒，風痰，暴痛卒閉。痰厥，驚癇，鼻塞，耳聾，目翳；去三虫，蠱毒，溫瘧，脹急，婦人難產，墮胎，殺臟腑虫，納子宮，暖水臟，止冷帶下；治卒中諸風，諸氣，諸血，諸痛，壞菓，敗酒，療菓積，酒積。

【單方】新本草綱目：驚怖卒死，用麝香五分研，醋一合和勻，灌之。鼠溺入目，用麝香乳化點之。甜瓜中毒，用麝香少許，白湯下。

【處方】新本草綱目：人參，辰砂，（各一錢）龍腦，麝香，甘草，（各一分）爲細末蜜丸，名龍麝丸；治諸氣。

佐樟腦，乳香，沒藥，治陰痿。

【用量】五厘至一分。

【禁忌】凡病之屬於虛者，法當補益，概勿施用；勞怯，精液漏，及孕婦均忌用，又忌蒜及近鼻嗅之。

【編者說明】時珍曰：嚴氏言風病，必先用麝香；而丹溪謂風病血病必不可用，皆非通論。蓋麝香，走竄能通諸竅之不利，開經絡之壅遏，安得不用爲引導，以開之通之耶？非不可用也；但不可過耳。

●鰻鱺魚

【產地】爲脊椎動物，魚類，產江湖溪潭中，處處有之；善攻江岸，似鱔而巨大過之，無鱗體滑。

【成分】含有多量之脂肪與蛋白質。

【性味】味甘，性平，有毒。

【功效】爲滋養強壯藥：主治痔瘻，殺三虫；治風濕痺，補骨蒸勞瘦，療五痔瘻瘡，腸風，女人陰瘡虫痒，脚溼氣，小兒疳勞。又治夜盲症，肺結核，貧血症，冷寒症，神經衰弱症。

【用量】普通爲服食品，入藥無定量。

【禁忌】動風，妊娠食之，令胎有疾；忌與銀杏同食。

●鱔魚

【別名】黃鱔，䱇魚。

【產地】產於水岸之泥窟中，處處有之；似鰻鱺而細，黃質黑章。

【性味】味甘，性大溫，無毒。

【功效】主補中益氣，去風，止血，逐風濕，壯陽道，補虛損，五臟；治婦人產後惡露淋瀝，血氣不調，羸瘦，及濕痺氣。患濕風惡氣人，作臛空腹飽食，暖臥取汗出如膠，從腰脚中出，候汗乾，暖五枝湯浴之，避風，三五日再作一次甚妙。

【用量】普通爲服食品，入藥無定量。

【禁忌】性熱能動風氣，多食則損人發疾，患霍亂，生諸瘡；黑色者有毒，不可食；忌犬肉犬血。

●鷹屎白

【產地】鷹屬禽鳥類動物，其糞之白者，謂之鷹屎白，處處有之；產北地海濱者爲上。

【性味】性微寒，有小毒；或作無毒。

【功效】主消虛積，殺勞虫；外治，滅瘢痕，去面皰，除目中宿翳。燒灰酒服，治中惡。

【用量】普通一錢許。

●鱧魚

【別名】蠡魚，黑鱧，黑魚，玄鱧，烏鱧，銅魚。

【產地】處處有之，產池澤河渠，首有七星，生玄色斑點之細鱗。

【性味】味甘，性寒，無毒。

【功效】主下水，治濕痺，及面目浮腫，療五痔，下大小便壅塞氣，作鱠與脚氣風氣人食之；合小豆白煮，療腫滿，治妊娠有水氣。

【用量】普通爲服食品，入藥無定量。

【禁忌】能發痼疾，不宜多食，有瘡者不可食，令人瘢白。

●鱮魚 又名鰱魚

【功効】味甘，性溫，無毒。主溫中益氣；多食令人熱中發渴，又發瘡疥。

●鼈甲

【別名】上甲，團魚殼，乎乳甲，黑龍衣，鼈津甲。

【產地】各地皆產，暖地之川澤湖沼尤多，常棲息水中。

【形態】其脊甲帶褐黑色，多小皺，祗中央部分硬，邊緣軟，以岳州沅江所出之甲，有九肋者爲佳。

【性味】味鹹，性平，無毒。

【功効】中醫用於女子血病及勞瘧等，功能益陰，除熱，散結；主治心腹癥瘕，堅積寒熱，治老瘧瘧母，骨節間勞熱，消腫下乳，去痞疾瘜肉，陰蝕，痔核，惡肉，下瘀血。

【單方】新本草綱目：淋病，用鼈甲浸醋

，炒爲末，服之將醉爲度。指被人咬，用鼈甲燒灰塗之。陰頭生瘡，燒鼈甲爲末，和雞蛋白塗之。

【用法】或浸童便，或浸醋，或浸酒，或塗醋炙，漬六七度，炙之則自碎，乃入石臼搗末用。

【用量】二錢至三錢。

【禁忌】妊娠及陰虛胃弱，陰虛泄瀉，產後泄瀉，產後飲食不消，不思食及嘔惡等證均忌。

【反藥】反莧菜雞蛋。

〔編者說明〕鼈甲乃厥陰肝經血分之藥，鼈色青屬肝肝主血，故所主者，瘻癆寒熱，痃瘕，陰瘡，皆肝經血分之病也。

著名方劑有秦艽鼈甲散：（地骨皮，柴胡，青蒿，當歸，知母，烏梅）黃著鼈甲散：（地骨及，秦艽，紫苑，人參，地黃，白芍，甘草，桑白皮，柴胡，半夏，知母，天冬，桂技，桔梗）治骨蒸勞熱，或有汗，或無汗欬嗽等症。

●靈貓香

【別名】香貓，靈貍，心月狐，文貓香，靈貍香。

【產地】產亞洲之南部，及非洲，南美等處，穴居山野中；爲其肛門與生殖器間之分泌香液，入藥用。

【形態】爲黃色油狀之半流動液體，經若干時，變成褐色。

【成分】含有脂肪，揮發油，樹膠，及不揮發油。

【性味】味苦，呈中性反應。

【功効】與麝香，海貍香相同，能興奮精神，又能使情火熾甚；治陰痿及偏頭痛。

【處方】新中藥：佐川芎，白芷，薄荷，荊芥穗，治偏頭痛。合樟腦，當歸，獨活，秦艽，牛膝，細辛，杜仲，防風，甘草，治陰痿。

【用量】一分至二分。

【禁忌】凡患遺精，睾丸炎，腦充血者均忌用。

【反藥】反硃砂大黃。

●靈天蓋

【別名】天靈，天石，聖鐵，人頂骨，人頭骨，仙人蓋，天靈蓋，腦骨蓋。

【產地】乃人之頭蓋骨，堆土中數年者，愈久愈佳。

【性味】味鹹，性平，無毒。

【功効】昔時用於傳尸，勞瘵，久瘧，骨蒸，盜汗等。凡傳尸，尸疰，鬼氣，伏連，久瘴，勞瘧，寒熱無時者，燒令黑研細，白飲和服。亦合丸散，用治肺痿，乏力，羸瘦，骨蒸盜汗等。

【用法】取骨片埋煻灰火內一夜，去其腥氣，用皂莢汁洗淨，塗酥油成爲黃色，研末用。

【用量】三分至一錢。

●蠶沙

詳晚蠶沙條。

●蠶蛹

詳雄原蠶蛾條附錄。

●驢肉

【產地】驢似馬而小，耳與頰皆長，處處有之；產西北諸省爲多。

【性味】味甘，性涼，無毒。

【功効】主補血益氣，治心煩，勞損，一切風疾，止風狂，療遠年勞損；釀酒，治一切風。

【用量】普通少入藥用，故無定量。

【禁忌】多食能動風氣，脂肥者尤甚；不

可合豬肉，莧莊，荊芥同食，孕婦忌之。

● 驢皮

【功效】主補血，治吐血下血，崩中帶下，風毒，骨節痛，可以熬膠。

● 鱸魚

【功效】味甘，性平，有小毒。主補五臟，益筋骨，和腸胃，治水氣，益肝腎，安胎元，作鮓（以鹽藏貯）作鱠（取鮮肉）俱佳；雖有小毒不甚發病。

● 羷羊角

又名羚羊角，詳羚羊角條。

第四類　自然門

● 山泉

【性味】味甘，性平，無毒。

【功效】主治霍亂轉筋，宜多服，可以洗腸。有硫黃質者宜浴，可除皮膚百病；然山泉必須清冽而山野無毒草毒物者乃可用。

● 井水

【性味】味甘微鹹，性平，無毒。

【功效】於日初出時汲水，名新汲水；功能調中下氣，治消渴，反胃，用以煎藥。泉之甘者曰醴泉，出無定處，可愈痼疾。

● 火鍼

【功效】火鍼者，其法以麻油滿盞，燈草十四莖燃點，將鍼頻塗麻油，置燈火上燒令通紅，（若不紅或冷反損人不能去病）主治風寒筋急，攣引痹痛；

或癱軟不仁者，鍼下急出，急按孔穴則疼止，不按則疼甚。癥塊結積冷病者，鍼下慢出，仍轉動以發出汚濁。癰疽發背，有膿無頭者，鍼令膿潰，勿按孔穴。凡用火鍼，太深則傷經絡，太淺則不能去病，要在消息得中，若鍼後發熱惡寒，則爲中病，凡面上及夏月濕熱在兩脚時，皆不可用此。

●太陽

【功效】功能除濕，止寒澼，舒經絡，痼冷以體曝之，則血和而病去，冬月以衣被晒受日光覆體，皆能却疾；製醬日晒，受日光多，人食之能補脾胃；養生家有服日光法，久服則長生，補肺去癆；凡對日行深呼吸，欲受陽光之益者，宜於平旦太陽將出時，含有紫色光線，對之呼吸吐納，或晒胸，能却病延年。

●生熟湯

【性味】味甘鹹，性平，無毒。

【功效】亦名陰陽水，即以新汲水和沸水混合而成。主調中消食，及中惡欲作霍亂者，投入鹽服，令吐盡痰食即愈。

●艾火

【功效】主灸百病，若灸諸風冷疾，和入硫黃末少許尤良。

●地漿水

【性味】味苦鹹，性寒，無毒。

【功效】地漿水，即掘黃土三尺，以新汲沃入，攪混少頃，待其澄清後取用之。主治中毒煩悶，解一切魚肉果菜藥物諸毒，療霍亂及中喝卒死者，飲一升。又治泄痢冷熱赤白，腹內熱毒絞痛，一切食傷，中菌類毒，中河豚毒，霍亂不吐不痢。

●冰凍

【性味】味甘，性冷，無毒。

【功效】功能解煩渴，消暑毒，傷寒陽毒熱甚昏迷者，以冰置於心窩之上卽醒，亦解燒酒毒；夏月食冰，久必致病。

●百沸水

【性味】味甘，性平，無毒。

【功效】卽所謂開水，又名熱湯。主助陽氣，行經絡，推陳致新，治霍亂吐瀉；若每晨飲一杯，能清腸胃。

●雨水

【性味】味鹹，性平，無毒。

【功效】用作煎發散及補中益氣藥。然當澄清後用，不可生服。功能洗瘡疥，滅瘢痕，入醬易熟；梅雨水沾水易汚，不可用。

●炭火

【功效】宜煆煉一切金石藥；白炭，主治誤呑金屬物在腹，可燒紅，急爲末煎湯呷之，甚者刮末三錢，井水調服；若未效，可再服；又解水銀輕紛毒，及療腸風下血。

●流水

【性味】味甘，性平，無毒。

【功效】乃江河之水，以流水揚之百遍，

名灁水，病後虛弱者，用以煎藥。

●桑柴火

【功效】主治癰疽發背不起，瘀肉不腐，及陰瘡瘰癧流注，臁瘡玩瘡，燃火吹滅，日炙二次，未潰者拔毒止痛，已潰者補接陽氣，去腐生肌。凡一切補藥諸膏，宜用此火煎之，但不可點艾炙肌。

●神鍼火

【功效】神鍼者，乃五月五日取東方桃枝，削爲木鍼，如雞子大，長五六寸，用時以綿紙三五層，襯於患處，將鍼醮麻油點着，火滅乘熱針之。主治心腹冷痛，風寒濕痹，附骨陰疽；凡在筋骨隱痛者，鍼之火氣，能直達病所。

●雪水

【性味】味甘，性冷，無毒。

【功效】雪乃感天時之至寒而成，功能解傷寒及天行時氣狂熱，及一切毒；抹之，除痱疹。

●燈火

【功效】乃以蔴油燃燈草心之火，名爲燈火。主治小兒驚風昏迷，搐搦竄視諸病；又治頭風脹痛，視頭額太陽絡脈盛處，以燈心醮麻油點燈，焠之甚良；外痔腫痛者，亦焠之，油能去風解毒，火能通筋。小兒初生因冒寒氣欲絕者，勿斷臍，急烘絮包之，將胎衣烘熱，用燈炷於臍下，往來燎之，使煖氣入腹內，氣回自甦。又燒銅匙柄熨，烙眼弦內，能去風退赤。

●燈花

【功效】乃燈草火所結之花；主敷金瘡，止血生肉。小兒邪熱在心，夜啼不止，以二三顆燈心，湯調抹乳頭吮之。

●甑氣水

【功效】乃沸水之氣水，以器盛取，沐頭長毛髮；飯鍋蒸氣水，可塗小兒瘡，及合藥末塗瘡。

●鹹水

【性味】味苦鹹，性寒，有毒。

【功效】乃製鹹瀝下之水，功能除痰癖積塊，用以取吐。

●露水

【性味】味甘，性平，無毒。

【功效】雜質少而體輕，能明目，止渴，潤肺，解毒。

第五類　物用門

●石蜜

【產地】產四川浙江廣東等省，與動物科石蜜不同，乃白沙糖之凝結成塊者。

【性味】味甘，性寒，無毒。

【功效】主和中益脾，潤心肺，解酒毒；治目中熱膜，燥熱咳嗽；心腹熱脹，口乾渴，助脾氣，緩肝氣。和棗肉，巨籐末爲丸噙之，潤肺氣，助五臟生津。

【用量】普通作食品，入藥無定量。

【禁忌】性不冷利，能助熱，損齒，生虫。

●石鹼

【產地】產山東，他省亦多有之；可以發

麵，製造肥皂。

【性味】味辛苦，性溫，有小毒。

【功效】爲消痰，磨積，去濕要藥：主去濕熱，止心痛，除食滯，殺齒虫，去目翳；治噎膈反胃。同石火用，爛肌肉，潰癰疽瘰癧，去瘀肉，點痣，黶疣贅痔核。

【用量】普通數分至一錢。

【禁忌】近時多取作外用，因其性能消蝕，過服損人。

●古文錢

【性味】味辛，性平，有毒。

【功效】主治翳障，明目，療風赤眼，入眼能蝕腐肉；用鹽鹵浸漬，治婦人生產橫逆，心腹痛，月膈，五淋，燒以醋淬用。

●白蘭地

【功效】味辛甘，性大熱，有毒。主中寒，治霍亂，提神醒疲。

●百草霜

【產地】乃灶額及烟突上之煤，體質輕者，名百草霜，處處有之。

【性味】味辛，性溫，無毒。

【功效】主治食積，塗瘡能止血消毒，功用如釜臍墨。兼療咽喉口舌諸瘡；治衄血，下血，崩中，白帶，胎前產後諸病，傷寒陽毒發狂，黃疸，瘧痢，噎膈，咽喉，口舌，一切諸瘡。

【用量】內服五分至一二錢，外用無定量。

●米麥麵

【性味】味甘，性溫，無毒。

【功效】主平胃氣，和中，消食，下氣，

破血；治食積酒積，心膈痰氣，療痢下，治吐瀉。

●沙糖

【產地】產四川，福建，廣東等省，乃植物中之甘蔗，甜菜，蘆粟之液汁所製成。

【品類】有赤糖與白糖兩種。

【成分】含有水分，灰分，糖分等。

【性味】味甘，性寒，無毒。

【功效】主和中，益脾，潤心肺，解酒毒；治心腹熱脹，口乾渴，緩肝氣。治噤口痢，用沙糖半斤，烏梅一個，水煎時時飲之。治上氣煩熱，食則吐逆，用沙糖薑汁慢煎，每嚥半匙。

【用量】普通作食品，入藥無定量。

【禁忌】多食損齒生虫，與魚食之類同食，皆不益人。

●豆豉

【產地】乃用黑大豆所製成，有淡豆豉，與鹹豆豉兩種。

【性味】味苦甘，性寒濇，無毒。

【功效】功能治傷寒，頭痛，寒熱，煩燥，滿悶。得葱則發汗，得鹽則能吐，得酒則治風，得薤則治痢，得蒜則止血，炒熟則能止汗。

●秋石

【產地】乃以童便合石膏煉成者。

【性味】味鹹，性溫，無毒。

【功效】主滋陰降火，養丹田，安五臟，明目，清心；治虛勞冷疾，小便遺溺，漏精白濁，除鼓脹，滋腎水，潤三焦，消痰欬，退骨蒸，軟堅塊。

【用量】普通一二錢。

【禁忌】丹田虛冷者可用；若煎煉失道及多服誤服，反生燥渴之疾。

●兒茶　又名孩兒茶

【產地】產雲南，兩廣，及暹羅等地，乃用細茶末入泥釀成者。

【性味】味苦澀，性平，無毒。

【功效】主清散，解毒，收溼，化痰生津；塗金瘡及一切諸瘡，生肌定痛，止血，爲兒科外治要藥。

【用量】數分至一錢。

【禁忌】內服宜少用。

●建神麴

【產地】乃福建晉江開元寺所造者爲佳，有四十八味藥合成。

【性味】味苦甘，性微溫，無毒。

【功效】主搜風，解表，消積行痰，開胸，理膈，調味，健脾，止瀉，消脹，散痧，消斑；治溫疫嵐瘴，風寒暑濕，發熱感冒，頭痛，瘧疾霍亂，吐瀉等症。凡一切時邪，水土不服，脾滯胃呆者，均可用之；較神麴爲良。

●范志麴

【性味】味甘淡，性平，無毒。

【功效】製法似神麴，而藥味加多，功用與建神麴同。

●紅麴

【產地】乃用粳米合麴母釀製者。

【性味】味甘，性溫，無毒。

【功效】主活血，破血，消食健脾，祛濕，煖胃；治婦人血氣經阻，赤痢下重。釀酒破血，行藥勢，殺瘴氣，療撲損。

【用量】普通二三錢。

【禁忌】凡胃氣枯燥而有熱者勿用。

●食鹽

【產地】產近海及有鹽澤之地，天然凝結者曰岩鹽，人工製造者曰製鹽，各國皆有之。

【形態】或爲骰子形結晶體，或爲結晶形之細末，其色或純白，或灰白。

【成分】含有綠化鈉，加里，苦土，石灰等鹽化物，及夾雜硫酸鹽類等。

【性味】味鹹，性寒，無毒。

【功效】爲解毒，健胃，潤下要藥：功能治目赤，瘰癧，血熱，熱疾，心痞，堅肌骨，治骨病，齒痛，清火，潤肺。治痰飲，喘逆，結核積聚，醒酒，解毒，涼血，殺虫，定痛，止痒；用之適當則助消化，多食則傷肺損血，損力，發渴。可以爲浴湯治痛風；炒熱熨貼治腹痛。

【處方】新本草綱目：食鹽，（八兩）生薑，（一兩）同炒令色變，以水一碗，煎熱溫服，名薑鹽飲。治乾霍亂，欲吐不吐，欲瀉不瀉。

●神麴

【產地】處處有之，乃以靑蒿，蒼耳，野蓼之自然汁，和杏仁泥，赤小豆末，白麵，如造醬法釀成者，各藥舖多於伏日製之。

【性味】味甘辛，性溫，無毒。

【功效】爲消食化痰要藥：主化水穀宿食，行氣調中，健脾開胃；治癥結，脹滿，泄瀉痢疾。閃挫腰痛者，煅過淬酒溫服。婦人產後欲回乳者，炒研酒服二錢，日二次卽止。

【用量】普通一錢至三錢。

【禁忌】脾陰虛，胃火盛者忌之，虛脹者亦不宜，又能墮胎，孕婦少用。

●釜臍墨 又名鍋煤灰

【產地】乃灶上釜底中心之煤也，處處有之。

【性味】味辛，性溫，無毒。

【功效】主治食積，塗瘡能止血，消毒，生肌；治中惡，蠱毒，吐血，血暈。

【用量】一錢至三錢。

●烟桿油

【產地】卽竹竿所製之長烟桿也，處處有之；以曾經吸菸久而陳者爲佳，取用其桿內烟油入藥用。

【性味】味辛辣，性溫，有毒。

【功效】爲殺虫，解毒要藥：主治勞損，諸藥無效者。辟蛇蠱毒，可以內服外用。凡中蛇毒者，服烟油味辣，反覺其甜。

【用量】隨症而施，無定量。

●密陀僧

【別名】陀僧，爐底，沒多僧，理文石。

【產地】產福建廣東等省，乃將鉛熔化，使觸空氣，酸化而製成之。

【形態】爲白色粉末，或鱗片狀之塊，色黃或紅黃。

【成分】含有養化鉛。

【性味】味辛；或作鹹甘，甘辛，性平，有小毒。

【功效】爲外用治瘡及作膏藥要藥：內服鎮祛治驚，功能墜痰，鎮驚，止血，散腫，消積，殺虫，療腫毒，愈凍瘡，(用熟桐油調敷)解狐臭，(油調搽腋下)染髭鬚，治久痢，五痔，金瘡面上瘢鼾，作面膏藥用之。

【處方】新本草綱目：密陀僧，青黛，黃連，黃柏，玄胡索，共爲末，每用敷貼瘡上，有津吐去，名黃花散；治口舌生瘡。

【用法】磨研細粉，水煮一日，晒乾用。

【用量】普通皆外用，內服甚少，卽用亦宜輕量。

●黑墨

【別名】京墨，金墨，松墨。

【產地】處處有之；以眞松烟製造，產安徽歙縣者爲佳。

【性味】味辛，性溫，無毒。

【功效】爲止血要藥：主止血，生肌膚，合金瘡，利小便，通月經，癰腫，治產後血暈，崩中。卒下血，以墨磨醋服之。又止血痢客忤，搗篩溫水服之。又眯目或物芒入目，點摩童子上。

【用量】最多磨一寸。

●葡萄酒

【性味】味甘辛，性熱，有微毒。

【功效】主補血，暖腰腎，益顏色。

●飴餹

【別名】軟餹，膠餹，餹餅。

【產地】乃用粳米糯米大麥製成者，處處有之。

【形態】有軟硬兩種，軟者爲黃色富粘質之濃稠液體，硬者爲黃褐色塊。

【成分】含有麥芽糖，糊精，蛋白質，脂肪，及少許鹽質。

【性味】味甘，性溫，無毒。

【功效】爲滋潤肺脾，健胃，補中要藥：主補虛冷，益氣力，止腸鳴，咽痛；治胃氣枯燥，脾弱不思食，吐血，止咳。

【用量】普通二三錢。

【禁忌】凡中滿吐逆，祕結，牙䘌，赤目，疳病，胃病，腎病及濕熱症者，宜忌之不可輕投；又能生痰動火。

【編者說明】弘景曰：古方大小建中湯，多用之。大建中湯：（蜀椒二合乾薑四兩人參二兩膠飴一升）小建中湯：（白芍，桂支，飴糖，薑棗，甘草）治中陽虛冷，營衛薄弱，胸脘冷痛，嘔噁氣上衝者，[illegible]見功效。糖與酒，皆用米蘗造成，而糖居上品，酒居中品，是糖以和潤爲優，酒以醺亂爲劣也。

●酸醋

【別名】醋，酢，醯，苦酒。

【產地】爲米或麥所釀成；或壞酒，加醋母，使醱酵而成。

【形態】爲澄明之液體，色淡黃，或紫褐。

【品類】有梅醋，黃醋，白醋，三種；梅醋即取梅汁所製成者。

【成分】含有醋酸，及醋酸伊打，糖分，護謨，色素，灰分等。

【性味】味酸，性溫，無毒。

【功效】爲收斂氣血要藥，功能散瘀，解毒，下氣，消食，治心腹血氣不通，產後血暈，開胃氣，散水氣，消癥結，痰癖，疸黃，癰腫，殺魚，肉，菜，蕈，諸虫毒。醋磨青木香，止卒然心痛，血氣痛。浸黃蘗含之，治口瘡。調大黃，塗腫毒。煎生大黃服，治痃癖。

【用量】隨用無定量。

【禁忌】凡患胃液溢者忌用；又能傷筋損

鹵，不宜多食。

【反藥】及蛤蠣，爐甘石，蜆殼，石灰。

●燒酒

【性味】味辛甘，性大熱，有毒。

【功效】主消冷積寒氣，燥濕痰，開鬱結，止水泄，治霍亂瘧疾噎膈，心腹冷痛。但性燥不助濕，與黃酒不同。

●臙脂

【產地】昔時乃用紅花汁所製成，以作化粧品，處處有之，今則不用矣。

【性味】味甘，性平，無毒。

【功效】主活血，功似紅花，解痘毒，小兒聤耳，浸汁滴。防痘入目，嚼汁點之。治痘瘡倒陷，用乾臙脂三錢，胡桃一個燒存性，研末，用胡荽酒煎服。

【用量】五分至錢半。

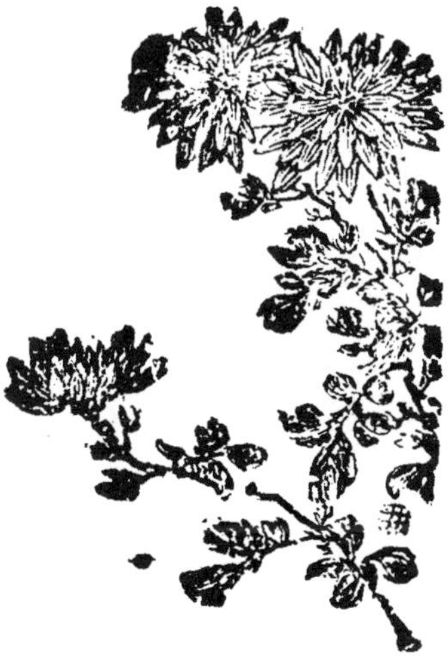

附錄——用藥方法

夫用藥之法，貴乎明變；如風會有古今之異，地氣有南北之分，天時有寒暑之更，稟賦有厚薄之別，受病有新舊之差，年壽有老少之殊，居養有貴賤之別。用藥之際，勿好奇，勿執一，勿輕妄，勿迅速，須慎重精詳，圓融活變，不妨沉會以期必妥，藥於是乎功成。昔先賢未有發明，後學因而勿講；其誤人也，不更多乎？病有宜補，以瀉之之道補之，病有宜瀉，以補之之道瀉之，病有宜寒劑者，以熱劑爲嚮導之兵，病有宜熱劑者，以寒劑爲類從之引；病在上者治下，病在下者治上，上下有病，當治在中，病同也而藥異，病異也而藥同，其義至微，最宜深究。

附錄——辨藥方法

夫辨藥之法，有寒熱溫涼之性，酸苦辛鹹甘淡之味，升降浮沉之能，厚薄輕重之用。或氣一而味殊，或味同而氣異，合而言之，不可混用，分而言之，各有所能；本乎天者親上，本乎地者親下，輕清成象，重濁成形，清陽發腠理，濁陰走五臟。清中清者，榮養精神，濁中濁者，堅强骨髓，辛甘生陽，酸甘化陰。氣爲陽，氣厚，爲陽中之陽；氣薄，爲陽中之陰，薄則發泄，厚則發熱。味爲陰，味厚，爲陰中之陰；味薄，爲陰中之陽，薄則疎通，厚則滋潤。升降浮沉之辨，豁然貫通，始可以言醫，而司人命矣。人徒知藥之神者，乃藥之力也；殊不知乃辨藥之力也。

附錄——煎藥方法

凡煎藥之法，首重用水，或長流水，急流水，逆流水，陰陽水，臈雪水，河井等水，均可臨證化裁。次宜瓷罐或砂罐，金屬製成之罐，與若干藥性不宜，應避忌之。凡藥氣薄者，宜急火少煎，氣厚者，宜文火多煎；有先煎，有稍煎，有遲煎，有包煎，有另煎，有杵碎煎，有化烊煎，有炒爆煎，各隨其症而煎服，方爲合法。

附錄——服藥方法

凡服藥之法，有湯劑，有散劑，有丸劑，有膏劑。湯劑如滋補調養之品，宜空腹服。散劑如表散消化等藥，宜食後服；或乘熱飲，或從冷服。丸劑或研細服；或包煎服，或用薑湯送服，或用鹽湯吞服，或同方劑同煎，或用開水另吞服。膏劑宜用百沸水冲烊服，宜常服不必多服；服藥時間，在清晨最佳。